# THÉRAPEUTIQUE

## DES MALADIES

### DE

# L'APPAREIL URINAIRE

# THÉRAPEUTIQUE

## DES MALADIES

### DE

# L'APPAREIL URINAIRE

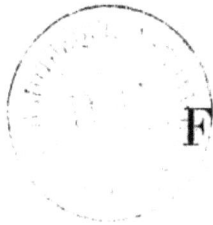

PAR LE DOCTEUR

## F. MALLEZ

AVEC LA COLLABORATION DE

### ÉMILE DELPECH

Pharmacien, membre de la Société de thérapeutique

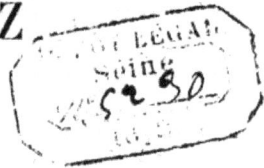

PARIS

ADRIEN DELAHAYE, LIBRAIRE-ÉDITEUR

PLACE DE L'ÉCOLE-DE-MÉDECINE

1872

# AVANT-PROPOS

———

*Les médecins et les élèves qui, en grand nombre, depuis douze ans, ont suivi notre polyclinique, ont souvent exprimé le désir de nous voir résumer la thérapeutique médicale qu'ils nous voyaient appliquer au traitement des maladies de l'appareil urinaire.*

*Le temps que nous avons mis à le faire se justifie pleinement, car ces sortes d'ouvrages ne sont pas de ceux qui s'improvisent. En recueillant des faits et en collectionnant des pièces anatomiques dont les dessins trouveront place sous peu dans un* Traité de pathologie et de chirurgie de l'appareil urinaire, *nous cherchions aussi nos opinions thérapeutiques dans la clinique.*

*Ce travail préalable une fois accompli, nous avons pensé que la partie pharmacologique d'un*

*ouvrage didactique de la nature de celui-ci échap-
pait à notre compétence, et nous nous sommes
adjoint un chimiste et un pharmacien qui avait déjà
donné des garanties à la science par sa collaboration à la huitième édition du* Traité de thérapeutique de Trousseau et Pidoux.

*Nous espérons ainsi avoir fait œuvre utile en
rassemblant toutes les applications de la thérapeutique médicale à la pathologie de l'appareil uro-
poiétique, et en ne donnant autant que possible pour
base à nos jugements que l'observation.*

D<sup>r</sup> MALLEZ

# INTRODUCTION

L'histoire de la thérapeutique des maladies des reins, de la vessie et de l'urèthre, comprend trois périodes assez nettement tranchées.

La première période dans laquelle les chirurgiens s'en tiennent à vanter des diurétiques, en même temps que chacun d'eux fait un secret, soit d'une bougie caustique pour la guérison des rétrécissements de l'urèthre, soit même d'un procédé de taille comme celui des Collot, comprend une partie du xv$^e$, le xvi$^e$ et le xvii$^e$ siècle.

La seconde période s'étend de la moitié du xviii$^e$ siècle jusqu'au premier quart de celui-ci, et elle est marquée surtout par l'emploi plus fréquent des balsamiques, en même temps que la naissance de la véritable chimie à la fin du xviii$^e$ siècle provoque l'expérimentation clinique des alcalins, les tentatives de dissolution des calculs dans la vessie, et conduit enfin à l'usage plus fréquent des eaux minérales.

La troisième période commence avec l'invention de la lithotritie, qui était tout à la fois une des plus belles conquêtes de la chirurgie et le point de départ d'une révolution dans le traitement des affections des voies urinaires. Mais la recherche de nouveaux instruments a dominé presque entièrement tous les esprits, et tandis que, mieux armés, l'exploration devenant plus précise et l'indication plus exacte, les chirurgiens eussent pu appeler plus souvent à leur aide les ressources de la thérapeutique médicale, nous voyons, au contraire, que ce sont les chimistes et les médecins qui souvent ont formulé la médication des maladies de la vessie et des reins. Plusieurs circonstances ont contribué à ce résultat : d'une part, les progrès de la chimie médicale et de l'histologie ont provoqué sur les maladies du rein en particulier, sur les altérations qualitatives et quantitatives de l'urine, sur la rétention de ce liquide dans le sang, d'importantes recherches ; tandis que, d'autre part, la clinique spéciale en restait pour le plus

grand nombre à l'uréthrotomie et à la lithotritie
convenablement pratiquées.

C'était là, comme on le sait, à quoi se bornait tout
l'enseignement du seul service spécial que possédait Paris, et à l'inverse des pays voisins, où dans
les salles destinées au traitement des maladies de
l'appareil urinaire on trouve des microscopes et
des réactifs pour l'examen journalier des dépôts
de l'urine et des autres produits d'excrétion, des
appareils d'induction et des piles à courants continus pour la faradisation ou l'électrolyse, on ne
voyait à Necker (1) que l'uréthrotome à olive et
le brise-pierre à mors plats.

Il y a une douzaine d'années que, frappé de cet
état de choses, nous avons essayé de combler cette
lacune dont presque personne ne s'apercevait ici,
tandis que les étrangers en faisaient bien haut la
remarque et qu'ils nous venaient de moins en moins.

Sans service hospitalier, nous avons rassemblé
des pièces anatomiques, avec une peine qu'appré-
cieront seuls ceux qui nous ont précédé dans cette

(1) La collection de calculs, d'instruments et de pièces anatomiques date de quelques années à peine, et peut-être n'avons-nous
pas été, par notre exemple, étranger à sa formation ?

voie ou ceux qui nous y suivront. En les faisant
reproduire en aquarelles et en y ajoutant les dessins
d'autres collections, nous avons formé des albums
d'anatomie pathologique que les élèves peuvent
toujours feuilleter.

Nous avons constitué un véritable musée chirurgical spécial en rassemblant un grand nombre
d'instruments hors d'usage, mais utiles pour l'histoire de l'art, et qu'il faudra désormais examiner
avant d'en inventer de nouveaux.

Pour la mieux fixer dans la mémoire, nous avons
réuni toute la matière médicale applicable à la thérapeutique de l'appareil uropoiétique.

Enfin, un laboratoire d'histologie et de chimie
médicale que dirige depuis quelques années notre
confrère et ami le docteur Rodriguez complète
l'ensemble de nos moyens d'enseignement et de
recherches.

Quant à la clinique, nous l'avons faite comme elle
se fera sans nul doute de plus en plus dans l'avenir,
c'est-à-dire chez le malade même, toutes les fois que
son état l'exige, mais en nous associant les jeunes
médecins qui demandent à nous suivre et qui deviennent, comme cela se fait ailleurs, nos assistants

actifs. Les observations relevées par eux et transcrites ensuite à côté de celles de la consultation sont classées en tableaux par un aide laborieux, M. Chenat. et nous permettent de constater une moyenne de 350 malades par année.

C'est, comme on le voit, la réalisation complète de la polyclinique enseignante, malgré toutes les difficultés qu'y opposent nos mœurs et notre administration, et les préventions oiseuses ou ridicules que rencontre chez nous toute tentative, si excellente qu'elle soit, à laquelle l'État n'accorde pas sa protection.

Dᴿ M.

# THÉRAPEUTIQUE

## DES MALADIES

# DE L'APPAREIL URINAIRE

## CHAPITRE PREMIER

### URINE

DE L'URINE PHYSIOLOGIQUE ET PATHOLOGIQUE,
EXAMEN MICROSCOPIQUE, ANALYSE,
COMPOSITION DES CONCRÉTIONS URINAIRES.

L'urine est un liquide excrémentitiel produit de la sécrétion des reins ; elle tient en dissolution des substances azotées ou salines tirées de l'organisme ou venues du dehors. Ces substances sont devenues impropres à la vie pendant le mouvement d'assimilation et de désassimilation.

Il résulte de là que l'urine présente des propriétés chimiques et physiques différentes, suivant les conditions internes ou externes dans lesquelles l'ensemble des organes se trouve placé.

A l'état normal, l'urine physiologique de l'homme est transparente, d'une couleur jaune ambrée, claire ou foncée, d'une densité moyenne de 1,018 ; sa saveur est saline et légèrement amère, son odeur aromatique *sui generis ;* elle rougit sensiblement le tournesol. Quelquefois la réaction acide est remplacée par une réaction al-

caline, sans que pourtant il existe aucun état morbide ;
c'est avant le repas que l'urine atteint son plus haut
degré d'acidité, et pendant la digestion qu'elle rougit le
moins le papier de tournesol. L'urine est formée d'une
partie liquide tenant en dissolution des éléments solides,
parmi lesquels se trouvent surtout des principes très-
azotés (urée, acide urique) unis à des sels ainsi qu'à des
matières organiques ; les corps azotés constituent la partie
essentielle de l'urine, c'est par eux que ce liquide remplit sa fonction physiologique.

La quantité d'urine sécrétée est sujette à de nombreuses variations qui tiennent aux ingesta, aux per-
cepta, aux conditions climatériques, et, pathologique-
ment, à la fièvre en général, à toutes les fièvres éruptives
en particulier, à presque tous les empoisonnements ou
septicémies, et aux manœuvres chirurgicales pratiquées
dans la vessie. On admet trois sortes d'urines :

1° Celle des boissons, qui est rendue après l'ingestion
d'une certaine quantité de liquide ; elle est plus claire et
plus limpide.

2° Celle de la digestion ou du chyle, qui est rendue deux
ou trois heures après le repas ; elle est peu abondante,
plus colorée et plus dense.

3° Celle du sang ou du matin. qui est plus foncée, plus
dense et plus acide.

Après son émission, l'urine se trouble dans des temps
variables, suivant les changements qui se produisent dans
les différents éléments de l'urine, tels que mucus, débris épithéliaux, urée, acide urique, phosphates ; elle
laisse déposer des sels, devient alcaline et finit par ex-
haler une odeur très-ammoniacale.

D'après Becquerel, voici quelle serait la composition de l'urine normale de l'homme et de la femme :

| | |
|---|---|
| Urée .................................... | 12,102 |
| Acide urique ............. ............... | 0,398 |

| | | | |
|---|---|---|---|
| Sels fixes indécomposables au rouge. | Chlorures | de chaux. | |
| | Phosphates | de soude. | |
| | | de potasse. | 6.919 |
| | Sulfates | de magnésie. | |
| Matières organiques. | Acide lactique? | | |
| | Lactate d'ammoniaque. | | |
| | Matières colorantes. | | 8.647 |
| | — extractives. | | |
| | Chlorhydrate d'ammoniaque. | | |
| | Acide hippurique? | | |
| Eau ................................ | | | 971,934 |
| | | | 1000,000 |

D'après Berzelius, dont l'analyse n'était pas faite sur l'urine rendue en vingt-quatre heures, mais probablement sur l'urine du matin, on trouve la composition suivante :

| | |
|---|---|
| Eau ................................. | 933,00 |
| Urée ................................ | 30.10 |
| Acide lactique libre?.................. | |
| Lactate d'ammoniaque ................ | |
| Extrait de viande soluble dans l'alcool..... | 17,14 |
| Matières extractives solubles dans l'eau..... | |
| Acide urique ........................ | 1,00 |
| Mucus vésical........................ | 0,32 |
| Sulfate de potasse.................... | 3,71 |
| — de soude...................... | 3,16 |
| Phosphate de soude................... | 2,94 |
| Chlorure de sodium................... | 4,45 |
| Phosphates de chaux et de magnésie........ | 1,00 |
| Silice............................... | 0,03 |
| Biphosphate d'ammoniaque.............. | 1,65 |
| Chlorure ammoniaque.................. | 1,50 |
| | 1000,00 |

Voici une autre analyse de M. Lehman, pour l'urine de vingt-quatre heures :

| ÉLÉMENTS. | NOURRITURE MIXTE. | ŒUFS. | NOURRITURE VÉGÉTALE. | NOURRITURE NON AZOTÉE. |
|---|---|---|---|---|
| Quantités . . . . . . . . . . . | 989,95 | 1202,05 | 990,0 | 977,113 |
| Densités . . . . . . . . . . . . . | 1,0220 | 1,270 | 1,0275 | |
| Parties solides . . . . . . . . | 67,82 | 87,44 | 59,24 | 41,68 |
| Urée . . . . . . . . . . . . . . | 32,498 | 53,198 | 22,481 | 15,408 |
| Acide urique . . . . . . . . . | 1,183 | 1,478 | 1,021 | 0,735 |
| Acide lactique et lactates. | 2,725 | 2,167 | 2,669 | 5,276 |
| Matière extractive . . . . . . | 10,489 | 5,196 | 16,490 | 11,854 |
| Phosphate terreux . . . . . . | 1,130 | 3,562 | | |

Chez la femme, l'urine est généralement un peu plus aqueuse et acquiert plus facilement la réaction alcaline que celle de l'homme ; elle contient aussi un peu moins d'urée.

L'âge ne semble pas exercer une notable influence sur la composition de l'urine à l'état normal.

Des travaux chimiques récents et l'examen microscopique ont démontré dans ce liquide la présence d'un grand nombre de principes qui y sont, soit normalement, soit par suite de causes morbides. M. Robin a donné la liste suivante des principes que l'on peut rencontrer dans l'urine :

> Acide carbonique (quelquefois des traces).
> Eau (en moyenne), 971,934 pour 1000.
> Silice (quelquefois des traces).
> Chlorure de sodium.
> Chlorure de potassium.
> Chlorhydrate d'ammoniaque.

Sulfate de chaux (des traces).
— de soude.
— de potasse.

Phosphate de chaux des os.
— acide de soude.
— neutre de soude.
— de potasse.
— de magnésie.
— ammoniaco-magnésien.
    presque toujours de seconde décomposition.

Carbonate de chaux.
— de soude. } quelquefois à l'état normal dans
— de potasse. } la première enfance.
— d'ammoniaque (toujours morbide).

Lactate de chaux.
— de soude.
— de potasse.

Oxalate de chaux.

Urate de chaux.
— de magnésie.
— neutre de soude.
— acide de soude.
— de potasse.
— d'ammoniaque.

Acide urique }
— hippurique } toujours accidentel ou morbide.

Pneumate de soude (des traces).
Urée.
Créatine.
Créatinine }
Cystine } accidentelle ou morbide.
Sucre diabétique.
Oléine.
Margarine.
Stéarine.
Mucosine.
Matières colorantes.

D'après ce qui précède, ajoute M. Robin, il est facile de voir qu'il n'y a ni acide sulfurique, ni phosphorique, ni potasse, ni ammoniaque dans l'urine. Ces corps n'ont été obtenus que par décomposition chimique des prin-

cipes retirés immédiatement de l'urine, tels que les sulfates, phosphates, chlorures, etc.

L'acide urique est produit par une combustion
incomplète de l'urée et ne s'y rencontre pas normalement.

Un adulte bien portant rend en vingt-quatre heures
1282$^{gr}$,634 d'eau en moyenne. La maladie augmente
ou diminue ces proportions.

La quantité de principes solides excrétés en vingt-
quatre heures est de :

3$^{gr}$,521 pour l'homme, et de 3$^{gr}$,211 pour la femme.

Nous ajoutons à la liste des principes qu'on peut trouver
dans l'urine, d'après M. Robin, quelques éléments qui
ne s'y rencontrent qu'à l'état pathologique, tels que l'albumine, le sperme, la bile, le sang, le pus, l'acide xanthique, etc., et aussi des substances alimentaires toxiques ou médicamenteuses qui peuvent être introduites
dans l'économie et suivre cette voie d'élimination.

Dans ce dernier cas, les propriétés physiques et chimiques de l'urine peuvent être modifiées de façons diverses ;
beaucoup d'aliments colorés lui communiquent leur
odeur ou leur couleur ; les médicaments chimiques lui
donnent leurs réactions.

Les acides minéraux, l'alcool, le camphre, le musc, ne
sont pas retrouvés dans l'urine, ils sont brûlés et exhalés
par le poumon.

Les acétates, citrates et tartrates alcalins, l'acide
benzoïque, le soufre, l'hydrogène sulfuré, les sulfures, etc., passent dans le liquide urinaire après avoir
éprouvé une altération spéciale.

L'iodure de potassium, le mercure, l'arsenic, le chlore,

l'antimoine, la silice, l'acide succinique, l'acide gallique, les carbonates, phosphates, azotates, sulfates, chlorates, sulfocyanures, se retrouvent dans l'urine. Plusieurs matières colorantes, celles de la rhubarbe, de la garance, du bois de Campêche, des mûres, des cerises noires, le sulfate d'indigo, la gomme-gutte, colorent fortement l'urine.

L'opium, le copahu, le poivre cubèbe, l'asa fœtida, le safran, lui communiquent leur odeur propre ; l'essence de térébenthine, l'essence d'*Eucalyptus globulus*, les baumes, certaines résines, lui donnent une odeur marquée de violette ; enfin, un aliment, les asperges, une odeur fétide bien connue.

Les influences morbides exercent sur la sécrétion urinaire des modifications de différents ordres.

Elles changent, soit la quantité, soit la qualité des urines.

Ces modifications se produisent sur les principes immédiats du liquide urinaire en altérant leurs proportions, ou en leur faisant subir des décompositions chimiques, ou bien par la présence d'éléments qui n'y existent pas normalement, tels que le sucre et l'albumine.

M. Becquerel a divisé les urines pathologiques en quatre classes :

1° Les urines fébriles.

2° Les urines anémiques.

3° Les urines alcalines.

4° Les urines à peu près normales.

Les urines fébriles sont caractérisées par la diminution de l'eau, et par conséquent de la quantité ; il y a aussi diminution de l'urée et des sels inorganiques et augmentation de l'acide urique, associé à la soude, à la magnésie, à la chaux.

Les éléments organiques proprement dits ne subissent généralement que de légères modifications.

Les urines fébriles peuvent se montrer, non-seulement dans les maladies inflammatoires, mais encore dans les maladies du foie, du cœur.

Les urines anémiques présentent, comme caractère essentiel, la diminution simultanée de tous les éléments qui forment la partie solide, — l'eau reste en quantité normale, la coloration est généralement pâle, — la densité un peu plus faible.

Les urines alcalines sont caractérisées par leur réaction même. L'alcalinité est due en général à la décomposition de l'urée. D'après Rayer, dans certaines néphrites, la décomposition aurait lieu au moment de la sécrétion. Le plus souvent, cependant, c'est dans la vessie que cette action se produit. Un séjour prolongé de l'urine dans la vessie, la présence de matières organiques anormales (pus, sang, etc.), suffisent pour la déterminer. La maladie de Bright est souvent accompagnée d'alcalinité des urines. Les affections de la moelle et les névroses, qui troublent les fonctions de la vessie, produisent aussi ce phénomène.

L'ingestion de certains médicaments ou d'aliments chargés de sels alcalins et de sels à acides végétaux, peut aussi donner aux urines une réaction alcaline passagère.

La densité est en général diminuée par les causes qui augmentent la quantité d'eau sans augmenter en même temps la proportion des principes solides. Si la diminution de l'eau coïncide avec la même quantité de principes solides, la densité est, au contraire, augmentée, ce qui a lieu dans les maladies inflammatoires, les maladies du cœur et les hydropisies.

D'autres fois les matériaux solides diminuent réelle-ment, la quantité de liquide restant la même, ce qui a lieu dans l'anémie, la chlorose; alors la densité diminue.

Enfin dans le diabète, où en même temps qu'une proportion plus grande de la quantité d'eau il se produit une augmentation des principes solides, la densité aug-mente.

Sous l'influence des causes morbides, la couleur de l'urine peut se trouver modifiée de diverses manières. Tantôt elle n'est que légèrement altérée, tantôt elle peut être complétement changée.

Aussi cite-t-on des urines bleues, dont la coloration est due à l'indigotine.

Des urines noires, qui sont produites par la cyanourine ou cyano-urine.

Des urines pourpres, dont la coloration est due à l'urrosacine, substance formée de carbone, d'oxygène, d'hydrogène, d'azote et de fer; elle existe normalement dans l'urine, mais en petite quantité, et ne se mani-feste plus sensiblement qu'à la suite des mouvements fébriles.

Presque tous ces principes, l'urrosacine, la méla-nourine, la cyanourine et la xanthine, sont des mo-difications du principe colorant des globules, l'héma-tosine.

La présence de la bile peut communiquer à l'urine une couleur verte très-intense. Le sang et le pus altèrent aussi la couleur de l'urine en lui communiquant leur propre coloration. Enfin, les matières grasses observées dans l'urine des phthisiques donnent au liquide urinaire une apparence laiteuse (urine laiteuse ou chyleuse). — Il en est de même des phosphates en excès tenus en suspension.

La consistance de l'urine peut présenter de nombreuses différences.

De là, la distinction en urines ténues et urines épaisses (*urinæ tenues*, *urinæ crassæ*). Ces modifications dans la consistance sont produites par certaines quantités de mucus, d'albumine, de sang, de sperme, etc.

L'odeur des urines peut varier sans que cette variation présente de rapport avec la maladie ; mais on peut dire qu'elles sont d'autant plus odorantes qu'elles sont plus chargées et plus denses.

Dans les maladies inflammatoires, la proportion d'urée change ; l'acide urique augmente toujours, tandis que les sels, les sulfates exceptés, diminuent.

L'urine des phthisiques est riche en acide urique, comme celle qui est émise dans les phlegmasies et dans toutes les maladies où la respiration est incomplète. Dans la néphrite albumineuse, l'urine est pauvre en urée, et chargée d'albumine. Dans l'ictère, la bile colore l'urine en vert jaunâtre. Dans le diabète sucré, on trouve de la glycose, de l'acide hippurique et de l'acide oxalique.

L'urine dite chyleuse renferme de l'albumine et de la graisse.

Dans l'hippurie, l'urine est riche en acide hippurique et contient peu d'urée ; elle renferme beaucoup de

phosphates et de l'acide lactique dans le rachitis. L'urine
des chlorotiques est dépourvue de fer.

Certains principes apparaissent par suite de décompositions effectuées dans l'urine, tels sont : le phosphate
ammoniaco-magnésien, que font précipiter constamment tous les corps étrangers introduits dans la vessie,
les carbonates calcaires ou magnésiens, les sels ammo-
niacaux.

On trouve accidentellement dans le liquide urinaire, sous l'influence de l'état pathologique ou de
certaines causes spéciales, d'autres éléments qui
ne s'y rencontrent pas dans les conditions physiologiques.

Tels que : l'oxalate de chaux,

    la cystine,

    la xanthine,

    l'albumine,

    le sucre,

    le sang,

    le sperme,

    la bile,

    le pus.

La production de l'oxalate de chaux est fréquente
dans les affections tuberculeuses, les pertes séminales,
dans toutes les maladies où il y a trouble grave des
fonctions de la nutrition ; il se produit aussi sous l'influence du régime végétal, de l'usage de la bière et des
vins mousseux.

Il se présente sous forme solide ou se précipite de
l'urine après son émission.

Il est en petits cristaux octaédriques faciles à distinguer ; d'autres fois, il est amorphe. Il forme les calculs nommés *calculs muraux*.

La cystine, découverte en 1805 par Wollaston, semble pouvoir exister dans l'urine en dehors de causes véritablement pathologiques.

Ce corps fort peu soluble se dépose par le refroidissement. Il est le plus souvent expulsé à l'état solide sous forme de lames hexagonales.

La xanthine, oxyde xanthique, acide ureux, se rencontre plutôt dans les calculs. Découverte par Marcet et étudiée par Liebig et Woehler, elle est blanche, très-peu soluble dans l'eau, l'alcool et l'éther ; elle diffère de l'acide urique par un équivalent d'oxygène en moins.

L'albumine ne se montre que dans des conditions pathologiques ou après l'ingestion de diverses substances. On donne le nom d'albuminurie au fait de son expulsion; les affections organiques, les congestions, les inflammations des reins et des organes urinaires en sont les principales causes

L'absorption du principe actif des cantharides la produit également, et les maladies qui troublent la circulation du sang ou qui modifient ses propriétés générales, telles que celles du cœur, les anévrysmes des gros vaisseaux, les tumeurs développées dans la cavité abdominale, la scarlatine, le choléra, sont accompagnées d'albuminurie. On observe aussi quelquefois cette affection dans le cours de la grossesse, et chez les diabétiques il arrive que le sucre est remplacé par l'albumine, ce qui, d'après Rayer, entraîne un pronostic grave.

Enfin l'albuminurie est un symptôme constant de la maladie de Bright ; on observe en même temps dans cette maladie une diminution de la quantité d'urée qui, concentrée dans le sang, produit l'urémie.

D'après M. Claude Bernard, les lésions produites sur la moelle allongée chez les animaux, peuvent souvent déterminer le passage de l'albumine dans les urines. Il faut distinguer l'albumine provenant de la sécrétion spéciale des reins, de l'albumine introduite dans l'urine par des corps qui en contiennent dans leur composition, tels que le pus, le sang, le sperme.

Le sucre qui se rencontre dans l'urine est une matière dont les propriétés et la composition sont identiques avec la glycose. Cette production sucrée constitue la glycosurie ou diabète sucré.

Quelques maladies peuvent aussi amener la présence du sucre, telles sont : l'épilepsie, la phthisie.

Après l'ingestion d'une grande quantité de substances amylacées ou sucrées, ou de l'éther et du chloroforme, le sucre peut être trouvé dans la sécrétion urinaire, sans qu'alors on puisse attribuer sa présence à une cause morbide.

Le diabète est dû à la sécrétion par le foie d'une quantité de sucre supérieure à celle qui peut disparaître dans le sang, où, d'après M. Bouchardat, il serait transformé en acide lactique. Les lésions produites sur les centres nerveux au voisinage ou dans les tubercules quadrijumeaux peuvent également déterminer cette modification dans la composition de l'urine.

L'urine diabétique présente toujours une densité plus considérable, et, d'après Quevenne, elle renferme un ferment particulier, semblable à celui que détermine la fermentation alcoolique.

Le sucre de canne ne se retrouve dans l'urine que s'il a été injecté dans les veines ; introduit par le tube digestif, le foie le transforme en glycose.

Le sang ne se rencontre dans l'urine que dans les affections du rein ou de la vessie, dans les cancers ou les polypes de ces organes, dans les maladies générales produisant des hémorrhagies (hémorrhaphilie). Dans quelques cas, la coloration est un indice suffisant ; mais l'examen microscopique est tout à fait décisif pour déceler la présence des globules.

Le pus ne se trouve dans les urines qu'après les inflammations ou les abcès des organes eux-mêmes, et toutes les suppurations de la membrane muqueuse génito-urinaire. Il est accompagné de mucus, et il donne rapidement à la sécrétion une réaction alcaline. Par le repos, le pus se précipite au fond du vase en formant une couche dense d'apparence crémeuse. Agitée avec l'éther, la matière grasse du pus apparaît sous forme de globules butyreux. L'urine purulente, contenant de l'ammoniaque libre, acquiert de la viscosité et ne se diffuse plus par l'agitation. Les globules purulents un peu plus volumineux que les disques sanguins flottent dans un liquide albumineux (*liquor puris*) ; leurs bords sont frangés par un séjour prolongé dans la partie liquide du pus ou dans l'urine.

Le sperme se voit dans l'urine des malades atteints de pertes séminales. Lorsque le sperme existe dans l'urine en petite quantité, il lui communique les caractères de l'urine muqueuse, et ce n'est que dans le cas où la li-

queur spermatique est abondante qu'elle tombe au fond
des vases comme le pus. Lallemand décrit l'urine spermatique comme opaque et épaisse à la façon de l'eau de
gruau, avec une odeur nauséeuse et fétide, caractère
malheureusement commun avec les urines ammonia-
cales; mais en raison même de l'impossibilité de s'en
rapporter aux caractères physiques pour établir la certitude de la présence des zoospermes dans l'urine, il
n'en faut jamais rien décider qu'après un examen microscopique minutieux. La goutte d'urine dans laquelle
on les recherchera doit être prise au fond du vase, ou
encore d'un tube gradué, très-mince, à robinet, et placée
sur une lame de verre, recouverte d'une feuille de
mica. Un objectif de 0,005 à 0,003 de foyer est nécessaire pour bien apercevoir ces petits organismes qui se
présenteront sous forme d'une partie plus large et un
peu aplatie, qu'on nomme tête, corps ou disque, et
d'un long appendice cylindrique appelé queue, plus
étroit que la tête. Leur longueur totale est de 5 cen-
tièmes de millimètre; la tête a $0^{mm},005$ en longueur,
$0^{mm},003$ en largeur.

La bile se décèle dans l'urine par sa matière colo-
rante.

Les substances qui entrent dans la composition des
calculs urinaires sont, par ordre de fréquence : l'acide
urique et les urates d'ammoniaque, de soude, de magnésie, etc. ; les phosphates de chaux, ammoniaco-magnésien, le carbonate de chaux, l'oxalate de la même
base, la cystine, l'oxyde xanthique, la silice.

ANALYSE DE L'URINE.

Les principes qu'il importe au médecin de reconnaître dans l'urine, pour servir au diagnostic de certaines affections, sont le plus souvent :

L'urée, l'acide urique et les sels, l'albumine, la bile, l'acide hippurique, le sucre, le fer et les phosphates.

De nombreux procédés sont indiqués pour le dosage de l'urée. Si l'on chauffe de l'urine avec de l'azotate de mercure, il se dégage un mélange à volumes égaux d'azote et d'acide carbonique, mélange qui est proportionnel à la quantité d'urée contenue dans l'urine. Ce procédé et ceux de Liebig, de Lecomte, de Millon, etc., donnent des dosages fort exacts ; mais pour le médecin qui ne peut se livrer à des analyses longues et compliquées, voici un procédé pour la recherche d'une petite quantité d'urée.

Évaporez l'urine au bain-marie en présence de l'acide sulfurique concentré ; reprenez le résidu par de l'alcool concentré et renouvelez l'alcool jusqu'à complète dissolution. Toute l'urée se trouvant dissoute, évaporez le liquide à une basse température ; reprenez le résidu par un peu d'eau distillée ; versez le liquide dans un tube de verre soumis au refroidissement dans de la glace ; ajoutez alors quelques gouttes d'acide azotique bien pur ; vous obtiendrez bientôt un dépôt cristallin d'azotate d'urée. Ce dépôt, séché avec soin et pesé, on aura la proportion d'urée, sachant que 1 gramme d'azotate d'urée renferme $0^{gr},487$ d'urée. Le microscope consulté donnera la figure de lamelles rhomboïdales.

La partie que l'alcool n'a pas dissoute se compose de sels minéraux, d'urates et d'acide urique ; ce mélange, traité par l'acide chlorhydrique, puis par l'alcool faible, renferme tous les sels minéraux et les bases des urates ; le résidu est de l'acide urique, dont la réaction a été indiquée.

Pour reconnaître l'albumine dans l'urine, on emploie plusieurs procédés basés sur la coagulation de ce corps, soit par la chaleur, soit par l'alcool, soit par l'acide azotique.

La chaleur est, sans contredit, un des meilleurs réactifs de l'albumine, mais il faut porter le liquide à l'ébullition. On doit noter que si l'urine est alcaline, l'albumine en petite quantité n'est pas précipitée, parce qu'elle est soluble dans les alcalis.

L'acide azotique ajouté à l'urine, lentement et en quantité suffisante, décide de la présence de l'albumine, mais peut aussi précipiter les sels de chaux que la chaleur fait redissoudre.

L'alcool sert aussi pour reconnaître l'albumine, la chaleur et l'acide azotique étant sans action sur cette espèce d'albumine désignée sous le nom d'*albuminose*. Il y a dans cet essai quelques précautions à prendre : c'est de se servir de l'alcool en proportion assez faible, pour ne pas agir sur les sels, et surtout avoir soin de filtrer préalablement, pour débarrasser le liquide du mucus que l'alcool précipiterait comme l'albumine.

Becquerel et Biot ont démontré que l'albumine déviait à gauche le plan de polarisation ; on peut, lorsque l'urine ne renferme pas de sucre, découvrir et doser l'albumine dans un liquide en mettant cette propriété à profit. Becquerel a décrit un appareil qu'il nomme albuminimètre, au moyen duquel on procède au dosage de l'albumine.

Un grand nombre de procédés sont employés pour reconnaître la présence du sucre de diabète.

L'urine diabétique est pesante (densité variant de 1,030 à 1,052), sucrée, sa couleur est le plus souvent pâle, sa réaction neutre ou alcaline devient fort acide.

Lorsqu'on fait bouillir dans un matras de la potasse caustique avec de l'urine diabétique, le mélange brunit d'autant plus que la proportion de glycose est plus forte. Elle réduit à chaud et noircit le sous-nitrate de bismuth en présence de la potasse. Aux modes d'essais chimiques diabétiques, sur lesquels nous n'insisterons pas, nous ajouterons ceux-ci :

1° Quelques gouttes d'urine sont déposées sur du papier blanc non collé et l'on chauffe avec précaution. Si l'urine renferme du sucre, elle s'évapore lentement et laisse sur le papier un résidu sirupeux qui le rend transparent à la manière de l'huile.

2° Quelques gouttes d'urine diabétique répandues sur une étoffe de laine noire, puis séchées, laissent après elles une tache blanche sirupeuse.

3° En abandonnant à une douce chaleur de l'urine glycosique à laquelle on a ajouté un peu de levûre, il se développe bientôt une odeur manifeste de vin ou de bière.

Lorsqu'on veut doser la quantité de glycose contenue dans l'urine, on expérimente au moyen des réactifs de Barreswill ou de Fehling, Moore, Maumené, Petenkoffer, Luton, Trommer.

La liqueur de Barreswill est formée d'une dissolution

de sulfate de cuivre additionnée de potasse caustique et de tartrate neutre de potasse. C'est un liquide d'une couleur bleu intense, qui se décolore complétement s'il est chauffé avec de l'urine sucrée. On constate en même temps la précipitation d'oxydule rouge de cuivre. Cette liqueur est concentrée de telle sorte que 20 centimètres cubes sont entièrement décolorés par un décigramme de glycose. On n'a plus alors qu'à déterminer quelle quantité d'urine il faut ajouter à un volume donné de la liqueur d'essai pour obtenir sa complète décoloration ; il devient par suite facile d'en déduire la proportion de sucre.

On doit prendre au préalable la précaution de débarrasser l'urine des matières qui pourraient masquer l'action du sel de cuivre ; à cet effet, on traite l'urine par l'acétate de plomb pour précipiter les substances animales tenues en suspension, et l'on soumet à l'ébullition pour coaguler l'albumine ; l'urine filtrée est alors soumise à l'action du réactif bleu.

Enfin on peut avoir recours aux appareils de MM. Biot, Soleil et Robiquet. Ces appareils sont fondés, comme on sait, sur ce que la dissolution des matières sucrées possèdent la propriété de dévier le plan de polarisation, à droite pour le sucre de canne, à gauche pour la glycose, et que, de plus, la déviation est proportionnelle à la quantité de sucre qu'elle renferme. Ces appareils portent les noms de polarimètre, saccharimètre ou diabétomètre.

Pour constater la présence de la bile, on agite le liquide avec de l'éther qui prend une couleur verdâtre ; ou bien on traite le dépôt que détermine dans l'urine l'acétate de baryte par l'acide chlorhydrique alcoolisé, qui verdira à son tour. Le chloroforme est aussi un réactif des plus sensibles de la bile. On reconnaît l'acide hippurique en versant une petite quantité d'acide chlorhydrique dans de l'urine concentrée par l'évaporation : au bout de quelques heures il se dépose des cristaux d'acide hippurique.

Pour constater la présence du fer, on se sert du prussiate jaune de potasse, qui détermine une coloration plus ou moins intense.

En résumé, pour obtenir une analyse rapide et approximative de l'urine, il faut constater :

1° La quantité d'urine rendue en vingt-quatre heures.

2° La densité au moyen de l'uromètre ou urinomètre (densimètre donnant la densité de liquide de 1,000 à 1,050 à + 15°).

3° La coloration qui fait juger non-seulement de la quantité des matières dissoutes dans l'urine, mais encore de la nature des principes contenus accidentellement dans le liquide.

4° La consistance et la transparence qui peuvent indiquer la présence du mucus, du sang, du pus.

5° L'acidité, l'alcalinité ou l'état neutre, caractères importants qui fixent sur la nature du sédiment et que révèle le changement de couleur du papier de tournesol.

6° L'action de l'acide azotique, réactif de l'acide urique, des urates et de l'urée.

7° La chaleur, agent qui dissout les sédiments des urines acides, qui précipite et coagule l'albumine.

8° L'action de l'acide chlorhydrique, le meilleur réactif de la bile.

9° L'action du nitrate de baryte, qui indique la présence des sulfates.

10° La réaction du nitrate d'argent, qui révèle les chlorures et les phosphates.

11° L'acide oxalique, qui fait reconnaître la chaux et la magnésie.

12° L'action de l'ammoniaque comme réactif des phosphates.

13° L'odeur et la saveur pour reconnaître les urines sucrées ou celles qui se sont décomposées dans la vessie.

14° Les indications fournies par le microscope permettent de distinguer et d'étudier :

A. Les lames d'épithélium.

B. Le mucus et le pus.

C. Les globules de sang.

D. Les globules qui se forment dans les urines diabétiques, globules semblables à ceux de la fermentation alcoolique.

E. Dans les urines spermatiques, les zoospermes, qui sont le plus souvent morts.

F. Les grains amorphes des carbonates de chaux, de magnésie, les cristaux des phosphates calcaires et du phosphate ammoniaco-magnésien, qui constituent les sédiments des urines alcalines et neutres, et les dépôts cristallographiques de l'acide urique et des urates des urines acides.

Pour obtenir un résultat analytique d'une précision rigoureuse, il faut agir sur la totalité du produit de la sécrétion urinaire rendue dans les vingt-quatre heures.

# CHAPITRE II.

## ÉLECTRICITÉ

DE L'ÉLECTRICITÉ APPLIQUÉE A LA THÉRAPEUTIQUE DES MALADIES
DES APPAREILS URINAIRE ET GÉNITAL.

D'importantes contributions, procédant des vues théoriques les plus variées, ont été fournies par l'électricité à la thérapeutique des maladies des voies urinaires et de l'appareil génital.

Dans les *paralysies incomplètes de la vessie*, généralement comprises sous la désignation commune d'*atonie vésicale*, la faradisation donne, le plus souvent très-promptement, d'excellents résultats. Les réserves que comporte son indication tiennent à des considérations de diagnostic étiologique dont nous résumons ici l'examen.

Pour faradiser la vessie, on emploiera comme excitateurs, tantôt une sonde vésicale isolée jusqu'à quelques centimètres de son extrémité libre, avec un bouton humide appliqué au-dessus du pubis ou sur le périnée; tantôt deux boutons humides, l'un périnéal, l'autre sus-pubien; tantôt enfin un bouton sus-pubien et l'excitateur rectal olivaire appuyant sur la face postéro-inférieure de la prostate. Les séances, quotidiennes ou répétées deux fois par jour, doivent durer de trois à

·cinq minutes. Tous les appareils peuvent se prêter à cette opération ; mais le plus convenable, en raison de la facilité de sa graduation et de la faculté qu'il laisse de varier la tension des courants, est l'appareil à chariot de Tripier (voy. *Lésions de forme et de situation de l'uté-rus, etc.*, et *Comptes rendus de l'Académie des sciences, oct.* 1871) dont on emploiera la bobine à gros fil.

Les tentatives de traitement de l'atonie vésicale par les excitations des variations électriques doivent déjà être anciennes. Bonnefoy rapporte (*Applications de l'élec-tricité dans l'art de guérir*, 1782) que Webster et Mau-duit ont traité l'incontinence d'urine par des étincelles tirées le long du raphé et près de la symphyse pubienne. Il est difficile d'admettre que cette pratique, à laquelle ils ont dû des succès, n'ait pas été étendue à l'inertie de la vessie.

Grapengiessfer cite un cas de « paralysie du sphincter et du col de la vessie » guérie, non plus par l'électrisa-tion à l'aide de la machine à frottement, mais par la galvanisation discontinue. Enfin Masson avait prévu l'u-tilité, dans ces cas, des applications des courants induits, applications que devaient réaliser Duchenne (*De l'élec-trisation localisée*, 1855), Pétrequin (*Académie des scien-ces*, 1859) et Michon (*Mém. de la Soc. de chirurgie*, t. II). Duchenne opère tantôt avec un excitateur dans la ves-sie et un dans le rectum, tantôt avec un excitateur vésical double, qui est un mauvais instrument. Dans les paralysies vésicales qui compliquent les paraplégies, il se contente d'agir sur les parois abdominales. Enfin il re-commande de vider la vessie.

Nous nous servons de bougies à boule olivaire contenant un fil de cuivre et terminées par une petite portion métallique; cet excitateur introduit dans la vessie est très-bien supporté, et l'expérience nous le fait préférer à toutes les sondes rigides qui ont été inventées dans le même but.

Pétrequin agit également par la vessie et le rectum, ou dans la vessie et sur l'hypogastre; il ne vide pas la vessie.

Dans un travail récent (*On paralysis of the bladder and its treatment by the constant galvanic current*, 1871), J. Althaus, après avoir essayé de tenir compte autant que possible de la distinction qu'il serait désirable de pouvoir toujours faire entre les atonies vésicales proprement dites et les atonies vésicales symptomatiques d'une affection du centre nerveux, et après avoir reconnu l'efficacité de la faradisation contre les premières, vante, contre les dernières, la galvanisation. A l'occasion du procédé opératoire, il insiste sur l'inutilité, pour agir sur la vessie, d'un excitateur introduit dans sa cavité; la galvanisation immédiate des parois vésicales présente quelques inconvénients, que la vessie soit vide ou pleine, tandis que la galvanisation extérieure donne les mêmes effets thérapeutiques sans présenter ces inconvénients.

Appliquant l'excitateur positif au-dessus du pubis, et l'excitateur négatif à la partie postérieure du cou ou au bas de la région lombaire, suivant le siége de la lésion nerveuse, Althaus recourt ensuite, non pas à la galvanisation continue, mais à la galvanisation discontinue, faisant, dans une séance de trois à quatre minutes, cinquante ou soixante interruptions au niveau du pôle né-

gatif, soit une interruption de très-courte durée toutes
les trois ou quatre secondes.

Nous pensons que, dans les cas auxquels l'auteur anglais a appliqué la galvanisation discontinue, la galvanisation continue serait mieux indiquée contre la lésion
nerveuse, les variations électriques destinées à agir sur
la motilité de la vessie étant, s'il y avait lieu, demandées
à la faradisation. Enfin, nous estimons avec lui que l'é-
lectrisation médiate atteint le plus souvent fort bien le
but que l'on se propose, et que, quel que soit le procédé
auquel on s'arrête, il n'y a pas lieu de modifier au préalable l'état de plénitude ou de vacuité de la vessie.

A Pétrequin revient le mérite d'avoir constaté que
le *catarrhe de la vessie*, effet ou cause, ou simplement
coïncidence dans les cas de paralysie vésicale, était très-
heureusement modifié par les séances de faradisation.
Aussi convient-il de recourir à celle-ci, dans le catarrhe
chronique de la vessie, alors même qu'il n'existe pas de
complication appréciable d'atonie.

Guidés par l'analogie qui existe entre certains catarrhes muqueux de la vessie et les blennorrhées séro-purulentes rebelles chez les sujets lymphatiques, nous
avons pensé à faire pour l'urèthre, dans l'espoir de modifier la sécrétion, ce qui nous avait réussi dans le catarrhe vésical. Dans ce but, nous avons fait faire une
bougie métallique du n° 14, rendue flexible par des
spirales de cuivre. Introduite jusque dans la portion
membraneuse de l'urèthre, elle était mise en communication avec l'un des pôles du petit appareil de poche de
Trouvé, l'autre pôle étant appliqué au périnée. Ce moyen

a été favorable dans quelques cas, mais il aurait besoin d'être appliqué un plus grand nombre de fois pour déterminer nettement quand il conviendra d'y recourir.

Les conditions paralytiques qui favorisent la *spermatorrhée* sont encore mal déterminées. Tripier professe que ce symptôme est lié à une névropathie de l'ordre des paralysies cérébrales, et que les diverses affections de l'appareil génito-urinaire qui ont été données comme causes productrices de la spermatorrhée n'interviennent que comme sollicitations occasionnelles dans la production d'un phénomène réflexe.

Partant de cette vue théorique, nous avons appliqué ensemble au traitement de la spermatorrhée la galvanisation continue ascendante de la région rachidienne, galvanisation lombo-post-cervicale. Pile de douze à vingt-quatre couples moyens; séances de cinq à dix minutes, suivant l'état de la pile. Le résultat a été quelquefois tout à fait satisfaisant au bout de trois à six séances ; d'autres fois, l'amélioration n'a été que partielle, et le traitement longtemps continué n'a conduit qu'à des guérisons incomplètes, suivies de rechutes après l'interruption du traitement.

Les mêmes idées théoriques ont conduit Tripier à distinguer les *anaphrodisies* en *spinales* et en *cérébrales*. Dans les premières, il a recours à la faradisation pratiquée au moyen d'un excitateur uréthral et d'un excitateur rectal, ou d'un bain scrotal et d'un excitateur tantôt périnéal, tantôt sus-pubien. Cette pratique, qui lui a donné quelquefois des résultats tout à fait satisfaisants en moins de dix séances, lui a paru sans valeur dans les anaphrodisies cérébrales. Ici, il a recours à la galvanisation continue rachidienne ascendante, et cela avec des résultats moins nets. C'est une question encore à l'étude, et sur laquelle l'auteur ajourne toute conclusion thérapeutique jusqu'à ce que la lumière soit faite sur certains points de pathologie et de diagnostic étiologique encore assez obscurs.

L'*incontinence d'urine* est peut-être, de toutes les affections fonctionnelles de l'appareil urinaire, celle dans laquelle la médication électrique a donné les succès les plus complets et les plus constants.

Nous avons dit qu'elle avait été traitée avec succès par l'électrisation au moyen des machines à frottement, des étincelles étant tirées le long du raphé et près de la symphyse du pubis. Les insuccès de Guersant essayant la galvanisation discontinue doivent être attribués à son procédé opératoire éminemment défectueux ; il employait comme excitateurs des fils métalliques. Fabré-Palaprat fut plus habile et plus heureux. Duchenne, Michon, Benoist, Tripier, ont employé et recommandé la faradisation. Ce dernier la donne comme d'une efficacité certaine dans une forme d'incontinence qu'il a le premier signalée : celle qui survit aux autres accidents de la paralysie atrophique graisseuse de l'enfance (voy. Nardin, *Thèses de Paris*, 1864). Michon agissait par la vessie et le rectum ; Tripier, sur l'hypogastre et le périnée ou le rectum.

J'ai, contre ce symptôme, employé avec succès le courant continu (*Soc. de méd. pratique*, 1863). Excitateur uréthral isolé, positif ; circuit fermé sur la cuisse ; séance de deux à cinq minutes ; pile de six éléments moyens.

Dans les cas où l'on se trouve empêché d'agir par l'u-
rèthre, j'emploie comme excitateur positif un bouton
mouillé appliqué au périnée, le circuit étant toujours
fermé sur la cuisse. Par ce dernier procédé, le résultat
est plus lent à obtenir ; douze séances m'ont été quelquefois nécessaires.

Dans les *états spasmodiques* de la vessie, j'évite la galvanisation par un cathéter, me contentant de diriger, au
moyen d'excitateurs extérieurs humides, un courant
continu du périnée aux lombes.

L'efficacité de la faradisation contre un grand nombre
d'états douloureux, les uns définis, tels que ceux qui
accompagnent certaines phlegmasies apyrétiques, le
rhumatisme, certains traumatismes, les autres non encore rattachés à leur cause et compris sous la dénomination générale de *névralgies*, devait conduire à appliquer
ce moyen aux *névralgies* de l'appareil urinaire.

Les douleurs sourdes du catarrhe vésical sont combattues avec avantage par la faradisation à l'aide d'excitateurs humides appliqués extérieurement au périnée et
à l'hypogastre. On doit faire usage, dans ces cas, de
courant à basse tension. Séances de trois à cinq minutes.

Aux névralgies de l'urèthre, on a opposé tantôt le
même procédé de faradisation, faisant usage d'une bougie métallique isolée jusqu'à quelques centimètres de son
extrémité libre et fermant le circuit sur la verge par un
excitateur humide, tantôt le procédé par *révulsion*, pro-
menant des excitateurs secs sur la peau de la verge, au
niveau de la partie douloureuse. Dans le premier cas, la
faradisation doit durer de trois à cinq minutes; dans le
second, de une minute à une minute et demie, avec des

courants de haute tension. Ce procédé est malheureusement douloureux et généralement mal supporté.

Dans la névralgie uréthrale chez la femme, Tripier pratique la révulsion dans l'urèthre même au moyen d'un excitateur double, qui n'est autre qu'une sonde de femme séparée en deux lames que relie une plaque isolante d'ivoire ou de caoutchouc durci. Les surfaces muqueuses étant plus vivement affectées dans leur sensibilité par les courants de basse tension, c'est à ceux-ci qu'il s'adresse pour opérer cette révulsion sur place.

Dans l'*orchite*, MM. Chéron et Moreau-Wolf ont appliqué la galvanisation avec des résultats satisfaisants. L'électrode positif aboutissant à un excitateur scrotal humide, l'excitateur négatif est appliqué aussi haut que possible sur le trajet des vaisseaux spermatiques. Avec un courant moyen comme intensité et comme tension, une application quotidienne de dix minutes procure la guérison de l'orchite en une semaine, sans que le malade soit dans la nécessité d'interrompre ses occupations si celles-ci ne sont pas trop pénibles. Nous avons appliqué souvent ce procédé de traitement de l'orchite avec les mêmes résultats.

La résolution de l'*hydrocèle* a été depuis longtemps demandée au galvanisme. On était parti de cette idée que, le courant de la pile opérant la décomposition des liquides, les épanchements de la tunique vaginale pourraient être transformés par lui en produits gazeux, qui disparaîtraient ensuite par un mécanisme qui restait indéterminé. Le résultat espéré se produit quelquefois, mais par un mécanisme nécessairement autre que celui qu'on avait supposé, puisque la résolution opérée par un

courant donné fait disparaître une quantité de liquide
très-supérieure à celle que ce courant serait capable de
décomposer, puisque d'ailleurs les courants d'induction,
sans action chimique appréciable, déterminent aussi de
ces résorptions. La résolution de l'hydrocèle est donc le
fait de modifications circulatoires obtenues à la fois directement de l'action du courant, et indirectement par voie
de révulsion.

Le courant continu, efficace dans une certaine mesure
quand il est appliqué au moyen d'excitateurs non péné-
trants, l'est davantage lorsqu'il est conduit directement au
liquide par des aiguilles métalliques. Il y a donc ici galvanisation, révulsion et application temporaire d'un séton.

Comptant avant tout sur la modification des phénomènes circulatoires pour opérer la résorption de l'épan-
chement, et sachant pouvoir l'opérer sans pénétrer dans
la tumeur, et avec des courants d'induction, Tripier
emploie ceux-ci contre l'hydrocèle. Des résultats inégaux
l'ont conduit à cette conclusion, que le procédé par faradisation non pénétrante, très-satisfaisant au point de vue
des résultats immédiats, laisse peut-être plus de chances
à la récidive que les applications faites avec des aiguilles
pénétrantes ; enfin que la faradisation superficielle par
des excitations humides et la faradisation sèche révul-
sive se disputent la supériorité, sans qu'il soit actuelle-
ment possible d'établir quels cas réclament l'une plutôt
que l'autre.

Cette part faite aux diverses modes d'électrisation
dans la cure de l'hydrocèle, il faut se demander si, cliniquement, il convient toujours d'employer l'électricité
dans tous les cas. Plus de quarante observations dont

quelques-unes ont été communiquées à la *Société des sciences médicales*, Paris, 1864, et les faits recueillis par M. Macario, par Benoist et par d'autres nous font conclure : que les hydrocèles volumineuses, c'est-à-dire celles qui contiennent plus de 300 grammes de liquide, doivent être exclusivement attaquées par la ponction et l'injection alcoolique ou iodée; que les hydrocèles moyennes, contenant de 100 à 300 grammes de liquide, sont celles qui soulèvent la question de choix des deux méthodes, mais que les hydrocèles dont le contenu n'est pas supérieur à 250 grammes sont toujours avec succès et sans chance de récidive traitées par la faradisation ou par la galvanisation discontinue.

Se fondant sur la grande quantité des éléments musculaires qui existent dans la prostate, et sur l'importance que prend, dans les engorgements de cet organe, la difficile évacuation du contenu de ses glandes, Tripier a proposé (*Académie des sciences*, 1869) de traiter l'*hypertrophie prostatique* par la faradisation; il recommandait cette méthode comme un traitement orthopédique indirect. Une observation publiée en 1861 témoigne d'une façon décisive en faveur du procédé. Le traitement est long, comme il était facile de le prévoir; mais, dans le cas cité, le résultat est extrêmement net. Le sujet était âgé de quarante-cinq ans; obtiendrait-on les mêmes succès chez les vieillards? On agit par un excitateur uréthral, longue bougie métallique rigide, isolée jusque vers son extrémité libre, et par un excitateur rectal olivaire. Les séances quotidiennes ou faites tous les deux jours duraient dix minutes; l'auteur trouve aujourd'hui cette durée trop longue de moitié. Un fait intéressant noté dans ces opérations est que la tolérance de l'urèthre pour la bougie est parfaite tant que dure la faradisation, alors qu'elle est très-difficile avant le passage des courants et aussitôt après.

Lorsque Middeldorpf publia la monographie qui popularisa la galvanocaustique thermique, Fabré-Palaprat, Récamier et Pravaz. Heider, Crusell, Hilton, Sédillot, J. Marshall, Amussat, avaient appliqué cette méthode à la plupart des opérations dans lesquelles elle peut être utile. Désireux de ne pas s'en tenir au rôle de compilateur, l'auteur allemand étendit le champ des opérations possibles par cette méthode et lui demanda des applications dont quelques-unes méritaient d'être immédiatement rejetées. De ce nombre fut la cautérisation des points rétrécis de l'urèthre par un fil métallique porté à la température rouge. Nous n'insisterons pas sur l'insuffisance et les dangers trop évidents de cette opération.

Tout autres sont les moyens et le but de la galvanocaustique chimique, qui, sans élévation de la température, donne des cautérisations potentielles acides ou alcalines à volonté.

J'emprunte au mémoire que nous avons publié avec Tripier, sur l'application de cette méthode à la destruction des *rétrécissements uréthraux*, un résumé des conditions physiques sur lesquelles est fondée la méthode générale, et l'exposé du procédé opératoire.

« L'application d'un courant continu à un corps vivant, au moyen d'électrodes inaltérables, détermine la formation d'une eschare au niveau des points d'application de chacun des électrodes.

» La production des eschares par l'électrolyse se faisant à froid, et l'action analytique étant exactement limitée aux points de contact des électrodes, toutes les régions accessibles à une sonde ou à un stylet peuvent être aisément cautérisées sans crainte de léser les parties voisines.

» L'eschare positive est comparable à celles produites par les acides et le feu ; l'eschare négative à celles produites par les alcalis.

» Aux différences que présentent les eschares des deux pôles correspondent des caractères différents dans les cicatrices qui succèdent à la chute de ces eschares. Les cicatrices positives étant dures et rétractiles, les cicatrices négatives sont molles, minces, et pas ou peu rétractiles.

» L'importance de la galvanocaustique négative tient surtout à la facilité qu'elle donne de pratiquer des cautérisations alcalines dans des conditions où celles-ci étaient entièrement impraticables.

» L'un des électrodes étant employé à cautériser, l'autre ne sert ordinairement qu'à fermer le circuit. Pour éviter une cautérisation inutile au niveau de ce dernier, on le fera aboutir à une compresse mouillée ou à un disque d'agaric humide recouvrant la région sur laquelle on l'applique. »

Parmi les essais de traitement des rétrécissements de l'urèthre antérieurs à notre opération, il en est qui représentaient des solutions partielles du problème que nous avons résolu. L'histoire de ces tentatives montre qu'elles devaient rester vaines tant que, d'une part, la non-rétractilité des cicatrices succédant aux cautérisations alcalines n'était pas constatée, et que, d'autre part, on ne possédait pas de moyen d'effectuer sûrement ces cautérisations dans des points échappant au contrôle de la vue et à l'action immédiate de la main.

Au commencement de ce siècle, Whately (1) attaquait les rétrécissements uréthraux au moyen d'un petit fragment de potasse enchâssé dans l'extrémité d'une bougie de cire. Bien que ce procédé eût souvent permis de rendre immédiatement à l'urèthre un calibre suffisant pour que la miction s'effectuât sans qu'il fût besoin de recourir à l'emploi des sondes, on l'abandonna promptement en Angleterre, en raison des dangers que présentait l'usage d'un caustique dont l'action ne pouvait être limitée aux parties à détruire.

Lorsque les inconvénients et l'inutilité de la cautérisation par le nitrate d'argent, si longtemps en faveur en France, eurent été bien constatés, M. Leroy d'Étiolles revint au procédé de Whately ; il en perfectionna assez l'appareil instrumental pour atténuer considérablement les effets de la fusion du caustique, et obtint des résultats cliniques très-satisfaisants. Mais ces résultats, se produisant au moment où l'uréthrotomie était devenue à la mode, passèrent inaperçus. On voit même, en lisant le mémoire où ils sont rapportés (1852), que l'auteur n'en sentit pas toute l'importance, puisque, quelques pages plus loin, il s'occupe du cautère galvano-thermique, instrument dangereux et manifestement inférieur au nitrate d'argent, dont il a tous les inconvénients, indépendamment de ceux qui lui sont propres.

Quant à l'idée d'agir sur l'urèthre au moyen du galvanisme, elle était déjà venue à Crusell, puis à

(1) *Improved method of treating strictures*. London, 1804.

M. Wertheimber, et il est probable qu'elle les eût conduits à détruire les rétrécissements si la méthode eût été définie. Ils prétendaient seulement utiliser l'action *réso lutive* de l'électrode négatif pour dissoudre les engorgements péri-uréthraux. Les piles employées dans ces essais étaient insuffisantes pour opérer une perte de subtance. M. Leroy d'Étiolles a fait connaître, dans le mémoire cité plus haut, les tentatives infructueuses de M. Wertheimber.

La pile employée dans nos premières opérations comprenait 12 petits couples au bisulfate de mercure associés en tension. Plus tard, nous lui avons substitué une batterie de 18 couples de dimension moyenne, au protosulfate de mercure, dont un commutateur à double cadran de Gaiffe permettait de n'employer qu'une partie. Aujourd'hui, c'est la même batterie que nous employons, montée avec des couples Léclanché ou avec des couples de Gaiffe au chlorure d'argent, et dont la figure est p. 36.

L'électrode uréthral consiste en un mandrin dont l'extrémité ferme, comme un embout, l'ouverture d'une sonde de gomme destinée à protéger les parties sur lesquelles ne doit pas porter la cautérisation.

Le chirurgien se tenant à la droite du malade, on fixe l'excitateur positif sur la partie interne de la cuisse ; il consiste en un large bouton de charbon séparé de la surface cutanée par deux ou trois disques d'agaric mouillé. Une bande de caoutchouc maintient ce contact d'une manière égale ; on n'a plus à s'en occuper.

Tout étant disposé pour l'opération, le bouton de charbon étant fixé sur la cuisse, et l'excitateur uréthral recouvert de la sonde protectrice étant amené contre la

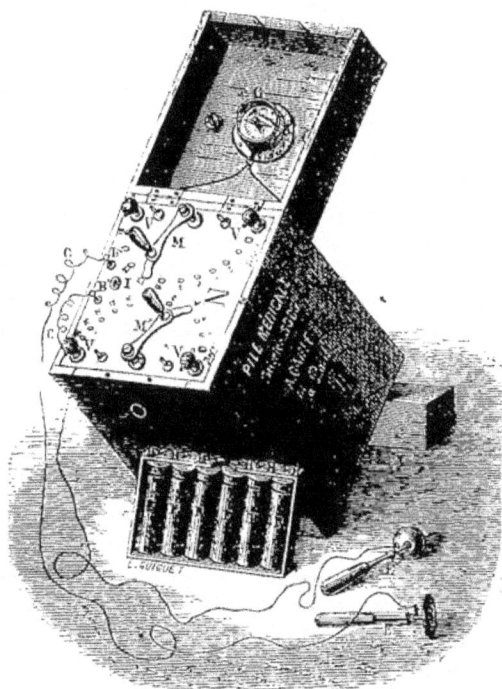

FIG. 1. — Cette figure représente une batterie de dix-huit couples de laquelle
on a sorti un casier HH contenant six couples : FFFFFF, étuis de caoutchouc
durci, bouchés hermétiquement, dans lesquels sont enfermés les éléments au
chlorure d'argent. — N tablette couvrant les couples placés dans la boîte et
portant le manipulateur ou collecteur de la pile. — VVVV vis qui retiennent le
collecteur à la pile. — H, 2-2, 3-3, 4-4, 5-5, etc., boutons rangés en cercles et communiquant avec les couples 1, 2, 3, 4, 5, etc., de la batterie. —
BB' pièces dans lesquelles se fixent les rhéophores. — MM' manettes qui font
communiquer BB' avec le nombre de couples qu'on veut employer, et qui
permettent de faire travailler tour à tour toutes les parties de la batterie,
afin que l'usure se fasse régulièrement. — I interrupteur. — G galvano-
mètre indiquant le passage du courant. — EE excitateurs.

face antérieure du rétrécissement, on ferme le circuit
sur l'excitateur positif. Bientôt survient une sensation

dè cuisson, qui, faible dès le début, diminue encore à mesure de la formation de l'eschare. On pousse alors légèrement le mandrin, cautérisant à la fois d'avant en arrière et latéralement. En poussant de temps en temps la sonde sur le mandrin, de façon à n'en laisser saillir qu'une faible partie, on limite à volonté la durée et par suite la profondeur de la cautérisation latérale, celle d'avant en arrière continuant sans interruption. Enfin, quand l'obstacle est détruit, la sonde passe sans difficulté par-dessus le renflement terminal du mandrin.

Avec l'opération se termine le traitement ; aucune manœuvre ultérieure ne doit la compléter. Le cathétérisme, que nous avons toujours pratiqué immédiatement après les séances de galvanocaustique, et que nous avons ensuite répété de loin en loin, n'avait d'autre but que de faire constater les résultats obtenus et leur persistance.

Nous avons vu ainsi que l'élargissement de l'urèthre n'était ordinairement pas, aussitôt après l'opération, ce qu'il devait se montrer huit ou quinze jours plus tard ; au lieu de diminuer, le calibre de l'urèthre augmente pendant quelque temps. Ce phénomène nous paraît devoir être rattaché à la résolution des engorgements périuréthraux situés dans la sphère d'action de l'électrode négatif.

Depuis la publication de notre mémoire, nous avons eu l'occasion d'opérer à l'hôpital Beaujon, dans le service de M. Dubreuil, des rétrécissements qui n'avaient pu être franchis par aucune bougie ; la cautérisation d'avant en arrière rétablit la voie et assura à l'urèthre un calibre convenable.

M. Dubreuil a obtenu plus récemment, à l'hôpital Cochin, des résultats identiques avec les nôtres.

M. le docteur Couriard, chirurgien de l'hôpital Marie, à Saint–Pétersbourg, a publié dans le *Medicinische Zeitschrift*, 1869, un mémoire où il est rapporté quatorze observations de rétrécissements qu'il a combattus avec la galvanocaustique chimique. Il fait toutes ses réserves pour l'avenir de la guérison, car, dit-il, si l'action du courant atteint les dernières limites de la stricture, la non rétractilité de la cicatrice ne lui est pas encore assez prouvée pour qu'on puisse promettre une gué-rison définitive, dans la crainte d'inspirer au malade une sécurité trompeuse. Il ne peut, ajoute-t-il, « *cacher* » *sa sympathie pour ce procédé, ni la préférence qu'il lui* » *accorde sur tous les autres modes de traitement, la dila-* » *tation exceptée.* »

Les observations de M. Couriard étaient en effet de trop fraîche date pour qu'il lui fût permis de se montrer trop affirmatif sur la durée des guérisons ; il faut le louer de sa prudence, mais plus de quarante des nôtres remontent bientôt à dix ans, et nous avons pu suivre un certain nombre des sujets ; de telle sorte que nous pou-vons faire aujourd'hui ce qu'on a vainement demandé jusqu'ici à toutes les méthodes, c'est-à-dire la preuve lointaine de leur efficacité.

# CHAPITRE III

## HYDROTHÉRAPIE

### APPLICATION DE L'HYDROTHÉRAPIE DANS LES MALADIES DES VOIES URINAIRES

Pour presque tout le monde, le mot d'hydrothérapie est synonyme de douches, et grand nombre de médecins et d'auteurs ne l'entendent pas autrement; mais au moment d'en conseiller l'emploi dans les affections de la vessie et de l'urèthre, nous croyons devoir mieux préciser le sens exact de cette médication.

Elle se résume en une action dont l'intensité se mesure à l'étendue de la surface mouillée, à la température de l'eau et à l'action mécanique de cette dernière. Cette action est naturellement suivie d'une réaction proportionnelle. Le degré de cette réaction, la façon dont elle doit être provoquée et conduite, l'intensité qu'il est convenable de lui donner selon la sensibilité du sujet et son pouvoir excito-moteur, sont autant de points difficiles à préciser, et qui constituent des connaissances que la pratique et l'étude permettent seules d'approfondir.

L'hydrothérapie, dont l'origine remonte aux temps les plus reculés, est arrivée jusqu'à nous après avoir été alternativement, et presque à chaque siècle, l'objet d'un enthousiasme fanatique ou d'un dédain immérité. De nos jours encore c'est à l'empirisme d'un paysan silésien de Priessnitz, ignorant mais convaincu, qu'elle doit d'avoir fixé l'attention des médecins et d'être devenue, grâce aux découvertes récentes de la physiologie, une branche importante de cette thérapeutique fonctionnelle à laquelle se rallient aujourd'hui tous les bons esprits et que tendent à développer les travaux de **MM.** Gillebert d'Hercourt, Fleury, Pierre Bouland, Dally, Beni-Barde, Delmas, etc.

Les indications de l'hydrothérapie dans le traitement des affections des voies urinaires sont très-précises : ou bien l'on veut rétablir les fonctions de la peau, la perspiration cutanée, modifier son impressionnabilité au froid : par exemple chez les sujets anémiés, débilités par une phosphaturie de longue date ou une nutrition incomplète; chez les vieillards dont les fonctions rénales remplacent peu à peu celles du tégument externe; ou bien l'on tente de changer l'état du système nerveux, ou encore on cherche à décongestionner certains organes.

On comprend dès lors que les pratiques de l'hydrothérapie soient aussi variées, et qu'il faille, dans certains cas, commencer par des douches de 27 à 28 degrés centigrades, pour tomber peu à peu à 12 et 10 degrés, car, selon l'expression de M. P. Bouland, la température est la posologie de l'hydrothérapie ; une règle, en tous cas, dont il ne faut jamais s'écarter au début d'un traitement, c'est que les douches soient courtes et la réaction prompte ; chez tous les sujets, la douche froide, donnée d'emblée sans préparation ou habitude antérieure de l'hydrothérapie, offrira toujours une inconnue et un

danger; nous insistons sur ce point, parce que l'on voit
très-souvent des malades auxquels on prescrit l'hydrothérapie, et qui ne veulent plus s'y soumettre après un
ou deux essais qui leur ont paru aussi pénibles qu'infructueux; la faute n'en est pas à la méthode, mais à sa
mauvaise application.

C'est précisément dans les névroses urinaires où l'hydrothérapie donne de si excellents résultats, par exemple
chez les spermatorrhéiques faux, qui ne sont la plupart
du temps que des dyspeptiques, c'est, dis-je, précisément dans ces cas qu'on éprouve le plus de difficulté à
faire accepter la médication hydrothérapique.

Les troubles urinaires ne sont parfois que les symptômes locaux d'une névrose; c'est aux applications
générales qu'il faut alors recourir en faisant varier
le procédé suivant la forme qu'affecte la névrose : forme
excitante ou forme déprimante. Dans le premier cas,
il faut rechercher les effets sédatifs par des piscines tem-
pérées, des affusions légères, des compresses sur le
bassin et l'hypogastre, des douches de 24 à 30 degrés,
préférablement aux douches froides en pluie qui peuvent
provoquer une perturbation dangereuse. Dans le second
cas, c'est-à-dire dans la forme déprimante, lorsque le
malade est atteint d'un épuisement nerveux considérable, c'est aux effets toniques qu'il faut en demander la
modification ; ce n'est pas en essayant d'obtenir une excitation générale, rapide, que l'on peut espérer remédier
promptement à la prostration des sujets. Cette sorte de
névrose, parfois alternante, fait passer le malade du
découragement le plus profond à un enthousiasme fié-
vreux, et le traitement énergique au début n'aurait

d'autre effet que de déterminer l'un de ces états extrêmes. Aussi ne devra-t-on arriver aux applications tout à fait froides (10 degrés centigrades) qu'après avoir préalablement fait usage des affusions graduées ou du maillot humide de 25 à 30 minutes de durée.

Dans les affections nerveuses des organes génito-urinaires, la médication hydrothérapique doit s'adresser à la maladie principale, et lorsque les troubles de la miction sont les préludes d'altérations spinales, l'eau froide appliquée extérieurement donne d'excellents résultats.

L'hydrothérapie est presque toujours indiquée dans les névralgies du col, les spasmes de la vessie, dans la parésie ou atonie de cet organe, la congestion réno-vésicale, l'hématurie, certaines spermatorrhées et prostatorrhées, l'anaphrodisie et les troubles de la sécrétion caractérisés par un excès d'acides, de phosphates, ou la présence du sucre et de l'albumine.

Les névralgies du col et les spasmes de la vessie dépendent souvent d'une irritation spinale, et c'est le cas d'employer les affusions froides, les douches avec le col de cygne ou les sacs glacés de Chapmann, et les compresses humides le long du rachis; dans l'atonie vésicale, on a recours à la douche hypogastrique, aux douches en jet le long de la colonne vertébrale.

La seule contre-indication à ces applications est dans la congestion des organes du petit bassin, qui exige précisément l'emploi général de l'eau.

On est malheureusement forcé d'avouer que, dans les affections des centres nerveux qui retentissent sur les voies urinaires, on en est réduit à faire la thérapeutique du symptôme, car là même où le diagnostic est le plus précis, le mal est tellement au-dessus de toutes ressources, qu'on ne peut espérer d'en triompher, et que tout l'espoir se borne, dans le plus grand nombre des cas, au rétablissement de certaines fonctions.

L'observation suivante, qui nous est personnelle et qui a déjà été publiée par le docteur Beni-Barde dans le journal l'*Union médicale* (janvier 1869), vient, après beaucoup d'autres, démontrer la puissance de l'hydro-thérapie dans le traitement de l'inertie vésicale et signa-ler, en même temps, l'une des complications du traite-ment.

M. X..., âgé de soixante ans, a été opéré par nous de la pierre deux ans auparavant. L'opération eut des suites très-heureuses, et la santé générale, un instant délabrée, devint très-satisfaisante.

Au mois de mars 1865, M. X..., éprouvant une grande difficulté pour uriner, nous consulte et nous reconnais-sons tous les symptômes d'une atonie vésicale. Le malade est confié au docteur Beni-Barde pour être soumis au traitement hydrothérapique.

M. X... suivait ce traitement depuis huit jours, lors-qu'il est pris tout à coup d'hématurie. Un bain de pieds froid est prescrit et l'hémorrhagie s'arrête aussitôt.

Le lendemain, même accident, même traitement et même résultat. L'exploration avait permis d'affirmer qu'il ne s'agissait pas d'une récidive de l'affection cal-culeuse.

Depuis lors, le bain de pieds est continué tous les jours pendant près de trois mois, et l'hématurie n'a plus reparu.

A la fin du traitement, nous avons pu constater que la vessie avait retrouvé sa contractilité.

Les exemples de cette nature sont nombreux dans la pratique, car la paresse vésicale est l'affection que l'on rencontre le plus communément passé cinquante ans ; il n'est pas d'année où nous n'ayons l'occasion d'en observer quelques centaines.

L'embarras gastrique, l'état saburral de la langue, qui accompagnent à très-peu d'exceptions près la stagnation de l'urine dans la vessie, se trouvent très-heureusement combattus par les affusions froides et les douches, auxquelles on joint quelques préparations de noix vomique (poudre ou teinture). L'hydrothérapie produit aussi de bons effets contre la constipation qui va de pair tout naturellement avec la paresse vésicale et qui en devient la complication la plus fâcheuse ; aussi tous les praticiens ont-ils insisté sur la nécessité d'obtenir des malades des selles régulières, qui ont précisément pour effet d'aider à l'évacuation complète de l'urine par les efforts de la défécation ; les lavements froids que l'on a l'habitude de prescrire dans ces cas doivent être pris, non pas pour vider l'intestin, mais pour exciter les contractions du rectum et de la vessie ; aussi préférons-nous, pour obtenir le premier de ces effets, les laxatifs légers, particulièrement les purgatifs salins : eaux de Frederickshall, de Birmenstorff, Pullna, ou 8 ou 10 grammes au plus de sulfate de magnésie dans de l'eau froide, Seidlitz powder's à la manière anglaise, ou de très-petites doses d'huile de ricin avec la recommandation de ne prendre que des aliments rafraîchissants.

Il faut recourir exceptionnellement aux purgatifs rési-

neux (jalap, coloquinte, scammonée), qui ont l'inconvénient de congestionner les hémorrhoïdales inférieures,
et lorsque l'on ne peut en éviter l'emploi, il est bon de les
associer à l'extrait de noix vomique ou à la strychnine.

Rien, comme on sait, n'est plus personnel que l'action des purgatifs : c'est en recherchant dans les habitudes du malade que l'on trouvera le plus souvent le
meilleur guide, mais il faut toujours lui ordonner de ne
prendre des lavements froids qu'après la selle du matin,
sinon le bol fécal et l'eau introduite dans le rectum sur-
distendent l'intestin et ne tardent pas à produire un effet
tout opposé à celui que l'on veut obtenir. La température de l'injection rectale est chose importante ; elle ne
doit guère être inférieure à 12 degrés. Les lavements
froids sont presque toujours prescrits dans l'hématurie,
et ils n'y sont que peu efficaces lorsqu'elle dépend d'une
hypertrophie des parois vésicales avec un développement
considérable du réseau veineux sous-muqueux ; nous les
avons remplacés dans ces cas par des ampoules de caoutchouc que l'on gonfle d'eau froide que l'on peut renouveler toutes les demi-heures : elles sont représentées par
la figure 2, page 46.

Avec les injections anales froides on prescrit encore
pour l'atonie vésicale et l'hématurie des lotions froides
avec une éponge mouillée sur les reins, le périnée et le
ventre, lotions que l'on fait suivre d'une friction avec
des serviettes rudes ou des gants de flanelle ; ces pratiques très-simples de l'hydrothérapie devraient entrer
d'une manière régulière dans l'hygiène de tous les vieillards pour lesquels on a dit que, bien uriner, était la
première condition de la santé.

On est généralement d'accord pour reconnaître les résultats favorables que donne l'hydrothérapie dans la spermatorrhée, mais on n'insiste pas assez sur le danger qu'il y a à administrer directement une douche froide

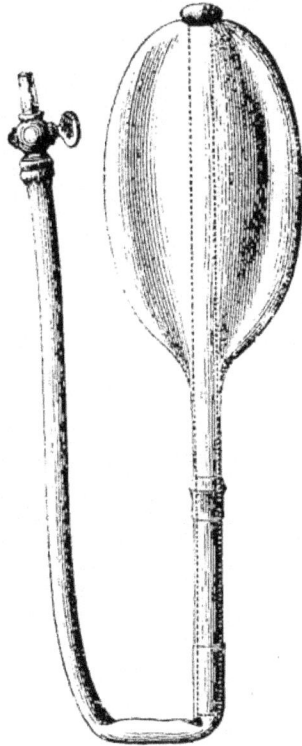

FIG. 2.

sur le périnée dès le début du traitement ; ce n'est qu'après les affusions, les piscines et les douches générales en pluie, que l'on peut espérer pouvoir user des douches périnéales. On comprend aisément qu'une excitation vive exercée sur le point le plus irritable de l'arc excito-moteur ait pour conséquence de produire une action réflexe rapide et l'éjaculation qui en est la conséquence ; c'est, en effet, ce que l'on a observé dans les cas où l'on a commencé le traitement par des douches périnéales froides ou des bains de siége ; on a vu alors les pollutions augmenter, et se produire même sous l'action de la douche. Quant aux bains de siége, le malade doit éviter de les prendre le soir avant de se coucher.

Le diagnostic de la spermatorrhée est du reste un de ceux qui sont faits le plus légèrement par le malade et par quelques médecins. Le livre de Lallemand a singulièrement contribué à cette fréquence imaginaire des pertes involontaires du sperme. Le plus grand nombre des spermatorrhéiques ne sont affectés que de blennorrhée ou de prostatorrhée.

Si à la présence d'une gouttelette de muco-pus visible à l'extrémité du méat à certains instants, ou seulement au moment de la défécation, s'ajoute une cause d'affaiblissement général, telle qu'une nutrition incomplète, les préoccupations de la vie matérielle ou les luttes que nécessite la conquête des positions sociales, on déclare vite une spermatorrhée. C'est au médecin à y regarder de très-près et à ne se prononcer qu'après avoir plusieurs fois examiné les liquides uréthraux ou l'urine, et constaté la présence des animalcules spermatiques.

Mais c'est surtout dans les désordres fonctionnels, dont la spermatorrhée et la prostatorrhée sont très-souvent l'origine, que l'hydrothérapie rend les services les plus importants. Telle est, par exemple, l'anaphrodisie : elle est parfois liée à la gastralgie et disparaît avec elle, alors même que les traitements spéciaux les plus énergiques auraient échoué. M. Fleury en cite deux exemples remarquables, et nous avons aussi eu occasion d'en rencontrer plusieurs cas. Par contre, l'eau froide est sans action manifeste contre l'impuissance idiopathique ; nous n'en connaissons pas une seule observation favorable digne de foi ; toutes celles que l'on trouve dans les auteurs se rapportent à des spermatorrhéiques, et l'anaphrodisie, dans ces cas, n'était qu'une conséquence.

Si le traitement général par l'eau froide est toujours indiqué dans les névroses, dont la spermatorrhée n'est. dans le plus grand nombre de cas, que l'expression symptomatique, on sera le plus ordinairement obligé de commencer le traitement de la prostatorrhée comme celui de la spermatorrhée. L'influence des affections de la prostate sur le cerveau a été remarquée bien souvent ; il est, en effet, bien peu de malades qui, atteints soit d'une folliculite, soit d'une prostatite subaiguë, n'éprouvent rapidement de la mélancolie et de la prostration, prostration qui doit préoccuper le médecin au même degré que l'état local qui la détermine.

Nous avons souvent prescrit les douches écossaises périnéales (12 et 36° centig.) dans la prostatorrhée, et nous leur devons d'excellents résultats. Dans les engorgements péri-uréthraux qui accompagnent la blennorrhée et qui sont le point de départ du travail pathologique dont le rétrécissement de l'urèthre est la conséquence, nous conseillons également les douches écossaises, en aidant par leur action à des pommades résolutives appliquées matin et soir *loco dolenti*.

Dans les néphrites chroniques, la médication hydrothérapique est assurément la plus efficace.

Chez tous les sujets qui souffrent depuis longtemps d'affections de l'urèthre, de la prostate ou de la vessie, il existe une congestion du rein, véritable néphrite sub-aiguë, avec des exacerbations que déterminent, soit la moindre aggravation de la maladie occasionnelle, soit une manœuvre opératoire. Les chirurgiens savent que l'on provoque d'autant plus facilement ou des accès pernicieux, ou de violentes douleurs lombaires, que l'affection pour laquelle on pratique un cathétérisme ou une exploration est plus ancienne. Le sulfate de quinine que l'on administre, dans ces cas, préventivement ou consécutivement, est un palliatif; il laisse subsister l'état principal, c'est-à-dire l'altération rénale. Ce genre de néphrite a été peu signalé par les médecins qui n'ont guère l'occasion de l'observer, et qui se sont, comme on sait, plus particulièrement occupés des maladies du rein que les chirurgiens. Elle ne se révèle d'ailleurs que par une phénoménalité assez obscure : la présence de tubes albumineux dans l'urine, des douleurs sourdes des lombes et particulièrement une diminution de la quantité de l'urine.

Les pratiques hydrothérapiques, douches mobiles en jet, douches en cercle, bains de cercle à eau courante, etc., peuvent seules modifier et réduire ces congestions rénales; nous avons eu l'occasion d'en observer les heureux effets, et M. Fleury rapporte aussi des succès analogues.

Mais il faut administrer aussi l'eau intérieurement en abondance; ce dernier point du traitement explique qu'une saison aux eaux de Contrexéville ou de Vittel procure également la disparition des douleurs rénales qui succèdent parfois aux opérations pratiquées sur l'urèthre et dans la vessie, et qui ne sont dues qu'à un état congestif du rein.

L'hydrothérapie réussit également bien dans la gravelle, dont elle facilite l'expulsion et prévient le retour, lorsqu'au traitement local on prend soin d'ajouter les boissons à hautes doses.

M. Becquerel a rapporté, en 1855, des observations d'albuminurie aiguë guérie par des sudations en étuve sèche suivies de la douche, et nous avons pu bien souvent constater la disparition des tubes albumineux de l'urine après un court traitement hydrothérapique. Il est bien entendu, dans ces cas, qu'il ne s'agissait que d'une hypérémie rénale.

M. Fleury rapporte aussi des observations de glycosurie guérie par l'hydrothérapie, mais où nous ne cessons de la recommander, c'est contre les anémies qui succèdent aux gastralgies et aux dyspepsies qu'amènent l'usage exagéré et prolongé du cubèbe, du copahu ou de la térébenthine, dyspepsies qui ne tardent pas à troubler profondément la nutrition générale et d'effets devenant causes à leur tour, provoquent après quelque temps de l'amaigrissement, de la pâleur, de l'abattement, de la névrose et une déglobulisation évidente, qui s'opposent bientôt au succès de toute médication locale.

# CHAPITRE IV

## MÉDICATION TOPIQUE DE L'URÈTHRE

On peut reconnaître à tout écoulement uréthral trois périodes très-distinctes et qui répondent à trois indications thérapeutiques différentes.

La première, tout à fait aiguë (uréthrite proprement dite), caractérisée par les douleurs vives dont s'accompagne la miction, par du ténesme vésical, de la fièvre, et par l'établissement et l'augment progressif de l'écoulement, c'est la période franchement inflammatoire à laquelle correspondent l'apparition des abcès péri-uréthraux, la corde, la cowperite, etc.; sa durée moyenne est de dix à vingt jours.

La seconde période, ou période d'état de l'écoulement (blennorrhagie), dans laquelle les douleurs, en urinant, sont moins vives ou presque nulles, et l'abondance du muco-pus considérable. Cette phase est celle qui éveille le plus l'idée de spécificité de l'affection; elle dure de trois semaines à six mois, et c'est dans son cours que se montrent le plus souvent les orchites.

La troisième période, ou période de localisation (blennorrhée), se caractérise par la gouttelette de muco-pus visible au méat, le matin seulement ou sous l'influence de certains écarts de régime; un coït répété, la fatigue, les excès de table, etc.

La blennorrhée s'accompagne d'une altération circonscrite, qui débute sur la surface muqueuse de l'urèthre et s'enfonce peu à peu dans la couche sous-muqueuse, en y provoquant un travail pathologique caractérisé par de petites embolies veineuses, point de départ d'un rétrécissement.

Dans le plus grand nombre des cas, on peut fixer de neuf à douze centimètres du méat le siége de ce processus morbide; lésion locale ou de profondeur succédant à l'inflammation générale ou de surface.

Les antiphlogistiques, les émollients intus et extra, les laxatifs légers ou les lavements purgatifs, les boissons délayantes et à hautes doses conviennent à l'uréthrite. Les balsamiques sont indiqués dans la blennorrhagie ou période d'état de l'écoulement. Le cubèbe, par son action élective sur le col, est prescrit dans la dysurie, et le copahu, en modifiant les propriétés de l'urine, tend à diminuer la sécrétion muco-purulente comme le goudron. Les injections conviennent également à cette période, mais à la fin seulement; elles sont, au contraire, tout à fait indiquées dans la blennorrhée, à laquelle s'applique complétement tout le traitement topique de l'urèthre, dont nous avons seulement à nous occuper ici, et dont nous allons examiner successivement chacun des moyens.

C'est au milieu du xvi° siècle qu'on trouve les premières tentatives d'applications médicamenteuses dans l'urèthre; les chirurgiens s'évertuent à inventer des instruments ingénieux pour porter les substances astringentes, cathérétiques ou caustiques dans le canal. Ce sont tantôt des poudres incorporées à des excipients divers, des solutions émollientes ou astringentes ; poudres et solutions, de compositions très-variables, plus ou moins actives, selon l'ancienneté de l'affection ; c'est l'alun, l'antimoine, le sublimé, la sabine qui en font le plus souvent la base, le safran et le pompholyx, considérés comme des desséchants, sont recommandés mêlés au plantain ou à tel autre suc.

Amatus Lusitanus introduisait dans l'urèthre des bougies composées de cire blanche et de térébenthine (*Malgaigne, édition d'Ambroise Paré*); il faisait à deux bougies de cire une rainure circulaire semblable à celle que portent les fuseaux et qu'il garnissait d'une composition fortement cathérétique.

Ferri composait trois sortes de bougies médicamenteuses : celles qui ramollissaient, celles qui détruisaient et, enfin, de plus actives qu'on employait contre les affections déjà anciennes. Ses premières bougies étaient faites de poudre d'alun, d'écorce de grenadier et de cérat à base de plomb ; le sel gemme, le vert-de-gris mêlés à divers sucs végétaux, notamment à la scille, étaient appliqués dans le second degré.

On sait que Loyseau guérit Henri IV d'un rétrécissement en introduisant, au moyen d'une canule, de la poudre de sabine mêlée à du beurre frais.

Toutes ces tentatives dirigées soit contre la blennorrhée, soit, et le plus souvent, contre un rétrécissement, ne sont inspirées par aucune notion d'anatomie pathologique ; mais il est bien curieux de remarquer que la plupart d'entre elles ont été reproduites de nos jours avec de légères modifications.

A. Ferri voulait déjà détruire, emporter, « ruginer », comme disait Paré, la production morbide qu'il imaginait obstruer le canal. Aujourd'hui même, cette conception se retrouve à chaque instant dans le langage usuel ; Ducamp, Lallemand sacrifiaient constamment à cette expression de ramener la paroi uréthrale à niveau en détruisant la saillie qui ferme l'orifice du conduit ; Heurteloup se servait du mot raboter pour décrire le même fait ; et l'on peut considérer comme le signe certain d'une connaissance sérieuse de l'altération pathologique qui constitue le rétrécissement, le soin que l'on met à éviter toute métaphore analogue.

Nous venons de dire que la plupart des bougies et des topiques de l'urèthre, préconisés au xvi° siècle, avaient été réinventés depuis ; la bougie alumineuse, de Ferri, était présentée, il y a vingt ans, à l'Hôtel-Dieu, par Jobert (de Lamballe) comme étant sienne ; il ne la laissait en place que dix minutes (*Gaz. des hôpitaux*, juin 1862) ; Cullerier traitait la blennorrhée opiniâtre par l'introduction de bougies enduites de pommades résolutives ; Legrand mettait aussi de l'alun dans une rainure pratiquée sur une bougie emplastique introduite dans l'urèthre ; Ricord, dans ses notes à la traduction de Hunter, a conseillé les sondes recouvertes de pommade ou de cérat mercuriel ; M. Laugier cherchait à faire pénétrer profondément les substances dans le canal de l'urèthre en les injectant dans une sonde de métal ; à la même époque (1862), Vinci, chirurgien de l'hôpital des Incurables, à Naples, adressait à l'Académie de médecine de Paris une série d'instruments destinés au traitement des maladies de l'urèthre ; ce sont des cathéters cannelés et

portant dans leurs cannelures des médicaments incorporés à un corps gras et destinés à modifier la production
muco-purulente; de son côté, **M.** Martin, chirurgien militaire, recommandait, presque en même temps, des sondes analogues aux précédentes et dont il dit avoir tiré
grand avantage ; depuis lors, on est revenu aux irrigations uréthrales qu'on avait déjà infructueusement employées au commencement de ce siècle.

Mais toutes ces considérations historiques ne rendent
que plus nécessaire l'examen clinique de chacune de ces
substances et de leur procédé d'introduction, pour leur
adoption définitive dans la pratique après des épreuves
comparatives.

Le verdet, la sabine, l'orpiment, le vitriol employés
dans la fabrication des bougies secrètes ou médicamenteuses au XVI siècle, furent successivement abandonnés,
depuis Hunter et Éverard Home, pour le nitrate d'argent, qui est le premier médicament dont on doive s'occuper par son importance et l'étendue de ses applications. Il offre sur les substances précédentes l'avantage
d'une composition précise, d'une action nettement déterminée et que permettent de bien localiser, soit la bougie
armée de Hunter, soit les divers porte-caustiques successivement inventés. Il a surtout la propriété précieuse
de produire tous les degrés de causticité, depuis la simple modification de surface des tissus jusqu'à leur destruction profonde. Les avantages qu'offre le nitrate
d'argent à des mains exercées lui ont valu d'être le topique le plus porté dans l'urèthre, soit à l'état solide, soit
en solution. Mais après une longue expérimentation ,
poursuivie sur la plus vaste échelle dans le second quart

de ce siècle, on est successivement revenu des cautérisations profondes à de plus superficielles, et de celles-ci
aux simples modifications de surface. Les injections nitratées à hautes doses de Carmichaël et Ricord ont été
remplacées par des injections à doses minimes, et M. Debeney a publié, il y a quelques années, de bons articles
dans la *France médicale*, pour démontrer la supériorité
de ces dernières.

Également préoccupé de produire dans l'urèthre,
sécrétant du muco-pus, la modification la plus légère de la muqueuse, nous avions fait construire par
M. Mathieu, vers 1866, des sondes fines, à boule antécé-
dente et percée de trous au collet de la boule, de manière
à permettre au liquide de revenir vers le méat. Nous
avions également fait faire une petite sonde de plomb se
terminant par une olive percée de trous filiformes, rémi-
niscence de la seringue à jet récurrent de M. Langlebert.

M. Guyon emploie, pour porter des solutions caustiques ou anesthésiques dans l'urèthre, une petite sonde
à boule dans laquelle se trouve une canule filiforme de
15 à 17 centimètres de longueur, canule qui se fixe à
une seringue de Pravaz, au moyen de laquelle on injecte
goutte à goutte la solution médicamenteuse.

Dans une thèse, publiée en 1868 par un de ses élèves,
M. Paris-Leger, on trouve les formules qu'il emploie :
1° la solution nitratée, 1 gramme sur 30 d'eau distillée ;
la solution belladonée, 3 grammes d'extrait pour 30
d'eau. La première solution de morphine est de 30
grammes d'eau pour 30 centigrammes de morphine,
et la seconde de 30 grammes d'eau pour 60 centigrammes de morphine. Quatorze observations de

guérison de blennorrhées rebelles, de blennorrhagies et d'hypéresthésies uréthrales, traitées avec succès par les instillations nitratées et morphinées, sont rapportées dans la thèse de M. Paris-Leger. Malheureusement une lecture attentive fait naître un doute dans l'esprit, car la plupart de ces cautérisations légères ont été pratiquées de 16 à 20 centimètres du méat, c'est-à-dire, dans quelques cas, au delà des limites assignées à l'urèthre par tous les anatomistes, et surtout au delà des points qui sont toujours le siége des lésions circonscrites. De plus, le traitement ne s'est pas borné aux instillations, et il est assez difficile de faire la part de chacun des moyens dans le résultat définitif.

Dans quelques observations, on a pratiqué, en même temps que les instillations goutte à goutte, des injections au tannin et au sulfate de zinc aa 1 gramme, et des cautérisations avec le porte-nitrate de Lallemand (obs. I); injections avec le sous-nitrate de bismuth (obs. V). Le point douloureux à l'exploration était, dans ce cas, à 20 centimètres du méat. Dans l'amélioration obtenue, soit dans le nombre des mictions, soit dans la douleur et l'hypéresthésie du canal de l'urèthre, il n'est pas non plus tenu assez de compte du repos que prend le malade à l'hôpital, du régime qu'il y suit, comparé à sa vie du dehors, et aussi des pilules d'opium et de belladone qui ont été administrées à presque tous les malades concur- remment avec les instillations calmantes.

On sait que l'opium, à part l'inconvénient qu'il a d'amener la constipation, est le calmant par excellence des douleurs de la portion profonde de l'urèthre et du col de la vessie et que la belladone offre également de précieuses ressources dans ces cas ; et si elle est moins hardiment employée, la cause en est dans les différences d'action individuelle sur la vision avec de petites doses. Nous avons nous-mêmes usé des instillations nitratées, 1 gramme sur 30 dans 12 cas ; 5 ont guéri, 7 sont douteux ayant dû recourir aux bougies médicamenteuses pour hâter la guérison. La dernière observation nous est commune avec le docteur Prat, qui m'avait fait demander près d'un malade ayant un écoulement uréthral abondant, localisé dans une dilatation en arrière d'un rétrécissement situé à 10 centimètres du méat, et auquel nous avons pratiqué des instillations nitratées journalières avec l'instrument de M. Guyon, 6, 8 et 10 gouttes par jour. Après dix jours nous avons dû recourir au passage de bougies enduites de pommade iodée dont nous parlerons plus loin et qui ont amené la guérison.

La canule des endoscopes, surtout des plus légers, de MM. Mathieu et Langlebert, et de M. Courriard de Saint-Pétersbourg, qui fatiguent moins l'urèthre en pesant moins sur le plancher du canal, a été employée pour porter des solutions caustiques dans la portion profonde de l'urèthre.

Nous nous sommes souvent servi, en 1861, à ma clinique, avec l'aide du docteur Saëz de la Havane, de l'endoscope de M. Desormeaux pour pratiquer ces cautérisations légères, sur les points les plus visiblement enflammés de l'urèthre. Bien qu'il n'ait été tenu note que d'une vingtaine de cas, le nombre de nos observations dans ce sens, à cette époque, a été considérable ; l'une d'elles a paru dans la *Revue clinique* que notre regretté confrère, le docteur Morpain, publiait dans la *France médicale ;* elle offrait un bel exemple d'une modification rapide de la coloration de la muqueuse et de dilatation de l'urèthre, après quelques applications de solution caustique (1 gramme sur 30), chez un malade qui avait subi précédemment avec peu de succès un traitement par la dilatation simple.

L'instrument de M. Desormeaux présente l'inconvénient d'être lourd et de fournir peu de lumière. Ceux que nous venons de citer, et qui sont plus récents, sont en progrès sur ces deux points, et il y aurait lieu d'essayer de nouveau avec les endoscopes légers et produisant un éclairage suffisant des applications nitratées, dont l'indication est formelle dans toutes les altérations sous-muqueuses commençantes qui accompagnent les blennorrhées rebelles, et dont la place est accusée dans l'urèthre par un pointillé d'une coloration qui varie du rouge clair au rouge sombre.

La canule des endoscopes a servi également à protéger l'urèthre pour porter du nitrate solide jusque sur le point enflammé. Un porte-nitrate à long manche fait partie des accessoires de l'endoscope ; l'usage que j'en ai fait ne m'a pas paru légitimer complétement l'introduction de ce nouvel instrument dans l'arsenal chirurgical. Lorsque le point que l'on veut toucher ne peut pas être dépassé, on en est réduit à ne voir que la face antérieure de la stricture et, par conséquent, à n'atteindre qu'une très-petite partie de ce qu'il conviendrait de modifier. Quand, au contraire, on peut franchir le siége du processus inflammatoire qui entraîne déjà une modification du calibre du canal, on le fait plus aisément et plus sûrement avec le porte-nitrate de Lallemand, qui est moins volumineux que les canules des endoscopes comme le contenant l'est au contenu, et il fournit un résultat identique à des mains exercées.

Reste à décider si la cautérisation avec le nitrate fondu mérite d'être conservée dans la pratique contre les écoulements uréthraux chroniques liés à la présence d'une lésion circonscrite de l'urèthre.

La cautérisation pratiquée profondément de manière à détruire les tissus, ainsi que l'entendait Lallemand et toute son école, doit être rejetée, et il n'y a pas le moindre doute aujourd'hui qu'il ne faille s'en tenir, comme on le pense généralement, à une cautérisation très-superficielle ou simplement modificatrice. Des observations très-favorables ont été publiées il y a quelques années, et nous-mêmes nous pouvons rapporter une trentaine de cas où la cautérisation légère avec le nitrate solide porté au delà du point malade perceptible à l'exploration a été suivie de succès après deux, trois, quatre applications très-courtes. Il est bon, toutefois, d'ajouter que c'est un moyen qui exige la plus extrême prudence et une grande habitude des topiques uréthraux, car ce n'est pas toujours chose facile que de localiser exactement l'action du caustique et de le laisser en place quelques secondes seulement, pour obtenir l'effet utile, sans le dépasser. Nous donnerions donc la préférence à la solution caustique introduite au moyen de la canule de l'endoscope, par un tout petit tampon de ouate ou de charpie imbibée.

Les injections faites à hautes doses avec le caustique lunaire dans l'urèthre ont été accusées, avec raison, de provoquer des rétrécissements en repoussant l'inflammation superficielle dans la couche sous-muqueuse et en l'y localisant de manière à rendre sa disparition très-difficile, sinon impossible. Ce n'est pas à dire, toutefois, qu'on ne doive pas recourir, dans certaines occasions, aux injections nitratées à doses très-faibles (5 centigrammes par 120 grammes d'eau), soit comme simple moyen modificateur, soit pour provoquer le retour à l'état aigu.

Nous avons vu un certain nombre de malades dont les blennorrhées rebelles avaient résisté à tous les autres moyens et qui ont guéri par des injections nitratées à faibles doses.

Lorsqu'on doit appliquer du nitrate solide dans l'urèthre, on peut râper une toute petite quantité de nitrate fondu et rouler dans cette poudre l'extrémité d'une bougie de cire préalablement chauffée et qu'on recouvre ensuite de cérat.

Ce moyen est tout particulièrement applicable aux prostatorrhées ou à la cautérisation de la portion profonde de l'urèthre sur l'orifice des canaux éjaculateurs, telle qu'elle se pratique encore. Dans la spermatorrhée, il évite l'introduction, toujours douloureuse, du porte-nitrate, chez des sujets névrosiques comme le sont les spermatorrhéiques ou ceux qui croient l'être.

Nous expérimentons en ce moment un sel d'argent sur l'action duquel nous ne sommes pas encore suffisamment renseignés ; c'est l'hyposulfite d'argent, qui pourrait bien remplacer le nitrate dans tous les cas où ce dernier est appliqué dans la vessie ou dans l'urèthre.

En 1865, nous présentâmes à l'Académie de médecine un appareil destiné à insuffler des poudres médicamenteuses dans l'urèthre contre la blennorrhée. La pensée

pouvait n'en être pas neuve, mais ce qui était neuf assurément, malgré la réclamation de M. Jacquemet, de
Montpellier, c'était le petit appareil à insufflation. Il se
composait de deux sondes ou canules se plaçant l'une
dans l'autre, de telle sorte que la canule ou la sonde la
plus mince était invaginée. La poudre est placée dans
une capsule à l'extrémité externe ou manuelle de la petite sonde.

La sonde femelle est introduite dans le canal jusqu'au
delà de la lésion circonscrite qui est toujours le siége
d'une sensibilité spéciale, ou, au moins, jusqu'au fond
de la région membraneuse. On fait ensuite pénétrer la
petite sonde dans la première, on charge la cuvette, on
adapte la poire, et l'on exerce sur elle de petites pressions
successives, tout en retirant peu à peu l'instrument et
plaçant pendant la compression le pouce sur l'ouverture
de la poire ; si la quantité de poudre contenue dans la
cuvette n'est pas suffisante, on la remplit une fois, deux
fois rapidement et sans difficulté.

Des expériences faites sur le cadavre nous ont montré
que toute la muqueuse uréthrale est ainsi revêtue d'une
couche pulvérulente qui empêche le contact des points
opposés de l'urèthre.

Les poudres qui ont été employées ont été composées
comme il suit, par M. Koch, pharmacien distingué, qui
a trouvé la mort d'une façon si tragique dans les terribles
journées du mois de mai 1871.

1° Sous-nitrate de bismuth bien desséché et finement
    pulvérisé . . . . . . . . . . . . . . . . . . . . . . . . .   50 gr.
    Chlorure de chaux . . . . . . . . . . . . . . . . . . .    3
    Carbonate de soude . . . . . . . . . . . . . . . . .   1,50

2° Charbon desséché et pulvérisé.......... 30 gr.
    Chlorure de chaux ....................... 3
    Carbonate de soude......... ......... 1,50
3° Sous-nitrate de bismuth pulvérisé...... .. 50
    Charbon pulvérisé .............. .... .... 5
4° Sous-nitrate de bismuth pulvérisé........ 50
    Acide phénique....................... 0,50
5° Sous-nitrate de bismuth pulvérisé........ 50
    Azotate de plomb.................... 1 à 5
6° Sous-nitrate de bismuth pulvérisé ........ 50
    Permanganate de potasse ............. 1

Dans les trois dernières préparations, l'acide phénique, l'azotate de plomb et le permanganate de potasse ont été dissous dans une quantité d'eau à peine suffisante pour imbiber les 50 grammes de sous-nitrate de bismuth et mis dans une soucoupe qui a été placée dans une étuve chauffée à une très-douce chaleur jusqu'à entière dessiccation ; le produit ainsi desséché a été pulvérisé et passé à travers un tamis très-fin.

Il est facile de varier les doses des substances entrant dans la composition des poudres suivant l'effet que l'on veut produire.

Nous accordions au début la préférence au sous-nitrate de bismuth associé à un désinfectant ; il est absorbant, légèrement astringent, et il adhère très-intimement aux muqueuses avec lesquelles il est mis en contact.

Dans les dix observations d'une série plus nombreuse que le docteur Bouloumié a publiée en 1867 (*Du traitement de la blennorrhée par les insufflations médicamenteuses*, procédé du docteur Mallez, par le docteur Bouloumié), il s'est servi du sous-nitrate de bismuth, soit pur, soit associé à la chaux et au carbonate de soude. Chez un seul malade sur huit, traités au Val-de-Grâce, on n'a pu obtenir que la diminution du nombre des mictions et de l'écoulement uréthral, sans réussir à tarir complétement le suintement ; les sept autres ont très-bien guéri. Les sujets que l'on laisse sans insufflations quotidiennes voient l'écoulement reparaître ou augmenter ; on peut alors donner tous les jours deux injections de sous-nitrate de bismuth, 3 grammes pour 60 grammes de véhicule, ou 50 centigrammes de sulfate de zinc pour 100 grammes d'eau. Le nombre des insufflations a été de 8 à 12 en moyenne.

L'expérience nous a fait préférer dans ces derniers temps un mélange de poudres de quinquina et de ratanhia parties égales, une insufflation par jour.

Si nous ajoutons aux observations du docteur Bouloumié et de quelques autres confrères celles qui ont été recueillies à notre clinique, le nombre des guérisons obtenues par ce moyen s'élève à 200. Toutefois, il faut reconnaître qu'il présente la difficulté de l'introduction d'une sonde n° 18 dans la portion profonde de l'urèthre ; que de plus il nécessite l'intervention journalière du chirurgien, ce qui sera toujours un obstacle à la généralisation de son emploi dans une maladie considérée comme de peu d'importance, négligée et inavouée le plus souvent ; qu'enfin, il exige que l'introduction de la sonde soit faite avec ménagement, pour ne pas augmenter l'inflammation déjà existante du canal. Mais, la part faite à ces inconvénients, l'insufflation demeure un excellent moyen d'isoler les parois uréthrales pendant quelques heures, lorsqu'on prend la précaution de faire uriner le malade avant de pratiquer la petite opération qui réalise une véritable injection sèche permanente.

Lorsque, dans quelques cas rares, il nous est arrivé de voir survenir des envies un peu plus fréquentes d'uriner à la suite d'une insufflation faite profondément, il a suffi d'administrer le cubèbe à doses fractionnées, 1 gramme par paquet, 5 par jour, pour les faire disparaître.

L'énumération des bougies médicamenteuses diverses introduites dans l'urèthre pour combattre la blennorrhée, est fort longue, et nous mentionnerons ici surtout celles dont nous nous sommes personnellement servis.

Les bougies de ratanhia que nous avons souvent employées depuis dix ans, nous ont été fournies par M. Bénas ; ces bougies ne sont ni irritantes ni douloureuses, et elles conviennent surtout dans les blennorrhées séro-purulentes des sujets lymphatiques. Préalablement chauffées et introduites avec précaution, laissées en place 25, 30, 40 secondes, une minute, une minute et demie et deux au plus, selon la susceptibilité du malade et la durée du traitement, elles nous ont donné 28 succès sur 30 cas de blennorrhées avec rétrécissements légers et déjà traités par plusieurs autres moyens.

L'introduction des bougies seule suffit à guérir la goutte militaire proprement dite, et M. le docteur Montanier a publié des faits à l'appui dans la *Gazette des Hôpitaux* il y a quelques années. Nous-mêmes y recourons souvent, d'abord pour atténuer la sensibilité de l'urèthre avant de recourir à un autre traitement, mais dans la plus grande majorité des cas, nous enduisons la bougie de gomme ordinaire dont nous nous servons, d'une pommade iodée dans la proportion de 3 grammes pour 30. La bougie ainsi enduite est laissée en place une ou deux minutes et retirée ensuite. La précaution consiste à se servir d'une bougie de petit calibre pour éviter que la pommade reste au méat. C'est le procédé auquel j'ai eu recours souvent depuis deux ans dans tous les cas de blennorrhées dans lesquelles l'exploration avec la bougie à boule a fait constater une altération circonscrite déjà manifeste; 12 ou 15 introductions de bougies ont généralement suffi. C'est, comme on voit, un intermédiaire entre les bougies médicamenteuses en cire, qui sont un peu plus difficiles à faire pénétrer et qui coûtent un peu plus, et la dilatation simple qui a été recommandée. Dans 10 cas, nous avons eu recours à l'uréthrotomie légère, scarification destinée à couper une bride derrière laquelle se réfugiait la sécrétion muco-purulente. C'est d'ailleurs un fait d'observation intéressant que les sujets chez lesquels on rencontre, à l'exploration, des brides uréthrales, sont aussi ceux que l'on guérit le plus lentement de la blennorrhée et qui sont, comme conséquence, plus exposés aux rétrécissements.

Les injections solidifiantes que le docteur Paillasson a préconisées il y a quelques années peuvent, en quelque sorte, rentrer dans la catégorie des bougies médicamenteuses autant et plus que dans celle des injections. On sait qu'elles consistent en glycérolés de bismuth, de sulfate de zinc, de ratanhia, etc., introduits dans un réservoir en plomb qui a exactement la forme de la vessie à couleurs des peintres, et dont l'une des extrémités est terminée en canule, tandis que l'autre s'enroule sur un petit treuil; des divisions tracées sur ce petit instrument marquent le nombre d'injections qu'il doit fournir. Pour le mettre en usage on introduit la canule dans le méat

en la fixant comme pour l'injection ordinaire avec l'indicateur et le pouce de la main gauche, et l'on tourne le
petit treuil avec l'indicateur et le pouce de la main droite,
de manière à enrouler sur lui le sac qui se vide successivement.

L'excipient qui constitue la base des injections du docteur Paillasson est composé de :

| | |
|---|---|
| Cire vierge récente................ | 125 grammes. |
| Huile d'olives..................... | 500   — |
| Glycérine ........................ | 400   — |
| Amidon........................... | 800   — |

C'est, comme on voit, plutôt un glycérolé d'amidon,
dans lequel on incorpore :

| | | |
|---|---|---|
| Chlorhydrate de morphine........... | 0,40 | centigr. par tube. |
| soit 0,05 centigr. par injection. | | — |
| Extrait thébaïque ................ | 0,80 | — |
| soit 0,10 centigr. par injection. | | |
| Sulfate de zinc................... | 0,50 | — |
| soit 0,10 centigr. par injection. | | |
| Sel iodo-tannique................. | 0,50 | — |
| Tannin........................... | 0,50 | — |
| Acétate de plomb................. | 0,10 | — |

Lorsqu'on fait la manœuvre, l'instrument hors du
canal, le contenu sort, en effet, très-facilement et avec
une grande régularité, mais il ne nous a pas paru qu'il
en fût toujours de même dans l'urèthre, la matière injectée n'a pas la force suffisante pour développer les parois uréthrales et elle s'accumule dans la fosse navicu-
laire qu'elle distend. Dans les expériences que nous avons
faites à notre clinique avec le concours de M. Paillasson,
l'inconvénient que nous signalons a été très-manifeste, et
il fallait exercer des pressions le long de l'urèthre pour

y faire pénétrer la matière de l'injection. Cet inconvénient devenait bien plus manifeste encore, lorsque le
malade atteint de blennorrhée était en même temps
atteint de rétrécissement commençant. Une douzaine
d'observations ont été recueillies à la clinique de la rue
Christine ; huit se sont terminées favorablement avec une
moyenne de huit à quatorze injections solidifiantes, les
unes au sous-nitrate de bismuth, les autres au sulfate de
zinc, à l'opium ou à la belladone. On ne saurait nier que
l'idée de M. Paillasson, très-séduisante au premier abord,
ne fût en même temps très-ingénieuse, mais nous n'en
pensons pas moins qu'elle n'est pas destinée à rester dans
la pratique, à cause de la difficulté que l'on éprouve à
faire pénétrer ces glycérolés dans l'urèthre. M. Paillasson rapporte huit observations de guérison de blennorrhée par son procédé.

Amussat père s'était servi d'un moyen tout à fait analogue. Dans la vaginite et l'inflammation du col, il introduisait un cataplasme très-épais de farine de lin qu'il
tassait dans un speculum *ad hoc* et qu'il retirait ensuite,
laissant ainsi le cataplasme vaginal en place pendant
quelques heures. C'est également ce que veut M. Paillasson, car il fait uriner le malade au préalable, pour
laisser l'injection dans l'urèthre le plus longtemps possible ; malheureusement une bonne partie de l'injection
sort de l'urèthre après un temps qui varie de 15 à 25
minutes.

M. Reynal a introduit dans la thérapeutique des maladies de l'urèthre un produit nouveau et qui mérite d'y
prendre une place définitive. Il l'a appelé porte-remède ;
c'est en réalité une bougie courte de 12 à 14 centi-

mètres de long, du n° 13 ou 15 de la filière Charrière. Elle est composée de glycérine et de gélatine, elle est suffisamment résistante pour pouvoir être poussée dans l'urèthre et suffisamment molle pour n'y provoquer aucune sensation douloureuse ; elle doit être, non pas graissée, mais mouillée avant l'introduction, et il faut également avoir fait uriner le malade. Les bougies porte-remèdes contiennent, soit du ratanhia, soit du sulfate de zinc, de la belladone ou de l'opium (1) ; on les fait pénétrer dans l'urèthre impunément jusqu'à leur disparition totale, car leur légère adhérence aux parois du canal les empêche de progresser vers la vessie et non plus guère de sortir de l'urèthre ; elles fondent en une heure ou une heure et demie, réalisant ainsi l'injection que l'on désire toujours, celle qui doit laisser le plus longtemps possible le médicament en contact avec les parois uréthrales. La bougie ainsi modifiée par M. Reynal devient un médicament et non plus un instrument de chirurgie ; le malade peut se l'introduire facilement, sauf à lui indiquer quelle substance il faut préférer. Dans les vingt-cinq observations que nous avons recueillies, il s'agissait surtout d'écoulements uréthraux hors de la période inflammatoire ou de début ; une moyenne de dix à quatorze bougies a suffi, et ce sont celles au sulfate de zinc qui ont été employées ; dans cinq cas, la maladie était dans la période initiale où les moyens topiques semblent toujours devoir être rejetés, toutefois la bougie porte-remède à l'opium a été

---

(1) Sulfate de zinc, 0,05 ; — chlorure de zinc, 0,03, — extrait d'opium, 0,03 , — de belladone, 0,03 ; — de ratanhia, 0,05 ; — tannin, 0,05 ; — bichlorure de mercure, 0,004.

bien supportée et a rapidement soulagé le malade.
**M.** Reynal a fait également des suppositoires de même
substance renfermant de la belladone ou de l'opium, et
d'autres, du bichlorure de mercure à la dose de 0,001 milligramme ; ces derniers ont été mis par nous en usage
dans un cas de plaques muqueuses humides au pourtour
de l'anus, communiquées à un jeune garçon de quatorze
ans par des rapports à posteriori.

L'application de ventouses sèches au périnée a quelquefois réussi, sans qu'on puisse cependant les conseiller d'une manière générale. Nous nous trouvons ainsi
conduits à parler des frictions le long de l'urèthre, du
méat à l'anus, avec une pommade résolutive.

On a nié que les altérations de calibre de l'urèthre
fussent perceptibles extérieurement par le toucher ; rien
n'est pourtant plus exact et d'autant que l'altération
pathologique est à son début. Si un sujet atteint de blennorrhées successives éprouve la moindre difficulté à
uriner, nul doute qu'un dépôt de matière plasmatique
ne se soit produit dans un point du tissu sous-muqueux
de l'urèthre, et qu'en ce lieu on ne puisse nettement
percevoir par le palper une nodosité, une sorte de bour-
relet qui enveloppe l'urèthre ou qui, dans d'autres cas,
se prolonge dans la direction du canal, en lui formant
une véritable gaîne.

L'observation clinique montre un grand nombre de faits
pareils, et l'on s'étonne que la médication topique externe
n'ait pas été plus souvent recommandée. Les frictions
résolutives, dans ces cas, nous ont toujours paru très-
indiquées, et nous ne leur connaissons qu'un seul inconvénient, c'est celui d'exposer le malade à tacher son linge

par des pommades, lorsque précisément la plupart des malades ont pour unique préoccupation de ne pas laisser soupçonner l'affection dont ils sont atteints. Mais, pour ceux qui ne cèdent point à des considérations de cette nature, nous ne doutons pas, et c'est une expérience que nous pouvons étayer d'un grand nombre d'exemples, de l'efficacité des frictions extérieures sur le trajet du canal, comme résolutif des blennorrhées et de la lésion circonscrite dont elles s'accompagnent.

Les pommades que nous avons le plus souvent employées sont composées de :

Axonge............... ........... 30 grammes.
Iode ......................... 3 —
    3 frictions par jour le long du canal de l'urèthre.

Ou :

Axonge........................ 45 grammes.
Iodure de potassium................ ...... 5 —
Extrait de belladone ................ 2 —
Iodure de plomb ...................... 2 —
Extrait d'opium..................... 0,50 centigr.
    3 frictions par jour avec gros comme une noisette.

Ou encore :

Extrait de digitale................ 3 grammes.
Axonge ....................... 30 —
    3 frictions par jour.

Dans d'autres cas, nous avons préféré à ce moyen un badigeonnage de collodion iodé, pratiqué sur le point même où l'on rencontre la nodosité, témoignage irrécusable d'un travail pathologique péri-uréthral. Ce collodion iodé doit être appliqué le soir de préférence, et la couche elle-même doit être renouvelée tous les deux jours après que le malade s'est débarrassé de la précédente par un bain.

Les observations que nous avons faites dans ce sens sont nombreuses aujourd'hui, et si l'on n'obtient pas toujours des résultats très-complets, il faut l'attribuer bien certainement à ce que les malades éludent cette prescription.

Peut-être y aurait-il lieu d'essayer souvent l'action des courants continus pour la fonte de ces sortes de nodosités qui marquent la trace des phlébites capillaires sous-muqueuses, première période du rétrécissement en voie de formation.

Nous avons recommandé également une formule dans laquelle le plomb et l'axonge étaient chacun en parties égales, c'est-à-dire 2 grammes de chaque, et qui nous a paru produire de très-bons résultats. Les frictions se font comme précédemment.

Nous recommandons, dans toutes ces applications externes, d'entourer la verge, dans toute sa longueur, d'une baudruche agglutinative qui empêche la friction d'imprégner les vêtements et qui conserve la pommade en place jusqu'à ce qu'elle ait produit tout son effet.

Nous ajoutons souvent, comme adjuvant aux principaux moyens que nous venons d'indiquer, des douches écossaises périnéales, de quelques minutes de durée, qui ont pour conséquence d'activer le mouvement de résolution que l'on cherche à provoquer en ce point.

Les blennorrhées rebelles font souvent le désespoir du médecin comme celui du malade, et il est plus facile de prescrire à ce dernier de ne pas accorder son attention à l'écoulement que de l'en débarrasser. A côté des moyens si nombreux dont dispose la thérapeutique, il ne faut jamais oublier de beaucoup insister sur les prescriptions de l'hygiène. Les bains de siége froids très-courts, les piscines, les bains de rivière lorsque la saison le permet, et les bains locaux comprenant la verge et les testicules dans de l'eau additionnée d'alcool ou dans du gros vin, souvent répétés, doivent tenir la plus grande place dans le régime, surtout chez les sujets qui ont des élongations préputiales et chez lesquels précisément la durée des écoulements est beaucoup plus considérable. Nous ne nous dissimulons pas la difficulté que l'on rencontre à faire accepter dans la pratique ces diverses recommandations et à persuader aux malades que ce n'est que par des soins journaliers que l'on réussit à se délivrer de cette incommodité, signe menaçant d'une affection plus grave.

La contracture spasmodique du sphincter externe, ou les états spasmodiques de l'urèthre, sont combattus efficacement par l'introduction des bougies, mais on a pensé souvent à augmenter leur action dans ces cas, soit en les enduisant d'une pommade belladonée ou opiacée, soit en incorporant de la belladone ou de l'opium (extraits) à une bougie de cire ; M. A. Richard a fait fort justement observer que c'était seulement à l'action mécanique de la bougie, qui forçait en quelque sorte le degré d'élasticité des fibres musculaires et non à l'action topique des substances médicamenteuses qu'il fallait rapporter l'efficacité des bougies dans les cas analogues.

Nous serions tentés de faire la même observation pour l'opium et la belladone, que l'on incorpore dans le cérat destiné à graisser les sondes pour atténuer la douleur ; bien que rien ne soit plus difficile que de juger des questions de sensibilité individuelle, c'est surtout l'usage répété de la sonde qui est un anesthésique excellent.

Il nous revient en mémoire une tentative que nous avons faite, il y a quelques années, dans le dessein de rendre le cathétérisme moins douloureux chez les sujets très-excitables. Au moyen de l'appareil de Richardson, nous avons pulvérisé de l'éther et du chloroforme sur le périnée, mais le froid déterminait une telle douleur, que le malade préférait de beaucoup celle du cathétérisme à celle que nous provoquions pour la prévenir.

Les bromures alcalins qui sont employés pour insensibiliser le larynx avant son exploration, le sont également avec avantage dans les hyperesthésies de l'urèthre et de la vessie ; 3 grammes de bromure de potassium dans 60 ou 80 grammes d'eau, ou une cuillerée et demie du sirop de H. Mure, ou encore 2 grammes de bromure de sodium dans 80 ou 100 grammes d'eau pris dans la journée 7 ou 8 heures avant, permettent de pratiquer l'exploration des portions profondes de l'urèthre, du col ou de la vessie, sans provoquer des douleurs aussi vives et des contractions aussi pénibles pour le malade que gênantes pour le chirurgien.

Aux considérations qui précèdent nous ajouterons l'énumération des bougies et les formules de quelques bougies médicamenteuses.

### Bougies avec le calomel.

| | |
|---|---|
| Calomel............................... | 1 |
| Cire blanche........................... | 23 |

### Bougies camphrées.

```
Beurre de cacao......................  25
Cire blanche.........................   1
Camphre pulvérisé. ..................   1
```

F. fondre; coulez dans les moules cylindriques de papier pour faire des bougies.

Cette formule sert de même pour des suppositoires anaux et vaginaux.

Ténesme vésical, spasme uréthral, contracture spasmodique de l'anus.

### Bougies camphrées.

```
Graisse de mouton............  .......  500
Cire.................................   10
Camphre pulvérisé....................  150
```

Faites fondre le camphre dans la graisse, et coulez le tout dans un moule cylindrique en papier fort ayant environ 1 centimètre de diamètre. On coupe les cylindres de la longueur de 4 centimètres pour l'anus, et de 6 à 8 pour l'utérus.

On les a également introduites dans l'urèthre.

### Bougies cathérétiques à l'oxyde rouge de mercure.

Préparez comme les *bougies camphrées*. Variez les doses d'oxyde rouge selon les indications.

Blennorhées rebelles.

### Bougies émollientes.

```
Beurre de cacao .....................  ⎫
Cérat solide.........................  ⎬ aa P. E.
                                       ⎭
```

F. s. a. une bougie qu'on introduit au besoin dans le rectum, soit pour calmer l'irritation, soit pour dilater ce conduit. On charge, quand on le juge convenable, la bougie avec des substances médicamenteuses appropriées à la nature du mal.

### Bougies opiacées (*Dorvault*).

Préparez comme les *bougies à l'iodure de potassium*, avec l'extrait d'opium.

Névralgie uréthrale.

### Bougie de Whately.

Potassa Fusa.

F. s. a. des bougies de différentes grosseurs.

Traitement des rétrécissements de l'urèthre par les alcalis.

### Bougies de Daran.

| | |
|---|---|
| Fiente de brebis | 1000,0 |
| Huile de noix | 1000,0 |
| Ciguë. | |
| Nicotiane | |
| Lotier odorant | aa 30,0 |
| Millepertuis | |

Cuisez, passez, et remettez sur le feu avec ;

| | |
|---|---|
| Suif et axonge | aa 1500,0 |

Ajoutez à la masse liquéfiée :

| | |
|---|---|
| Litharge | 4000,0 |

Et après incorporation parfaite :

Cire jaune......................... 10,000,0

Faites des bougies. Foy et Guibourt suppriment les fruits et réduisent la litharge à 2000.

### Bougies de Falck.

Térébenthine de Venise .......... 4 grammes.
Laque pulvérisée .............. 2 —

Faites fondre sur le feu et ajoutez :

Emplâtre mercuriel............. 60 grammes.
Protochlorure de mercure porphyrisé. 8 —
Oxyde rouge de mercure id........ 26 décigr.

Mêlez en remuant bien, et f. s. a. des bougies.

### Bougies fondantes.

Cire jaune......................... 1000 gr.

Faites fondre sur un feu doux, et ajoutez :

Extrait de saturne..................... 32

Mêlez en remuant toujours ; retirez la masse, et f. s. a. des bougies.

### Bougies avec la potasse caustique.

Potasse caustique.................... 0,20
Extrait d'opium..................... 4,00
Eau ............................. 60,00
Gomme arabique .................. q. s.

Opérez comme pour les bougies mercurielles dissolubles.

Blennorrhée chronique.

## Bougies saturnines.

*Bougies de Goulard ou d'acétate de plomb.*

Cire jaune............................ 24
Extrait de saturne..................... 1

Les bougies de Goulard prennent les noms de fortes, moyennes ou faibles, selon qu'elles contiennent 3, 6 ou 24 parties de cire pour une d'extrait de saturne.

(GUIBOURT.)

## Bougies porte-remèdes Reynal.

Les bougies porte-remèdes Reynal, dont nous avons parlé précédemment, sont formées d'un composé gommo-gélatineux glycériné dont le principe actif est l'une des substances suivantes :

1° Sulfate de zinc..................... 0,05
    par bougie.
2° Chlorure de zinc...... ............. 0,03
    idem.
3° Extrait d'opium.................... 0,03
    idem.
4° Extrait de belladone................ 0,03
    idem.
5° Extrait de ratanhia................. 0,05
    idem.
6° Tannin.......................... 0,05
    idem.
7° Bichlorure de mercure.............. 0,004
    idem.

De toutes les bougies médicamenteuses que nous avons expérimentées, les bougies porte-remèdes sont assurément celles dont la fabrication laisse le moins à désirer et dont l'emploi est le plus commode.

### Bougies iodurées (*Dorvault*).

| | |
|---|---|
| Cire | 16 grammes. |
| Axonge | 24 — |
| Iodure de potassium | 10 — |
| Chlorhydrate de morphine | 2 décigr. |
| Eau | 5 grammes. |

F. fondre la cire et l'axonge au bain-marie, d'autre part dissolvez les deux sels dans l'eau, ajoutez ce soluté au mélange fondu ; laissez refroidir jusqu'à semi-fluidité, mais en maintenant l'homogénéité du mélange par l'agitation. Ces bougies sont préférablement pré-parées ainsi :

| | |
|---|---|
| Gélatine | 2 grammes. |
| Gomme | 2 — |
| Sucre | 1 — |
| Eau de son | 4 — |

F. fondre au bain-marie et ajoutez :

| | |
|---|---|
| Iodure potassique | 1 gr. |

F. s. a.
Blennorrhée chronique.

### Bougies mercurielles (*Dorvault*).

| | |
|---|---|
| Calomel | 1 |
| Cire blanche | 20 |
| Beurre de cacao | 2 |

F. fondre ; mêlez pour faire des bougies.
Ulcérations syphilitiques de l'urèthre.

### Bougies mercurielles dissolubles (*Hecker*).

| | |
|---|---|
| Deutochlorure de mercure | 0 gr. 2 |
| Extrait d'opium | 4 g. |
| Eau commune | 64 |
| Gomme arabique | q. s. |

F. s. a. un soluté épais, dans lequel on plongera à plusieurs reprises des fils de coton, en les laissant sécher chaque fois et en continuant de même jusqu'à ce que la bougie soit assez grosse.

Blennorrhée chronique.

### Cylindres uréthraux.

| | |
|---|---|
| Poudre de datura stramonium............ | 0,40 |
| Chlorhydrate de morphine............. . | 0,10 |
| Beurre de cacao..................... | q. s. |

Pour six petits cylindres uréthraux.

M. Henry Thompson a préconisé également des cylindres uréthraux composés de belladone et de sulfate de zinc.

Nous mentionnerons encore les bougies suivantes :

*Bougies de plomb (d'**Astruc** et **Lioult**).*

*Bougies élastiques.*

*Bougies à l'extrait de belladone.*

*Bougies morphinées.*

*Bougies de goudron.*

*Bougies à la ciguë.*

*Bougies en cire avec rainure en spirale* pour l'introduction des pommades dans l'urèthre.

*Bougies à l'extrait de jusquiame.*

*Bougies à l'eucalyptus globulus.*

*Bougies au copahu.*

*Bougies en corde à boyau.*

*Bougies en gélatine de l'ivoire (**Cazenave** de Bordeaux).*

Elles adhèrent aux parois du canal et l'on a dû renoncer à leur emploi.

*Bougies en gutta percha.*

*Bougies en séve de Balata.* ·

Ces deux substances qui sont prises à des arbres de la famille des sapotées servaient à faire des bougies flexibles et d'un excellent usage, mais les falsifications que la gutta et la séve de balata ont subies rapidement dans le commerce, à cause de leur prix élevé, les ont rendues cassantes et en ont fait abandonner l'emploi.

*Bougies en laminaria digitata.*

*Bougies en éponge préparée.*

Elles ont l'inconvénient d'adhérer aux parois de l'urèthre en prenant deux ou trois fois leur volume primitif par l'imbibition des liquides uréthraux ; ce n'est guère, du reste, aujourd'hui que dans les atrésies du col utérin, qu'elles reçoivent particulièrement leur application.

### INJECTIONS ASTRINGENTES.

#### Injection.

| | | |
|---|---|---|
| Eau de roses..................... | | 125 gram. |
| Acétate de plomb. | | |
| Sulfate de zinc. | aa....... | 1 gram. |
| Teinture de ratanhia. | | |

#### Autre.

| | |
|---|---|
| Eau de roses........................ | 90,00 |
| Sulfate d'alumine...... ............. | 0,40 |
| Vin aromatique... ................... | 10,00 |

#### Injection (*Mallez et Delpech*).

| | | |
|---|---|---|
| Eau distillée d'Eucalyptus globulus.... | 200 gram. | |
| Sulfate de zinc .................. | 1 | — |
| Acétate de plomb................. | 2 | — |
| Laudanum de Sydenham............. | 1 | — |

### Injection au tannin.

| | |
|---|---|
| Tannin........................... | 1,0 |
| Sulfate de zinc...................... | 1,0 |
| Eau de roses ................... .... | 250,0 |

Blennorrhées rebelles.

### Injection (*Lisfranc*).

| | |
|---|---|
| Sulfate de zinc..................... | 10,0 |
| Laudanum de Sydenham ............. | 1,0 |
| Décocté vineux de roses rouges........ | 1010,0 |

### Injection.

| | |
|---|---|
| Sulfate de zinc................ .... | 2 gram. |
| Eau......................... | 200 — |
| Extrait de saturne..... ......... | XXX gouttes. |

F. H. P.

Blennorrhagie.

### Injection calmante.

| | |
|---|---|
| Eau distillée...................... | 200,00 |
| Sulfate de zinc..................... | 0,20 |
| Extrait d'opium ou de belladone........ | 0,20 |

Laissez déposer 24 heures. Filtrez.

### Injection de zinc laudanisée.

| | |
|---|---|
| Eau de roses...................... | 100,00 |
| Sulfate de zinc.................... | 0,25 |
| Laudanum de Sydenham ............. | 1,00 |

2 ou 3 injections par jour.

Ou peut supprimer le laudanum, diminuer ou augmenter la quantité de sulfate de zinc (F. H. P.).

**Injection contre la blennorrhée.**

| | |
|---|---|
| Sulfate de zinc | 2 décigr. |
| Eau distillée | 30 gram. |
| Teinture d'opium | 4 — |
| Eau de laurier-cerise. Mucilage de gomme. } aa | 15 — |

Mêlez, agitez fortement chaque fois.

2 injections par jour.

**Injection antiblennorrhagique.**

| | |
|---|---|
| Laudanum de Rousseau | 2 gram. |
| Eau distillée | 100 — |
| Sulfate de zinc | 20 à 40 centigr. |

Faites dissoudre.

6 injections par jour, d'une minute au plus de durée chacune, au début de la blennorrhagie aiguë.

**Injection** (*H. du Midi*).

| | |
|---|---|
| Eau distillée | 200 gram. |
| Sulfate de zinc | 1 — |
| Acétate de plomb | 2 — |
| Laudanum de Sydenham. Teinture de cachou. } aa | 4 — |

**Injection d'acétate de plomb et de sulfate de zinc.**

| | |
|---|---|
| Eau distillée | 200 gram. |
| Sulfate de zinc. Acétate de plomb. } aa | 1 — |

3 injections par jour. Quand la blennorrhagie s'accompagne de symptômes aigus, il faut faire concurremment un traitement antiphlogistique énergique.

### Injection d'acétate de plomb.
#### (*Ricord*).

Eau distillée de roses . . . . . . . . . . . . . 150 gram.
Acétate de plomb cristallisé. . . . . . . . .    3 —

### Injection (*Thomas*).

Infusion de thé vert. . . . . . . . . . . . . . . 336,00
Acétate de plomb liquide. . . . . . . . . . . .   3,60

## Blennorrhée.

### Injection.

Acétate de plomb cristallisé . . . . . . . . . . . .   1
Eau distillée . . . . . . . . . . . . . . . . .  . . . . . . . . . 150

## Blennorrhée.

### Autre.

Extrait d'opium. . . . . . . . . . . . . . . . . . .   0,50
  — de saturne. . . . . . . . . . . . . . . . .   1,00
Mucilage de semences de coings . . . . . . . .  10,00
Eau distillée. . . . . . . . . . . . .  . . . .  . . . . 100,00

F. dissoudre.

Ce mélange sera injecté plusieurs fois par jour, au début de la blennorrhagie aiguë, pour calmer la douleur résultant du passage de l'urine, en même temps qu'on administrera des boissons émollientes.

### Injection anodine.

Opium pur. . . . . . . . . . . . . . . . . . . .   1 gram.
Eau. . . . . . . . . . . . . . . . . . . . . . . . . .  300   —
Acétate de plomb liquide . . . . . . . . . .     1   —

Contre la blennorrhagie à la période d'état.

### Injection oléoéalcaire (*Dupuytren*).

| | |
|---|---|
| Eau de chaux................... | 120 gram. |
| Huile d'olive.................... | 15 — |
| Sous-acétate de plomb liquide....... | XXX gouttes. |

Mêlez et agitez chaque fois.

Dans les inflammations de la prostate et de l'urèthre.

### Injection.

| | |
|---|---|
| Acétate de cuivre.................. | 0,60 |
| Huile d'olives.................... | 112,00 |

### Injection de chaux et de sous-nitrate de bismuth

| | |
|---|---|
| Solution gommeuse.............. | 125 gram. |
| Craie lavée. ⎫ aa.... | 3 — |
| Sous-nitrate de bismuth. ⎭ | |

Mêlez et agitez la bouteille chaque fois.

M. Beyran employait ce mélange contre les suintements muqueux de l'urèthre. Une injection matin et soir.

### Injection chlorique.

| | |
|---|---|
| Chlore liquide .......... .......... | 2,0 |
| Eau distillée..................... | 315,0 |
| Extrait d'opium .................. | 0,8 |

Ulcérations de l'urèthre.

### Injection.

| | |
|---|---|
| Eau de roses.................. | 100 gram. |
| Sous-nitrate de bismuth........... | 5 — |
| Cachou pulvérisé............... | 3 — |

### Injection (*Hollis*).

```
Tannin........................    .    3,50
Eau d'amandes amères..............    70,0
Eau ...........................   200,00
```

Blennorrhée.

### Injection astringente à la noix de galle.

```
Noix de galle......................    4,0
Eau ...........................  125,0
```

F. réduire de moitié par l'ébullition. On peut remplacer la noix de galle par l'écorce de chêne, de grenadier, par la racine de ratanhia ou celle de tormentille.

### Injection astringente au kino.

```
Kino...........................    8,0
Alun...........................    1,0
Eau bouillante ..................  1000,0
```

Dans l'uréthrite chronique.

### Injection (*Foot*).

```
Sulfate de cuivre ammoniacal..........    1,80
Eau de roses.....................  224,00
```

### Injection au sulfate de cuivre (*Hunter*).

```
Sulfate de cuivre..................    0,60
Eau ...........................  224,00
```

### Injection avec le chloroplatinate de sodium
### (*Kœffer*).

```
Chloroplatinate de sodium..............    2
Décoction de pavot..................  250
```

### Injection phéniquée.

| | |
|---|---|
| Acide phénique | 5 gram. |
| Laudanum de Sydenham | 1 — |
| Eau | 150 — |

### Injection.

| | |
|---|---|
| Décoction de pavot | 1 gram. |
| Eau distillée | 100 — |
| Poudre d'amidon | 10 — |

Pour injection dans l'uréthrite ; en faire 3 par jour.

### Injection.

| | |
|---|---|
| Chlorure de chaux | 1 gram. |
| Laudanum de Sydenham | 2 — |
| Eau | 200 — |

Contre l'uréthrite.

### Injection (*Ricord*).

| | |
|---|---|
| Eau | 100,0 |
| Protoiodure de fer | 0,1 |

Contre la blennorrhée.

### Injection de chlorure de chaux.

| | |
|---|---|
| Chlorure de chaux | 1 gram. |
| Laudanum de Sydenham | 2 — |
| Eau | 200 — |

Vantée par M. Rousse, contre la blennorrhagie.

### Injection (*Ricord*).

| | |
|---|---|
| Vin rouge du midi | 150 gram. |
| Eau distillée de roses | 50 — |
| Extrait de ratanhia | 1 — |
| Laudanum de Sydenham | 2 — |

Contre la blennorrhée.

### Injection sédative.

Décoction de lin...................... 500,0
Extrait d'opium..................... 0,8

Uréthrite aiguë.

### Injection sédative (*Guérin*).

Opium brut..... ............. 4 décigr.
Gomme arabique................ 15 gram.

Faites dissoudre dans :

Eau commune................... 280 gram.

Blennorrhagies douloureuses.

### Injection calmante.

Laudanum de Rousseau............ 5 gram.
Décoction de lin................ 500 —

Mêlez.

Blennorrhagies très-douloureuses.

### Injection (*Hôpital du Midi*).

Eau distillée ............. 100 gram.
Sous-nitrate de bismuth .... 4 —
Perchlorure de fer ........ 0,30 à 0,50 centigr.

F. une injection chaque soir après avoir uriné.
Contre la blennorrhée.

### Injection (*Hôpital du Midi*).

Vin blanc..................... 125 gram.
Tannin ...................... 2 —
Laudanum de Sydenham.......... 5 —
Sous-nitrate de bismuth .......... 10 —

2 injections par jour.
Contre la blennorrhagie.

### Injection calmante des hôpitaux,

Feuilles de morelle. }
Têtes de pavots.    }  aa........    15 gram.
Eau bouillante...................  1000  —

### Injection astringente (*Abernethy*).

Copahu ........  ...........  .........      6,0
Mucilage arabique ....................     15,0
Eau de chaux....................... ..    180,0

## Ulcérations de l'urèthre.

### Injection (*Bell*).

Alun..........................    6 gram.
Eau de roses........  .........  ...    220  —

## Blennorrhée.

### Injection (*Bories*).

Miel rosat......................     30,00
Aloès...........................  .      0,50
Sel ammoniac .....................      0,20
Eau de roses .....................   200,00

#### INJECTIONS BALSAMIQUES.

### Injection d'eau distillée de copahu.

Eau distillée de copahu..................    q. s.

M. Langlebert la recommande dans le traitement des blennorrhagies anciennes.

### Injection d'eau distillée d'Eucalyptus globulus.

Eau distillée d'Eucalyptus globulus ........    q. s.

### Injection au cubèbe.

Cubèbe pulvérisé . . . . . . . . . . . . . . . . . . . .     50,0
Eau bouillante . . . . . . . . . . . . . . . . . . . . .    500,0

Filtrez, ajoutez :

Extrait de belladone . . . . . . . . . . . . . . . . .      0,3

### Injection au baume de copahu.

Copahu . . . . . . . . . . . . . . . . . . . . . .     2 gram.
Eau distillée . . . . . . . . . . . . . . . .    100   —
Carbonate de soude . . . . . . . . . . .      5 centigr.
Laudanum de Sydenham . . . . . . . .      x gouttes.

### Injection (*Chevallier*).

Cubèbe . . . . . . . . . . . . . . . . . . . . . . . .    28 gram.
Extrait de belladone . . . . . . . . . . . . .      3  —
Eau bouillante . . . . . . . . . . . . . . . . . .    500

En injections dans la blennorrhée.

### Injection de cubèbe (*Duglinson*).

Cubèbe . . . . . . . . . . .  . . . . . . .  . . . .    28 gram.
Eau bouillante . . . . . . . . . . . . . . . . . .    567  —

En injections dans la blennorrhée.

### Injection contre la blennorrhée (*Langlebert*).

Eau distillée de copahu . . . . . . . . . . . .    100 gram.
Protoiodure de fer . . . . . . . . . . . . .    10 à 20 centig.

#### INJECTIONS CAUSTIQUES ET ABORTIVES.

### Inj. d'hyposulfite de soude et d'argent (*Mallez*).

Hyposulfite de soude et d'argent . . . . .      2 gram.
Eau distillée . . . . . . . . . . . . . . . . . . . .    200  —

Très-bonne injection dans l'uréthrite aiguë et l'uréthrite chronique.

### Injection.

| | |
|---|---|
| Eau ............................. | 200,00 |
| Pierre divine ..................... | 0,50 |

### Injection caustique.

| | |
|---|---|
| Eau distillée.............. | 30 gram. |
| Nitrate d'argent........... | 0,35 à 0,50 centigr. |

### Injection.

| | |
|---|---|
| Potasse caustique................ | 5 décigr. |
| Eau distillée................... | 600 gram. |
| Opium pur.... .... ............ | 2 décigr. |

Blennorrhée.

### Injection.

| | |
|---|---|
| Eau distillée....................... | 200,00 |
| Nitrate d'argent cristallisé........... | 0,01 |
| Décoction de têtes de pavots.......... | 0,05 |

Pour injection contre l'écoulement muco-purulent.

### Injection abortive (*Debeney*).

| | |
|---|---|
| Azotate d'argent....... ......... | 6 décigr. |
| Eau..................... ..... | 30 gram. |

M. Debeney ne fait qu'une injection, et il attend 24 heures ; si à l'expiration de ce temps l'écoulement n'est pas terminé, il recommence. — Lorsque la blennorrhagie est au début, l'inflammation est bornée à une petite étendue du canal de l'urèthre, dans sa partie antérieure. Il suffit alors de cautériser cette surface au moyen d'une très-faible quantité de liquide pour faire avorter la blennorrhagie. Cette méthode réussit quelquefois, mais elle cause de vives douleurs, et des accidents peuvent en être la suite.

### Injection abortive *(Diday)*.

| | |
|---|---|
| Eau distillée............... ....... | 18 gram. |
| Nitrate d'argent cristallisé.......... | 3 décigr. |

Il n'y a besoin de mettre dans la seringue que 6 à 8 grammes de ce liquide. Il n'est pas nécessaire, comme nous venons de le dire, de cautériser au delà de 6 centimètres à partir du méat, seule partie malade, si l'on est consulté au début. Une première injection d'eau doit avoir pour but de laver le canal; après celle-ci, on en pousse une deuxième qui doit être gardée 3 minutes.

### Injection argentique *(Ricord)*.

| | |
|---|---|
| Nitrate d'argent.................... | 1 gr. |
| Eau distillée...................... | 50 |

Traitement abortif de la blennorrhagie. Cette injection sera pratiquée avec une seringue de verre et ne doit rester dans l'urèthre qu'une demi-minute. Il est quelquefois nécessaire d'augmenter la dose du nitrate d'argent et de la porter jusqu'à 1 gram. 50 centigr. On prescrit concurremment le cubèbe et le copahu.

### Injection *(Thiry.)*

| | |
|---|---|
| Nitrate d'argent............... | 0,35 centigr. |
| Eau distillée............,.... .. | 30 gram. |

Employée comme agent substitutif. Le premier jour, une injection toutes les deux heures; le lendemain, toutes les trois heures, et ainsi de suite en diminuant progressivement jusqu'à ce qu'on arrive à n'en plus faire qu'une seule par jour. A partir de ce moment, le traitement est terminé, l'écoulement disparaît définitivement au bout de trois ou quatre jours.

### Injection iodée.

Iode........................      2 décigr.
Iodure de potassium .............      5 —
Eau distillée...................      500 gram.

En injections dans le canal de l'urèthre, le vagin et les trajets fistuleux.

### Injection (*Guibourt*).

Iode........................      5 gram.
Iodure de potassium ....  .........      5 —
Alcool à 90 degrés...............      50 —
Eau distillée...................      100 —

### Injection iodée (*Lantierri*).

Teinture d'iode ....................      10,00
Eau ...........................      70,00
Iodure de potassium...................      0,50

Mêlez.

Dans les fistules uréthrales.

### Injection (*Tripier*).

Iode...........................      1
Iodure de potassium .................      5
Eau commune................      1000

Une injection de 250 grammes tous les trois jours pour opérer au moyen d'une sonde un véritable lavage.

# CHAPITRE V

## BALSAMIQUES

La désignation de balsamique sert à indiquer toute une classe de médicaments employés, soit dans les affections des voies respiratoires, soit dans celles des voies urinaires, et qui ont pour trait commun d'être odorants comme les résines et les baumes, d'appartenir pour la plupart à la famille des térébinthacées, des légumineuses, des ombellifères, des conifères, des myrtacées, des pipéracées, des convolvulacées, des amentacées, etc.

C'est sans doute par analogie que les balsamiques, et particulièrement les térébenthines, ont été employés dans les affections catarrhales de la vessie, après l'avoir été dans celles des voies respiratoires.

Dès la fin du siècle dernier leur usage était universel, et si aujourd'hui il semble être un peu plus restreint, il n'en faut chercher la cause que dans une connaissance plus parfaite de leur action thérapeutique.

Pour étudier leur action physiologique, il est indispensable de les envisager d'abord dans leur ensemble, et d'étudier ensuite leur spécialisation aux différentes maladies des reins, de la vessie ou de l'urèthre.

Appliqués, dit M. Bouchardat, soit sur une muqueuse, soit sur la peau, les balsamiques déterminent une irritation locale assez vive ; s'il existe quelque rupture de vaisseaux sanguins, ils ont pour effet de coaguler le sang et d'en arrêter l'écoulement, et c'est à ce titre qu'ils entrent dans une eau hémostatique bien connue, l'eau de Pagliari.

Administrés par la bouche, ils sont à peine modifiés dans l'estomac ; il n'y a que la partie infiniment petite qui est dissoute dans l'eau, qui soit transportée dans le courant de la circulation, par l'intermédiaire des vaisseaux veineux absorbants.

C'est dans l'intestin que s'opère la plus grande absorption des médicaments balsamiques, toujours assez bornée. En se dissolvant dans les corps gras, les principes essentiels peuvent être absorbés par les chylifères et en séjournant longtemps dans les intestins, les liquides aqueux qui y affluent s'emparent aussi de quelques traces des essences qui entrent dans la composition des médicaments balsamiques ; cette petite partie traverse les orifices veineux et est transportée au foie par la veine porte.

Si les balsamiques sont pris en quantités élevées, ils sont rejetés dans les excréments et déterminent le plus souvent un effet purgatif.

Introduits dans l'appareil de la circulation, les principes actifs des balsamiques y produisent des effets dignes d'être notés. C'est d'abord une stimulation générale, qui se manifeste plusieurs heures après leur administration par une élévation du pouls, une agitation fébrile insolite et de la céphalalgie ; l'haleine prend une odeur particulière et l'expectoration est souvent abondante et plus facile ; mais ce qui est surtout remarquable, c'est de la pesanteur dans la région des reins, c'est la modification que l'urine éprouve dans son odeur, et quelquefois aussi dans sa composition.

De tous les balsamiques, le copahu est celui qui permet le mieux d'étudier ces phénomènes, car l'ingestion de ce médicament les rend sensibles au plus haut degré.

A dose un peu forte, il détermine la sensation de chaleur épigastrique, des envies de vomir, dans certains cas des vomissements, presque toujours des éructations odorantes. La tolérance de l'estomac peut être obtenue, mais il entraîne très-souvent la perte de l'appétit, des indigestions et de la diarrhée.

Il faut noter que de tous les balsamiques le copahu est celui qui amène le plus fréquemment la dyspepsie.

Les principes du copahu sont éliminés par différents émonctoires ; la respiration et la sueur entraînent l'huile volatile en leur communiquant une odeur accusatrice ; la résine passe surtout dans les urines, qui sont plus foncées, plus colorées, d'un goût amer, d'une odeur désagréable, avec altération très-curieuse dans leur composition.

Traitées par l'acide azotique, elles se troublent comme des urines albumineuses ; on distingue le précipité de celui de l'albumine par sa légèreté, par l'abondance de furfures distincts, à plus forte raison, de grumeaux et de flocons, et enfin par sa solubilité dans l'éther et l'alcool.

M. Kœnig a signalé la titillation que provoque l'usage du copahu dans l'urèthre sain, avant et après la miction.

Son effet principal est évidemment la congestion rénale, qui a pu aller jusqu'à l'hématurie par les doses élevées, mais qui provoque, même à petites doses, l'élimination de tubes albumineux.

Une résine que l'on avait essayé il y a quelques années, en Angleterre et en France, de substituer au copahu, l'essence de santal jaune, accusait encore davantage les phénomènes congestifs du rein par des coliques violentes, dont le point d'acuité était dans la région lombaire avec des irradiations en ceinture.

L'érythème, l'urticaire, la miliaire rouge, une éruption scarlatiniforme sont autant de conséquences possibles du passage de l'huile volatile dans les glandes sudoripares et de la résine dans les glandes sébacées de la peau.

Les balsamiques comprennent les baumes proprement dits, les térébenthines, la plupart des résines et gommes-résines, et certaines substances à principes résineux aromatiques.

Toutes ces substances ont pour traits communs essentiels, d'être composées d'huiles ou d'essences volatiles et de résines acides, d'être peu ou point solubles dans l'eau, mais de se dissoudre, au contraire, facilement dans l'éther, l'alcool fort et les corps gras.

Nous diviserons les baumes : 1° en **baumes naturels**; 2° en **baumes factices,** qui sont des térébenthines ou des gommes-résines; 3° en **baumes pharmaceutiques.**

Les BAUMES NATURELS, sur lesquels nous allons nous arrêter plus spécialement, ont pour caractères de posséder une odeur suave, d'être solubles en forte proportion dans l'alcool et l'éther, d'où l'eau les précipite, circonstance qui doit engager à administrer du vin et des liquides

alcooliques pour obtenir une digestion et une absorption plus faciles des balsamiques; ils cèdent à l'eau leur acide naturel, lequel s'obtient aussi par sublimation. Ils se séparent en deux groupes distincts : 1° ceux qui contiennent de l'acide benzoïque $C^{14}H^6O^4$; 2° ceux qui contiennent de l'acide cinnamique $C^{18}H^8O^4$.

Les *baumes naturels* connus sont au nombre de six : le *baume du Pérou*, le *baume de Tolu*, le *Storax*, le *Styrax*, le *Liquidambar*, le *Benjoin*.

Les baumes portent leur action sur les muqueuses et modifient les affections catarrhales ; en cela, leurs propriétés sont semblables à celles des térébenthines. Ces dernières sont plus spécialement employées dans les maladies des organes génito-urinaires, tandis que les baumes sont de préférence usités dans les catarrhes chroniques des bronches. Souvent il y a de grands avantages à substituer, dans le traitement des affections de l'appareil urinaire, les baumes aux térébenthines, et l'on doit le conseiller toutes les fois que ces dernières sont mal supportées par les malades, ou bien lorsqu'elles déterminent une irritation intense.

C'est ainsi qu'on peut remplacer avec avantage la térébenthine par le baume de Tolu, le copahu par le liquidambar.

**L'acide benzoïque** a été obtenu en 1608 par Blaise de Vigenère.

Il existe dans les différents baumes naturels et dans le gaïac, le sangdragon, la vanille.

Il est produit par l'oxydation à l'air de l'essence d'amandes amères, par la décomposition de l'acide hippurique, sous l'influence des oxydants énergiques, acides azotique et chlorhydrique, hypochlorites alcalins, et on le retire aussi et plus directement du benjoin.

Il est stimulant, nervin, balsamique et diaphorétique. On l'administre à la dose de 2 à 15 décigrammes en pilules ou en prises.

L'acide benzoïque combiné à la chaux, à la soude et à l'ammoniaque, donne trois sels : les benzoates de chaux, de soude et d'ammoniaque.

Leroy d'Étiolles et quelques médecins, en France, ont employé de préférence l'acide benzoïque, tandis qu'en Angleterre, sir Benjamin Brodie et M. Thudicum prescrivaient les benzoates alcalins ; pour nous, ce sont également ces derniers sels que nous employons, et particulièrement les benzoates de chaux et de soude à la dose de 1 à 2 grammes par jour. C'est dans la diathèse urique, goutte et gravelle, que ces sels sont efficaces, et nous pouvons dire, avec M. Bouchardat, que le benzoate de chaux mérite une réelle préférence. Pour l'usage, on a granulé les benzoates qu'on administre à la dose de 1 à 2 grammes. Nous aurons du reste à revenir sur ce sujet à propos des alcalins et de la diathèse urique.

**L'acide cinnamique** est formé de lamelles nacrées et incolores ; il fond à 129° et bout à 500°.

Il se rencontre dans le styrax, le tolu, le baume du Pérou, le liquidambar, et dans l'essence de cannelle où il se forme par l'oxydation de cette essence.

Les *baumes naturels du Pérou* et *de Tolu* sont fournis par la famille des légumineuses.

**Le baume du Pérou** liquide a la consistance d'une térébenthine épaisse, son odeur est agréable; il contient un peu d'huile volatile et de l'acide cinnamique; ce dernier se convertit dans le sang en acide hippurique et passe dans les urines.

La **Résine de Tolu**, connue aussi sous le nom de baume *Saint-Thomas*, est stimulante, balsamique et diurétique. On sait qu'elle est plus spécialement usitée sous forme de sirop, de pastilles, d'alcoolé, et que les préparations dans lesquelles elle entre sont connues comme constituant des médicaments très-agréables.

Le **Storax** est un baume naturel tiré de l'Orient, où il est fourni par le *Styrax officinale* (famille des ébénacées).

Ce baume est fort cher et difficile à se procurer pur; il entre dans la composition de la thériaque et du diascordium.

Le **Styrax** liquide est une substance de consistance demi-fluide, glutineuse, grisâtre, d'une odeur forte, tenace, peu agréable; sa saveur est âcre et amère; il est soluble dans l'alcool et solidifiable par la chaux et la magnésie. Pris à l'intérieur, il détermine de la diurèse et un accroissement de l'acide hippurique aux dépens de l'acide urique; c'est un excitant énergique, et, pour cette raison, il est surtout réservé pour l'usage externe; M. Lepage, de Gisors, y a constaté la présence de l'acide benzoïque et d'une matière spéciale verte; on fait un onguent de styrax qui est détersif.

Le **Liquidambar** provient du *Liquidambar styraciflua* (amentacées), arbre qui croît à la Louisiane.

Il a la plus grande analogie avec le styrax liquide; sa saveur est aromatique et parfumée, légèrement âcre à la gorge. Ce produit est peu usité; celui qui se présente sous la forme d'huile liquide d'un jaune ambré nous semblerait mériter d'être plus souvent utilisé pour remplacer le copahu.

Le **Benjoin** est le baume naturel qu'on a tour à tour attribué à un *croton*, à un *laurus*, à un *terminalia;* aujourd'hui, il est établi qu'il vient du *Styrax benzon* (ébénacées).

Le benjoin contient de l'acide benzoïque et un acide analogue à l'acide toluique.

Il est excitant, balsamique, fort employé dans les affections des voies respiratoires et aussi dans celles de l'appareil urinaire; sa fumée a été utilisée contre le rhumatisme. Il est plus souvent employé à l'extérieur qu'à l'intérieur, bien qu'il ait été considéré comme un aphrodisiaque.

Les TÉRÉBENTHINES OU OLÉO-RÉSINES sont des résines liquides; elles se présentent sous formes de sucs odorants, melliformes, glutineux, demi-fluides.

Certaines découlent spontanément des arbres qui les contiennent, mais la généralité est obtenue au moyen d'incisions faites sur le tronc ou les gros rameaux. Les térébenthines sont fournies par les conifères et les térébinthacées. Au moment où elles exsudent de la plante, elles sont incolores; mais leur exposition à l'air leur donne, avec le temps, une couleur citron plus ou moins foncée; leur consistance devient plus grande, et elles sont alors plus riches en résines. Ce phénomène est produit soit par l'évaporation d'une certaine proportion d'essence, soit par leur oxydation au contact de l'air. Elles sont formées d'une huile essentielle qui leur donne l'odeur et la saveur propres à chacune d'elles, et de résine renfermant les deux acides sylvique et pimarique; les térébenthines se

distinguent des baumes par l'absence des acides benzoïque
et cinnamique. Elles sont inflammables, douées d'une
saveur chaude, piquante et âcre ; leur odeur est forte et
aromatique. Soumises à la distillation, elles se séparent
en huile essentielle et en résine. Les térébenthines possèdent aussi la propriété de dévier la lumière polarisée
en sens et en intensité qui varient selon leurs espèces.

Elles sont solubles dans l'alcool, l'éther, les essences,
les corps gras, les solutions alcalines, mais elles sont
complétement insolubles dans l'eau.

Les térébenthines fournissent des proportions différentes d'essences. L'analyse de la térébenthine du sapin
a donné :

Essence, 32 0/0 ; acide succinique et extractif, 1,22 ;
acides pimarique et sylvique, 45,37 ; résine indifférente,
7,42 ; abiétine, 11,47 ; perte, 2,50.

L'**Abiétine** est spéciale aux térébenthines des sapins ;
c'est une résine incolore, insipide, cristallisée en prismes
allongés, soluble dans l'alcool, l'éther, l'acide acétique,
l'huile de pétrole.

Les **Acides sylvique et pimarique** ont la même
composition que la résine de copahu ; ce sont, en résumé,
des oxydes d'essence de térébenthine.

L'**Essence de térébenthine** est obtenue par la distillation de la térébenthine de Bordeaux ; on en retire aussi
en grandes quantités de l'Amérique du Nord. Elle est
insoluble dans l'eau, peu soluble dans l'alcool. mais très-
soluble dans l'éther ; elle est miscible en toute proportion aux huiles grasses et volatiles.

Elle dissout aussi le soufre, le phosphore, les résines,
les graisses, le caoutchouc. Elle est formée de deux

huiles : le dadyle et la peucyle ; traitée par H. Cl., elle forme, avec le dadyle, le camphre artificiel d'essence de térébenthine, nommé aussi chlorhydrate de camphène ; la peucyle forme également une combinaison liquide, c'est le chlorhydrate de peucylène. L'essence de térébenthine dévie à gauche les rayons de la lumière polarisée.

Les applications de l'essence de térébenthine sont très-nombreuses et son usage est des plus anciens. Hippocrate, Galien, Dioscoride ont connu quelques-unes de ses propriétés. Elle est vénéneuse à de fortes doses et agit alors comme poison hyposthénisant.

On l'a préconisée dans la phthisie, les névralgies, les dévoiements colliquatifs, les vers intestinaux, le tænia, les coliques hépatiques, la péritonite puerpérale, les hémorrhagies, la goutte, le rhumatisme, la sciatique, l'érysipèle.

Mais nous n'avons à nous occuper ici que de son administration dans le catarrhe vésical, particulièrement dans la forme chronique de cette affection où elle est prescrite si souvent et parfois si inopportunément, car elle ne convient qu'aux catarrhes vésicaux consécutifs à la paresse de la vessie. On l'a encore conseillée dans la blennorrhée, dans la rétention d'urine, dont on a négligé la plupart du temps de préciser la cause, et conséquemment l'indication formelle de l'administration de l'essence de térébenthine. Dans la néphrite, elle doit être administrée à très-petites doses, mais où elle n'est peut-être pas assez mise en usage, c'est contre les névralgies et les rhumatismes de la vessie, contre lesquels elle nous a donné, en frictions sur l'abdomen et au périnée, d'excellents résultats.

On l'administre à l'intérieur sous forme de perles (*Clertan*) ou de capsules gélatineuses, qui permettent de la prendre à doses fractionnées, et qui en dissimulent l'odeur et la saveur ; on l'émulsionne, soit avec un jaune d'œuf, soit avec la gomme, ou l'on en fait des pilules.

Boerhaave employait l'essence contre la jaunisse sous la forme d'un alcoolat préparé, par la distillation de 50 grammes avec 200 grammes d'esprit rectifié et en séparant l'essence surnageante.

C'est sous forme de pommades, de liniments, de fomentations, d'injections qu'on l'applique à l'extérieur.

Les formules que nous préférons pour l'usage externe sont :

> Essence de térébenthine.. . . . . . . . . ⎫
> Ammoniaque liquide. . . . . . . . . . ⎬ aa 30 gr.
> M., pour faire 5 frictions.

ou bien encore la suivante :

> Essence de térébenthine . . . . . . . . . . . . . . . 120 gr.
> Laudanum de Rousseau . . . . . . . . . . . . . . . 4
> M., pour faire des frictions matin et soir sur le ventre et sur la région lombaire, avec la valeur d'une cuillerée à bouche de ce mélange.

L'essence de térébenthine, employée pure à l'air libre, ne produit sur la peau qu'une simple rubéfaction ; mais si elle est préservée de l'action de l'air, l'inflammation est très-intense sans aller cependant jusqu'à la vésication. On l'a aussi vantée pour combattre l'empoisonnement par l'acide prussique, l'opium et le phosphore.

Voici les espèces les plus importantes de térébenthine :

1° La **Térébenthine du Canada** ou **Térébenthine**

**du sapin** *balsamifère* est obtenue de l'*abies balsamea ;* elle est d'un jaune d'or, d'une odeur agréable, très-siccative, et dévie à droite la lumière polarisée.

2° La **Térébenthine de Chio ou de Chypre** est fournie par le *Pistacia terebinthus ;* elle est considérée comme la première térébenthine connue ; Dioscoride l'avait indiquée.

3° La **Térébenthine de la Mecque ou baume de Judée** est tirée de l'Arabie Heureuse ; elle est surtout employée comme parfum.

4° La **Térébenthine de Venise ou au citron** est produite par l'*Abies pectinata (sapin argenté) ;* elle est solidifiée par $1/16^e$ de magnésie calcinée ; elle est entièrement soluble dans l'alcool, et elle dévie à gauche la lumière polarisée.

5° Les **Bourgeons de sapin** ont une forme arrondie, sont revêtus d'écailles rougeâtres, droites ; ils doivent leurs propriétés excitantes à la térébenthine que ces écailles contiennent ; on les emploie en tisane et en sirop dans les affections chlorotiques, catarrhales, scorbutiques, rhumatismales.

Leur usage offre à peu près le même inconvénient que celui des térébenthines, de fatiguer l'estomac et d'entraîner bientôt, après un temps assez court, une dyspepsie qui oblige à prescrire les alcalins alternativement avec les bourgeons de sapin. C'est de cette façon que l'on parvient à faire mieux tolérer leur infusion qui est si souvent employée, et c'est là ce qui explique le succès de l'**Eau d'Arnold** dont on fait grand usage aux eaux de Soultzmatt (Voy. *Soultzmatt* et *aux formules*).

6° La **Térébenthine du mélèze** ou improprement de Strasbourg, est fournie par le *Larix europea*.

7° La **Térébenthine de Bordeaux** ou du pin maritime, *Terebenthina vulgaris*, est produite en France, depuis Bordeaux jusqu'à Bayonne et dans la Dordogne, par le *Pinus maritima;* elle découle par incision du tronc des arbres; son odeur est forte, sa saveur âcre et amère; elle est de consistance de miel et colorée en jaune. Cette térébenthine est siccative à l'air, très-solidifiable par la magnésie, et elle dévie à gauche la lumière polarisée.

Nous citerons encore la **Térébenthine de Boston**, fournie par le *Pinus australis;* celle d'**Amérique** ou de la **Caroline**, produite par le *Pinus tœda* ou *palustris;* la **Térébenthine** ou **baume de Riga**, extraite du *Balsamum Lubani;* la **Resina Strombilivis** ou **baume de la Hongrie**, retiré du *Pinus mugho*, qui fournit une essence de térébenthine, *Oleum Templinum*, huile de Templin, dont l'odeur est suave, et qui possède une belle couleur jaune d'or.

La térébenthine est la base des médicaments suivants :

> Eau térébenthinée, Pilules de térébenthine cuite, Alcoolat de térébenthine composé (baume de Fioravanti), Digestif de térébenthine, liqueur de Durande (*Voy. aux formules*).

Le **Goudron**. *Goudron végétal, Goudron de Norvége. Poix liquide. Goudron officinal. Pinus maritima.*

Le goudron véritable, le seul qui doive être employé pour l'usage médical, est une huile empyreumatique mêlée de résine obtenue par la distillation per descen-

sum des bois du pin et du sapin qui ne sont plus aptes
à fournir de la térébenthine.

Le goudron est solidifié par 1/16 de magnésie calcinée,
il l'est aussi par la chaux. Le goudron calcaire a été
employé à l'intérieur et à l'extérieur contre les affections de la peau et des voies urinaires. La chaleur, en
expulsant l'acide acétique du goudron ainsi que l'eau,
laisse une huile de goudron, connue en Angleterre sous
le nom de *tar-oil* (*huile de poix*); cette huile contient de
l'acétone, de l'acétate de méthylène et de la benzine.

Distillée elle a donné trois produits : la résinone, la
résinéone et la résinéine.

Le goudron se dissout dans l'alcool, l'éther, les huiles
fixes et volatiles; agité avec de l'eau distillée, il lui aban-
donne une certaine quantité de produits et la colore en
jaune; selon Derlon fils, il se dégagerait spontanément
du goudron une solution aqueuse chargée de tous les
principes de cette substance et supérieure à toutes les
eaux de goudron usitées en pharmacie.

Le goudron est un stimulant diaphorétique très-
employé dans les catarrhes vésicaux; son action diffère
de celle des balsamiques en ce que l'acide acétique, la
créosote et les produits pyrogénés qu'il renferme sont
styptiques, ce qui le rend plus astringent et moins stimulant que les térébenthines. Il communique parfois à
l'urine une teinte rougeâtre et une odeur caractéristique
qui sont dues à des principes résinoïdes. On l'administre,
à l'intérieur, sous les formes les plus variées : pilules,
capsules, électuaires, sirop, dragées, etc., et à l'extérieur
principalement comme antiputride, en liniment, injections uréthrales et vésicales, en pommades et en glycé-

rolés. On en fait aussi une émulsion alcaline titrée renfermant :

> 19 de goudron.
> 10 de carbonate de soude.
> 1000 d'eau.

Le goudron officinal ne doit pas être confondu avec le
goudron animal tiré des bitumes naturels : asphalte,
pétrole, naphte et succin ; ni avec le goudron de houille,
coaltar des Anglais , qui est un mélange de produits
pyrogénés, neutres, acides, alcalins ; benzine, naphtaline,
toluène ; acides phénique, rosalique ; ammoniaque,
leukol.

Le coaltar, mêlé à du plâtre fin, constitue la poudre désinfectante de MM. Corne et Demeaux pour
le pansement des plaies, et dont nous avons usé avec
avantage dans les décollements que produisent les infil-
trations urineuses. En mêlant le coaltar à la teinture de
quillaya saponaria on a la teinture de coaltar saponiné
de Lebœuf, qui s'emploie aux mêmes usages.

L'**Eucalyptus globulus** a été découvert en 1792 sur
la terre de Van-Diémen (Australie), par La Billardière.

C'est à M. le docteur Gimbert (de Cannes) que l'on doit
en France l'emploi thérapeutique de l'Eucalyptus.

D'après M. Muller, directeur du jardin botanique de
Melbourne, c'est un arbre très-élevé, de la famille des
myrtacées, à rameaux tétragones au sommet (*Bulletin de
thérapeutique*, 30 *août* et 15 *septembre* 1871).

Eucalyptus veut dire bien coiffé, et globulus vient de
ce que la capsule a la forme d'un bouton de chemise.
Cet arbre, si connu aujourd'hui sous le nom de gommier
bleu de Tasmanie, croît dans les vallées et sur les ver-

sauts des montagnes. D'après La Billardière, il croît de
préférence dans les terres siliceuses et humides ; dans
ces conditions, il atteint souvent 70 et 100 mètres de
hauteur, sur 20 à 28 mètres de circonférence.

Sa dureté peut rivaliser avec celle du bois de teck. Il
jouit de cette qualité, due sans doute à la quantité considérable de résine qu'il renferme, d'être imputrescible,
même dans l'eau, et inattaquable par les insectes. C'est
à M. Ramel que l'on doit, en 1857, son acclimatation
en Europe, et particulièrement en France, en Corse et
en Afrique. Aujourd'hui, il prospère à merveille à An-
tibes, à Cannes et dans tout le littoral de la Provence.
On trouve dans les diverses parties de l'Eucalyptus globulus, bois, écorce, feuilles, fleurs, une grande quantité
d'essence aromatique. Ce sont les feuilles qui paraissent
être la partie du végétal qui en renferme le plus ; le
professeur Gubler pense que les fleurs en sont abon-
damment pourvues. D'après M. Cloëz, les feuilles demi-
sèches contiendraient 6 pour 100 d'essence et elles
renfermeraient une petite quantité de résine, du tannin
en proportion notable, précipitant en noir les persels
de fer, et enfin, des sels alcalins et calcaires.

A l'extérieur, son action topique semble des plus
efficaces ; il agit sur toutes les sécrétions purulentes
comme désinfectant énergique ; aussi convient-il dans les
plaies atoniques ou de mauvaise nature et dans les ulcérations spécifiques ; à l'état d'alcoolature, il peut remplacer avantageusement les vulnéraires, et M. Gubler lui
donne la préférence sur l'acide phénique et les solutions
phéniquées, pour son odeur aromatique agréable et ses
propriétés antiseptiques.

L'Eucalyptus est employé en alcoolat obtenu des feuilles fraîches avec l'alcool, en essence pure, en infusé ou en décocté et sous forme de poudre de feuilles, pour pansements, frictions, injections, lavements. Ces diverses préparations représentent ses propriétés désinfectantes, antiseptiques, astringentes, hémostatiques et stimulantes.

A l'intérieur, les mêmes propriétés peuvent être avantageusement utilisées sur les membranes muqueuses, dans les affections chroniques des voies respiratoires et dans celles de l'appareil urinaire. L'Eucalyptus a été également employé en Afrique, en Espagne et en Italie, contre les fièvres paludéennes.

**L'essence d'Eucalyptus** ou **Eucalyptol** a été obtenue par la distillation à la vapeur des feuilles fraîches de première année.

Cette essence fournie par l'Eucalyptus globulus est, d'après le mémoire de M. Cloëz, communiqué à l'Académie des sciences en 1870, une essence oxygénée qui répondrait à la formule $C^{24}H^{20}O^2$ pour 4 volumes de vapeur.

C'est véritablement une sorte de camphre liquide, auquel M. Cloëz a donné le nom d'*Eucalyptol*.

Sa densité est de 0,905 à + 8° centigrades, il bout entre 170 et 175°. Il se volatilise entre + 25 et + 38° et il est dextrogyre. L'Eucalyptol est blanc, soluble dans l'alcool, l'éther, les huiles fixes et volatiles. Il développe une odeur aromatique, vive, spéciale, se rapprochant de l'odeur des essences des labiées, mais restant en réalité une odeur spéciale. Sa saveur est chaude et amère.

A l'extérieur, on emploie l'Eucalyptol soit pur, en friction à la dose de 8 à 10 grammes, soit mêlé à un véhicule approprié contre les douleurs rhumatismales et contre la goutte aiguë ou chronique.

A l'intérieur, on l'administre au triple titre de stimulant diffusible, de substitutif léger et d'antispasmodique.

Pour faire accepter l'essence d'Eucalyptus, on la renferme dans des capsules en grénétine, qui en contiennent 4 gouttes. Ces capsules se prennent par 4, 6, 8, 12 et jusqu'à 20 par jour avant les repas. Elles sont indiquées comme une préparation énergique et elles agissent avec efficacité dans les névroses et le catarrhe vésical, où nous venons de les expérimenter avec de bons résultats.

MM. Delpech et Ardisson, pharmaciens, ont fait avec l'Eucalyptus globulus les préparations suivantes :

La **poudre de feuilles**, une des meilleures préparations d'Eucalyptus, car elle renferme tous les principes actifs du végétal : tannin, résine, principe amer et essence. L'analyse de M. Cloëz en indique jusqu'à 6 pour 100 dans les feuilles demi-sèches. Pour obtenir une bonne préparation, il faut avoir soin de s'adresser à ces dernières.

On l'administre par 4, 6, 8 et 20 grammes en 24 heures, par paquets de 1 gramme.

L'**extrait** est un extrait alcoolique, il est de consistance demi-molle, d'une couleur analogue à celle de l'extrait de quinquina gris ; il sert à la confection des pilules, qui sont composées comme suit pour une pilule : poudre de feuilles, 0,10 extrait alcoolique 0,10. C'est la dose prescrite par le D$^r$ Gimbert.

L'**alcoolature d'Eucalyptus** est obtenue en traitant les feuilles fraîches par l'alcool à 90°. Elle possède une couleur d'un vert olive foncé et son odeur, comme celle de l'Eucalyptus, rappelle un peu celle du cassis.

L'alcoolature est surtout employée dans le pansement des plaies atoniques ; elle est stimulante et désinfectante.

Ces deux préparations sont agréables au goût et peuvent remplacer les pilules, les capsules ou la poudre.

**L'eau distillée d'Eucalyptus** est usitée comme les eaux de mélisse, de menthe, de cannelle. Elle peut aussi servir dans les mêmes cas que les eaux officinales dénommées eaux hémostatiques, et elle a des propriétés désinfectantes actives.

Le **sirop d'Eucalyptus** est préparé avec l'eau distillée chargée d'essence.

C'est un succédané des sirops de bourgeons de sapin et de térébenthine.

### Vin d'Eucalyptus.

Alcoolature d'Eucalyptus... ......... 20 gram
Vin de Lunel....... .. ........... 1000 —

### Liniment à l'essence d'Eucalyptus (E. Deipech).

Alcool à 90°.................... 550 gram.
Savon animal très-blanc........... 180 —
Essence pure d'Eucalyptus ......... 100 —
Glycérine .................... 150 —

### Glycérolé à l'essence d'Eucalyptus.

Glycérolé d'amidon.......... .... 100 gram.
Essence pure d'Eucalyptus......... 10 —

Ce glycérolé est aussi un excellent topique qui peut être

employé contre les douleurs, les ulcérations, les cre-
vasses, etc.

### Baume de copahu. — Térébenthine oléo-résine en huile de copahu.

Le copahu est fourni par plusieurs plantes du genre
*copaïfera*, de la famille des légumineuses, et particulièrement par le *Copaïfera officinalis, guyanensis cordifolia*;
ces arbres croissent au Brésil, au Mexique, aux Antilles.

Il y a deux sortes commerciales, le copahu du Brésil
et le copahu de Cayenne. Ce dernier est le préférable ;
c'est un liquide transparent de consistance et de couleur
d'huile d'olive, d'une odeur propre, aromatique, désagréable, d'une saveur amère, nauséeuse, tenace. Il est soluble
dans l'alcool anhydre et dans l'éther, en partie seulement dans l'alcool aqueux. Il est composé : d'huile volatile 32 à 47 p. 100, de résine jaune 38 à 52, et de
résine visqueuse 1,63 à 2,13; la résine jaune est l'acide
copahivique.

Le copahu pur est solidifiable par les alcalis; en
France, on emploie la magnésie et, plus rarement,
la chaux; en Angleterre, on fait avec la potasse une solution dite solution spécifique de copahu.

Le baume de copahu renferme en moyenne 40 p. 100
d'essence, qui a la même composition que celle de la térébenthine et qui donne avec Cl. H. un camphre artificiel,
mais qui n'est guère usitée qu'en parfumerie où elle sert
à falsifier les essences de prix.

L'acide sulfurique enlève au copahu son odeur et
sa liquidité et lui donne une couleur d'un rouge brun ;
l'acide azotique produit un effet analogue; dans ces
deux cas, le copahu perd de son activité thérapeutique,

et il en est de même lorsqu'on cherche à le désinfecter par le camphre.

Le copahu est un remède des plus actifs ; c'est un excitant énergique spécialement employé dans les catarrhes vésicaux, les blennorrhagies, les blennorrhées. A dose élevée, il produit une vive inflammation du tube digestif et aussi des éruptions cutanées ; c'est un médicament dont la tolérance est souvent difficile à obtenir. La dose est de 1 à 15 gr. en vingt-quatre heures. Pour en dissimuler la saveur et l'odeur désagréables, on l'enferme le plus souvent dans des capsules en gélatine ou en gluten, mais le mieux est de l'administrer à doses faibles et de l'associer aux aromatiques, à la noix vomique ou à l'opium. On l'administre en pilules, en bols, en opiat, ou encore mélangé au goudron et au cubèbe.

L'eau distillée de copahu a été préconisée pour faire des injections ; elle est employée pure ou comme véhicule de substances astringentes diverses (Langlebert).

Le baume de copahu cuit n'est guère efficace, mais M. Gubler a administré le résidu solide de la distillation de l'essence à la dose de 4 à 8 grammes par jour contre la blennorrhagie, n'utilisant ainsi que la résine de copahu qui passe principalement par les urines, et dont le prix est minime (2 fr. ou 2 fr. 50 le kilog.) mais qui agit aussi bien que le baume tout entier, avec cet avantage de ne communiquer qu'une faible odeur aux exhalations gazeuses.

Les indications données par M. Gubler nous ont servi pour administrer le copahu dans le catarrhe vésical, et nous l'employons maintenant sous cette forme avec avantage dans les cystites subaiguës qui succèdent si souvent aux blennorhées anciennes (*Voy. aux formules*).

Le **Cubèbe**, *Piper caudatum*, poivre à queue, est le fruit du *cubeba officinarum*, arbuste de la famille des pipéracées, qui se trouve dans l'Inde, à Java et en Guinée.

Les fruits du cubèbe officinal sont globuleux, d'un brun noirâtre ou grisâtre, marqués de lignes saillantes, formées par la dessiccation de la matière pulpeuse, et portés par des pédicelles plus longs que le fruit lui-même. L'intérieur est formé par un noyau blanc oléagineux ; ce fruit possède une odeur aromatique *sui generis* et une saveur chaude et sensiblement âcre. Vauquelin a soumis le cubèbe à une analyse et il en a donné la composition chimique suivante : 1° une huile volatile abondante, 2° une résine semblable à celle du copahu, 3° une seconde résine molle et âcre, 4° une matière gommeuse colorée, 5° un principe extractif analogue à celui des légumineuses, 6° du cubébin, 7° quelques sels.

Le premier auteur qui fasse mention du cubèbe est Myrepsicus, médecin arabe qui semble avoir apprécié et utilisé les effets thérapeutiques de ce médicament. Jusqu'au commencement du siècle dernier, le cubèbe resta dans un complet oubli ; vers cette époque, les Anglais en firent usage contre la gonorrhée, en le voyant employé dans ce cas par les naturels de leurs possessions indiennes. Ce précieux médicament fut employé en Europe par les docteurs Crafford et Barcley dans le traitement de la blennorrhagie, et c'est au professeur Delpech, de Montpellier, que nous devons son introduction en France ; ce chirurgien publia, en 1829, un mémoire sur l'emploi du cubèbe à haute dose et sur les heureux résultats qu'il en avait obtenus dans les écoulemens uréthraux.

Enfin Cullerier et Velpeau achevèrent de donner à ce médicament toute sa valeur thérapeutique en en faisant la base du traitement antiblennorrhagique. Aujourd'hui son emploi est général, et l'on peut dire que c'est un de ceux dont les propriétés sont le mieux constatées et appréciées.

Il est certain qu'il serait toujours préféré aux autres médicaments du même ordre, si les formes pharmaceutiques sous lesquelles il se présente n'avaient pas les inconvénients que nous allons signaler.

On le donne divisé en poudre fine et c'est sous cette forme qu'il est le plus ordinairement administré. Cette poudre est délayée dans l'eau, et elle laisse au fond du verre une bouillie noirâtre, d'une odeur et d'une saveur nauséeuses. De là, pour les malades, une répugnance telle que quelques-uns ne peuvent la surmonter. On le mélange aussi souvent à du copahu sous forme d'opiat, et cette préparation offre un inconvénient du même genre.

On a imaginé de faire prendre la poudre de cubèbe dans des ovules de gélatine, connues sous le nom de capsules Lehuby; de cette façon l'odeur et la saveur se trouvent masquées et l'ingestion du médicament devient plus facile et plus supportable. Mais même à dose minime le cubèbe est sous un volume considérable; on comprend dès lors la difficulté d'administrer un certain nombre de ces capsules pour n'introduire qu'une petite dose de ce médicament.

On a eu recours également à l'emploi de divers extraits,

mais soit que leur préparation fût défectueuse, soit pour tout autre motif, ils n'ont pas donné les résultats qu'on en attendait.

Il y a douze ans, M. le docteur Constantin Paul, frappé des bons résultats obtenus par les médecins anglais et par Velpeau et Cullerier, de l'emploi du cubèbe à haute dose au début des blennorrhagies aiguës, se décida à expérimenter les diverses préparations de cubèbe. Il pria l'un de nous de lui faire un extrait de cubèbe qui représenterait exactement tous les principes renfermés dans le poivre lui-même. M. Delpech le prépara suivant la méthode générale indiquée pour l'extraction des principes contenus dans les plantes à base résino-aromatique. Dublanc avait déjà fait une préparation analogue en distillant d'abord le poivre pour retirer l'huile essentielle, puis en reprenant le marc par l'alcool et en mélangeant les deux produits obtenus ; mais il semble que l'ébullition dans l'eau pour l'obtention de l'huile essentielle puisse produire dans les principes mêmes du poivre une altération préjudiciable au résultat définitif. Ce procédé fut complétement modifié, et voici celui qui donna la meilleure solution du problème :

On réduit le poivre cubèbe en poudre demi-fine, on place cette poudre dans l'appareil à déplacement et l'on traite par l'éther sulfurique; on déplace ensuite l'éther par de l'alcool à 86°, et enfin cet alcool par l'eau, en prenant soin de ne pas laisser s'ajouter de l'eau à la colature alcoolique. On distille séparément pour retirer l'éther et l'alcool, puis on mélange les produits et l'on obtient l'extrait hydro-alcoolico-éthéré qui renferme tous les principes actifs du cubèbe.

Cet extrait ainsi obtenu n'est pas noirâtre comme l'o-
léo-résineux ordinaire, il est au contraire d'une couleur
vert olive foncé, il a une consistance sirupeuse épaisse
et une odeur éthérée qui laisse cependant percevoir et
reconnaître celle du cubèbe. La saveur en est fraîche
et piquante comme celle de la menthe, et il correspond à
dix fois son poids environ de poivre cubèbe brut.

On l'enferme dans des capsules en grénétine du poids
total de 1 gr. à peu près, chaque capsule renferme 70
centigr. d'extrait. Si l'on se rappelle la valeur décuple de
l'extrait alcoolico-éthéré, on voit que chaque capsule
représente 7 gr. de poivre pulvérisé, ce qui fait qu'avec
6 ou 8 de ces capsules, le malade prendra de 42 à
56 gr. de cubèbe. Tel est le résultat qu'il fallait atteindre pour rendre facile et simple l'emploi de ce médicament à hautes doses.

MM. Demarquay et Constantin Paul ont expérimenté
l'extrait alcoolico-éthéré de cubèbe et constaté ses bons
effets ; nous l'avons prescrit nous-même dans un assez
grand nombre de cas pour pouvoir affirmer qu'il est
parfaitement toléré par l'estomac et que son action dans
les blennorrhagies et dans les blennorrhées est souvent
préférable à celle du cubèbe en nature à haute dose. Ce
médicament ne trouble en aucune façon les fonctions de
l'estomac, aussi le meilleur moment de l'administrer est-
il avant le repas ; il ne dérange pas non plus les fonctions
intestinales, au moins dans la grande majorité des cas.

Le cubèbe en poudre à doses fractionnées, c'est-à-dire
par paquets de 1 gr. et même de 50 centigr., mélangé
avec 5 centigr. de poudre de belladone, est souvent ordonné, 6 ou 8 paquets par jour à deux heures d'inter-

valle, dans la cystite aiguë et dans les exacerbations inflammatoires de la cystite chronique, lorsque les envies
d'uriner incessantes et impérieuses deviennent le symptôme principal et le plus incommode.

Nous le prescrivons également dans ces cas en l'associant comme il suit au bicarbonate de soude :

Cubèbe pulvérisé.................. 15 gram.
Bicarbonate de soude .............. 10 —

Mêlez et divisez en 25 paquets. En prendre 5, 7 ou
10 par jour suivant l'acuité de l'affection.

C'est à Deboute à Caudmont (*Bulletin de thérapeutique*)
que revient en partie le mérite d'avoir signalé l'action
élective du cubèbe sur le col; sir Benjamin Brodie
avait déjà parlé du cubèbe à doses fractionnées, et
nous croyons être de ceux qui l'ont le plus employé.

Le **Matico**, *Piper angustifolium*, Pipéracées, est originaire du Pérou. Cette plante a été importée en Europe
et préconisée par les médecins anglais; elle est styptique,
astringente, hémostatique.

Le matico est surtout employé dans le traitement des
écoulements chroniques rebelles: blennorrhée, leucorrhée,
cystite, hypersécrétions muqueuses (*Voy. aux formules*).

RÉSINES. — Les résines sont des substances végétales,
solides, fusibles par la chaleur.

Elles sont généralement jaunes, cassantes, plus pe-
santes que l'eau, et elles peuvent être considérées comme
le résultat de l'oxydation des huiles volatiles.

On a donné le nom de sous-résines aux matières qui
se déposent des solutés alcooliques résineux.

Quelques résines sont obtenues par distillation de leur solution alcoolique ; telles sont les résines de jalap, de scammonée, de gaïac, etc.

Les résines sont stimulantes, irritantes ou purgatives.

Les gommes-résines sont des produits végétaux qui, formées de gomme et de résine, participent de la nature des gommes et de celle des résines.

Elles sont sédatives du système nerveux et excitantes des membranes muqueuses.

Voici les principales résines et gommes-résines, sur lesquelles nous ne ferons du reste que de courtes observations :

**Résine Élemi,** fournie par l'*Icica icicariba* (Térébinthacées). Elle agit comme stimulant et est surtout usitée pour l'usage externe. Elle entre dans la composition des baumes Fioravanti et d'Arcéus, de certains onguents et emplâtres.

Le **Mastic** fourni par le *Pistacia lentiscus* qui croît à Chio.

Le mastic en larmes a été conseillé dans les catarrhes chroniques. Debout l'a prescrit à la dose de 8 grammes par jour en pilules, contre l'incontinence d'urine.

### Pilules de mastic (*Debout*).

| | |
|---|---|
| Mastic en larmes. . . . . . . . . | 32 grammes. |
| Sirop de sucre. . . . . . . . . . | 25 |

F. s. a 64 bols : à prendre en quatre jours contre l'incontinence d'urine chez les sujets au-dessus de dix ans.

La **Myrrhe** est produite par le *Balsamodendrum myrrha* d'Arabie et d'Abyssinie.

Elle a été employée comme tonique digestif à la dose

de 0,20 cent. à 2 grammes en vingt-quatre heures, et associée aux ferrugineux. En Angleterre et en Allemagne elle a été utilisée dans le traitement du catarrhe vésical chronique.

Le **Bdellium** est produit par l'*Heudolotria africana*.

L'**Encens** ou **Oliban**, fourni par le *Boswellia Serrata*.

Nous citerons enfin le **Sangdragon**, retiré du *Calamus Draco*.

Il est administré comme styptique et astringent dans les écoulements muqueux et les hémorrhagies.

La dose est de 2 grammes par jour en poudre ou en pilules.

RÉSINES PURGATIVES. — Nous donnons place à cause de leur importance thérapeutique et pour compléter notre énumération des balsamiques, aux résines dites purgatives.

Ces médicaments sont peu usités dans le traitement des affections de l'appareil urinaire, car ils appartiennent presque tous à la classe des purgatifs drastiques qui évacuent le canal intestinal en développant toujours une irritation et une inflammation des viscères pelviens, tandis que nous pensons que c'est aux purgatifs salins ou minoratifs et aux cathartiques, que la thérapeutique des voies urinaires doit surtout donner la préférence.

La **résine de Jalap** est obtenue de l'*Ipomœa purgans*, plante du Mexique.

La résine de Jalap est un drastique énergique ; elle purge à la dose de 20 à 50 centigrammes.

On l'administre en pilules ou en émulsion ; on prépare aussi un savon de résine de Jalap qui s'administre en pilules à la dose de 50 centigrammes à 2 grammes dans les constipations opiniâtres qui accompagnent le début des empoisonnements urineux.

**Aloès**. La matière médicale désigne sous le nom d'aloès un suc concret de nature particulière, obtenu de diverses espèces de plantes dites Aloès, de la famille des Liliacées, tribu des Asphodélées.

Ce suc est fourni par les feuilles incisées.

L'aloès a été connu dès les premiers temps de la médecine, Dioscoride l'a mentionné. D'après Bouillon-Lagrange, Vogelet, Fromdorf, l'aloès serait composé d'un extractif savonneux et d'une résine. et Braconnot admettait que c'est un principe résino-amer. Récemment M. Kormann a démontré que l'aloès, qui est composé de deux résines électro-négatives combinées à un hydrate de carbone, se transforme en glycose sous l'action des acides et des alcalis caustiques.

On connaît plusieurs espèces d'aloès : 1° les espèces anglaises qui sont : l'aloès des Barbades, du Cap et de Bombay ; 2° les espèces françaises : l'aloès succotrin. hépatique, caballin, fournis par l'*aloë spicata*.

Son odeur est aromatique, sa saveur très-amère. il est complétement soluble dans l'alcool.

L'action purgative de l'aloès se porte sur le gros intestin ; il agit comme cathartique ou comme drastique suivant les doses et les adjuvants. Les substances aromatiques modèrent son action irritante, l'extrait de jusquiame et le sulfate de quinine auxquels on l'associe produisent le même résultat, sans diminuer la valeur de ses propriétés purgatives.

On l'emploie sous forme de pilules, de poudre, d'extrait, de teinture, de vin.

**La Scammonée** est une sorte de gomme-résine qui se retire de plusieurs plantes appartenant aux convolvulacées ou aux apocynées. On en distingue plusieurs espèces :

Les scammonées d'Alep, de Smyrne et de Montpellier.

La scammonée est un purgatif drastique que les médecins arabes employaient comme le purgatif par excellence, sous le nom d'*Elsukmimi*.

On l'administre à la dose de 30 centigrammes à 1 gramme, en poudre, en pilules ou émulsionnée avec de l'eau ou du lait. Elle entre dans l'eau-de-vie allemande ; on en fait aussi une teinture, et elle purge moins bien à une dose supérieure qu'en l'administrant à faible dose ; 1 gramme est le terme moyen. On donne la résine à dose moitié moindre.

Les BAUMES PHARMACEUTIQUES sont des composés fort divers, parmi lesquels se trouvent des teintures alcooliques, des teintures éthérées, des huiles médicinales et des onguents.

Nous ne ferons que citer les noms de chacun de ces médicaments, réservant quelques détails pour ceux qui trouvent encore place dans la pratique.

**Baume de Fioravanti.** C'est un alcoolat de térébenthine composé, qu'on obtient par la distillation de substances résineuses et aromatiques d'abord mises en macération dans l'alcool, et distillées ensuite.

Ce baume est encore fort usité comme excitant et tonique, en frictions le long du rachis, dans l'atonie vésicale et la spermatorrhée ; ces frictions sont pratiquées avec un gant de flanelle sur lequel on verse 30 grammes de baume de Fioravanti.

**Baume nerval** ou **nervin**, employé contre les douleurs rhumatismales.

Les **Baumes Térébenthinés** et **d'Eucalyptus** ou *liniment d'Eucalyptus*, dont on fait usage, à l'extérieur, contre les affections des reins et de la vessie, ou encore dans le catarrhe s'accompagnant de douleurs vives. Les baumes **Tranquille** et **Opodeldoch**, qui sont souvent prescrits dans les mêmes circonstances.

Les baumes inusités sont les suivants :

Le **Baume antique**.

—      **anodin de Bates**.

—      **acoustique**.

—      **apoplectique**.

—      **d'Arcœus**.

—      **de Chiron**.

—      **du commandeur**.

—      **hypnotique**.

—      **hystérique**.

—      **de Lectoure**.

—      **de Lucatel**.

—      **du Samaritain**.

—      **de Sanchez**.

—      **saxon**.

—      **de soufre**.

FORMULES.

### Acide benzoïque pur.

On l'administre de 0,10 jusqu'à 1 gramme et plus.

Plus employé en Angleterre, où cependant MM. Benj. Brodie et Thudicum ont donné la préférence aux benzoates alcalins ( *Voy. benzoates alcalins*).

En France, MM. Leroy d'Étiolles père et Mercier en ont particulièrement fait usage, mais aujourd'hui on lui préfère les benzoates de chaux et de soude.

### Mixture benzoïque.

| | |
|---|---|
| Acide benzoïque.......... | 1,0 |
| Phosphate de soude............... | 10,0 |
| Eau distillée..................... | 160,0 |
| Sirop simple..................... | 30,0 |

A prendre en trois fois dans la journée.
Gravelle urique.

### Pilules (*Fraëne*).

| | |
|---|---|
| Acide benzoïque................... | 5 |
| Conserves de roses............... | q. s. |

F. s. a. 50 pilules; en prendre 2, 4, 6, 8, par jour.

Contre l'incontinence d'urine liée à une des manifestations de la diathèse urique.

### Pilules balsamiques (*Morton*).

| | | |
|---|---|---|
| Acide benzoïque....... ....) | aa..... | 6,00 |
| Huile d'anis sulfurée.........) | | |
| Gomme ammoniaque .. .... .... | | 9,00 |
| Safran.... ............ ..) | aa.. .. | 1,00 |
| Baume de Tolu............) | | |

F. s. a. des pilules de 20 centigrammes ; on en prendra 4 à 10 par jour.

(GUBLER).

### Pilules (*Morton*).

| | |
|---|---|
| Cloportes pulvérisés................... | 68 |
| Gomme ammoniaque.................. | 34 |
| Acide benzoïque ................... | 23 |
| Safran......... .. . ......... | 4 |
| Baume de Tolu.... ................. | 4 |
| — de soufre............. .. ........ | 23 |

F. des pilules de 2 centigrammes.

(TROUSSEAU ET PIDOUX).

### Poudre de benjoin (*Codex F.*).

Benjoin amygdaloïde.......... ....... q. s.

Pulvérisez par trituration sans résidu et passez au tamis de soie.

Doses : 5 décigrammes à 2 grammes.

Catarrhe vésical.

### Eau térébenthinée.

| | |
|---|---|
| Térébenthine au citron............ | 1000 gram. |
| Eau........................ | 6 litres. |

Jetez l'eau bouillante sur la térébenthine, agitez, laissez refroidir; filtrez.

Employée pour combattre la purulence des urines, à la dose de 1, 2 et 3 verres par jour.

### Pilules antiblennorrhagiques (*Most*).

| | |
|---|---|
| Térébenthine de Venise............ | 10 gram. |
| Extrait de gentiane.............. | 10 — |
| Kino....................... | 10 — |
| Sulfate de fer................ | 10 — |

F. s. a. des pilules de 10 centigrammes.

Blennorrhagies entretenues par un état atonique dû soit au traitement antiphlogistique trop longtemps continué, soit à de l'anémie : dose 3 à 8 le matin, à midi et le soir.

### Eau hémostatique (*Pagliari*).

| | |
|---|---|
| Benjoin................ | 250 gram. |
| Sulfate d'alumine et de potasse...... | 500 — |
| Eau distillée.............. | 5,000 — |

F. bouillir pendant 6 heures dans un pot de terre vernissée, en agitant constamment et remplaçant l'eau évaporée par de l'eau bouillante; filtrez et conservez dans des flacons bien bouchés.

### Eau hémostatique (*Tisserand*).

| | |
|---|---|
| Sangdragon.............. | 100 gram. |
| Térébenthine des Vosges........ | 100 — |
| Eau.................. | 1,000 — |

F. digérer pendant douze heures sur des cendres chaudes; filtrez.

### Eau hémostatique (*Brorchieri*).

```
Copeaux de sapin..............     500 gram
Eau.........................    1000  —
```

F. macérer pendant douze heures et distillez pour obtenir 500 grammes de produit ; abandonnez au repos et séparez par décantation l'essence qui surnage.

Nous avons eu l'occasion d'employer ces eaux hémostatiques dans un certain nombre de cystites hémorrhagiques, et l'eau de Pagliari nous a donné d'excellents effets, prise à l'intérieur dans ces cas, où les injections simples provoquent des hématuries.

### Pilules diurétiques (*de Haen*).

```
Térébenthine.......  .............    32 gram.
Poudre de réglisse ................    q. s.
```

Elles sont de 20 centigrammes.

### Pilules de térébenthine officinale.

```
Térébenthine de Bordeaux...........    28 part.
Magnésie calcinée.................    1  —
```

M., la consistance pilulaire s'obtient au bout de douze heures.

### Pilules contre la blennorrhagie (*Gaubius*).

```
Térébenthine.........................     3
Poudre de rhubarbe .........  .........    50
  —  de réglisse ...................., q. s.
```

F. s. a. des pilules de 0,2 décigr. contre la blennorrhagie.

### Pilules contre la dysurie.

| | | |
|---|---|---|
| Térébenthine de Venise... ........ | 6 gram. | |
| Camphre..................... | 4 — | |
| Extrait d'opium<br>— d'aconit | aa ......... .. | 0,30 cent. |

F. s. a. 60 pilules.

### Pilules balsamiques (*Gall*).

| | | |
|---|---|---|
| Copahu<br>Térébenthine de Bordeaux | aa..... | 10 gram. |
| Magnésie ...................... | q. s. | |

F. s. a. des pilules de 2 décigrammes : 3 à 4 le matin, autant à midi, autant le soir, contre la cystite.

### Pilules (*Sainte-Marie*).

| | |
|---|---|
| Térébenthine de Venise................ | 56,00 |
| Extrait de rhubarbe.. ................ | 10,80 |
| Camphre ........................ | 7,20 |

En pilules de 0,25 centigrammes, 9 par jour en 3 fois. Blennorrhagie s'accompagnant d'érections.

### Pilules (*Walch*).

| | | |
|---|---|---|
| Térébenthine de Venise<br>Extrait de Gentiane | aa.......... | 10 |
| Sulfate de fer<br>Kino | aa ........ . | 5 |

F. s. a. des pilules de 0,1 décigramme. Contre la blennorrhagie, chez les sujets lymphatiques.

### Pilules magistrales de térébenthine.

| | |
|---|---|
| Térébenthine de Venise............... | 1 part. |
| Magnésie blanche........ .......... | 1 — |

F. s. a.

### Pilules de térébenthine (*Faure*).

Térébenthine de Bordeaux........... 8 gram.
Magnésie calcinée........ ...... q. s.

F. s. a. des pilules de 30 centigrammes ; 5 à 6 par jour.

### Sirop de térébenthine (*Codex fr.*)

Térébenthine des Vosges.................. 1
Sirop de sucre........ ................. 10

Mêlez ; faites digérer au B. M. pendant 2 heures dans un vase taré ; agitez de temps en temps et ajoutez la quantité d'eau nécessaire pour rétablir le poids primitif ; laissez refroidir ; filtrez au papier.

Catarrhe vésical.

Doses : 20 à 100 grammes.

### Sirop de térébenthine par digestion.

Térébenthine au citron............ 100 gram.
Eau...... ............... 375 —

F. digérer pendant deux jours, en ayant soin d'agiter fréquemment, puis ajoutez :

Sucre blanc ................... 750 gram.

Il renferme un centième de son poids d'essence.

### Sirop d'essence de térébenthine.

Essence de térébenthine au citron.... 20 gram.
Sirop simple.................. 250 —

Agitez souvent pendant huit jours ; le sirop se sera alors chargé de 5 grammes d'essence ; il ne s'agit plus que d'enlever l'excédant de celle-ci.

Il renferme un cinquantième de son poids d'essence.

### Sirop de bourgeons de sapin (*Codex*).

| | |
|---|---|
| Bourgeons de sapin.................... | 100 |
| Alcool à 60 degrés.................... | 100 |
| Eau........... ................... | 1000 |
| Sucre............................... | q. s. |

M. les bourgeons de sapin avec l'alcool pendant douze heures ; versez ensuite l'eau bouillante et laissez infuser six heures en vase clos ; passez avec expression, filtrez, ajoutez le sucre, dans les proportions de 100 parties pour 100 de colature, et faites un sirop par simple solution en vase clos à la chaleur du bain-marie.

### Sirop de bourgeons de sapin (*Sauvé*).

| | |
|---|---|
| Bourgeons de sapin......... ......... | 60 |
| Eau .............................. | 250 |
| Alcool ............................ | 15 |
| Sirop simple....................... | 1000 |

Modus faciendi comme ci-dessus.

### Huile de Harlem.

Remède secret jouissant d'une grande réputation contre la gravelle et le catarrhe vésical.

### Bols de Goudron (*Ph. italienne.*)

| | |
|---|---|
| Goudron de bois................ | 15 centigr. |
| Baume du Pérou ............... | 15 — |
| Racine de réglisse pulvérisée ........ | 3 décigr. |
| Iris pulvérisé..... ............... | 1 — |

F. un bol gélatinisé.

Dose : 10 à 40 par jour.

Formule excellente, mais qui amène parfois de la dyspepsie.

### Eau de goudron (*Codex*).

Goudron purifié...................... 1000
Eau distillée ou eau de puits. . ......... 3000

Laissez en contact pendant vingt quatre heures dans une cruche de grès, en agitant souvent avec une spatule en bois; rejetez cette première eau et ajoutez-en une nouvelle.

Laissez en contact de nouveau pendant huit à dix jours, en ayant soin d'agiter souvent; décantez et filtrez.

Avec l'eau ordinaire le produit ne se conserve pas et contracte une odeur d'hydrogène sulfuré.

### Eau de goudron.

Goudron ...................... 1000 gram.
Eau distillée.................... 10 litres.

F. macérer pendant dix jours; 30 grammes contiennent à peu près 1 centigramme des principes du goudron en solution.

Par tasses, pure ou coupée avec du lait.

Édulcorez avec sirop de gomme ou de tolu.

### Liqueur de goudron (*Guyot*).

Préparation commode à prescrire, ce qui explique son succès rapide.

Employée dans les irritations des muqueuses.

### Élathine (*Béral*).

Extraite du goudron.

Employée dans les mêmes affections.

### Glycérolé de goudron.

```
Goudron.......................    1 à 4 gram.
Glycérine........................    8 —
```

Mêlez.

### Glycérolé de goudron.

```
Glycérine........................    30 gram.
Goudron purifié..................    2 —
```

Ajoutez à chaud poudre d'amidon en quantité suffisante pour une pommade peu consistante et bien homogène.

### Pilules (*Mignot*).

```
Goudron .........................    10 gram.
Anis en poudre...................    10 —
Magnésie ........................    q. s.
```

F. s. a. 100 pilules. Contre la cystite et la blennorrhée, chez les dyspeptiques qui ont de la constipation et qui supportent mal les balsamiques.

### Sirop de goudron (*Codex fr.*).

```
Eau de goudron du Cod. fr.............    525
Sucre blanc..........................    1000
```

F. dissoudre au B. M. ; filtrez.

L'eau de goudron, qui entre pour 1/3 dans le sirop de goudron, s'administre par verres. Ce sirop est une préparation médiocre.

### Sirop de goudron (*Péraire*).

```
Goudron..........................    1000 gram.
Eau de rivière...................    250 —
```

Ajoutez à froid 500 gram. de sucre.

S'administre à la dose de 3 à 4 cuillerées dans des tisanes d'uva-ursi et de pariétaire, etc.

Catarrhes muqueux et blennorrhées.

### Coaltar (*Corne* et *Demeaux*).

Plâtre pulvérisé..................... 97 gram.
Goudron de houille............. ... 3 —

### Mélange désinfectant (*Renaud*).

Goudron de bois.............. 3 à 6 gram.
Goudron pulvérisé............. 97 à 94 —

### Coaltar saponiné (*Lebœuf* et *Lemaire*).

Teinture de quillaya-saponaria............. 96 gram.
Coaltar (goudron de houille)............. ... 4 —

M.; cette teinture ne s'emploie que mélangée à l'eau dans des proportions qui varient de 5 à 20 pour 100.

### Pilules balsamiques.

Baume du Pérou liquide............. 1 partie.
Poudre de réglisse. ............... q. s.
Baume de soufre anisé............. qq. gout.

Pour des pilules de 15 centigrammes; en prendre de 8 à 12 par jour.

### Les baumes de Tolu et du Pérou

Sont employés à la dose de 2 décigrammes à 1 gramme alternativement avec la térébenthine.

Contre le catarrhe de la vessie.

### Alcoolature d'Eucalyptus globulus.

Alcool à 90° centigr..... .. }
Feuilles fraîches d'Eucalyptus. } aa. . ... P. E.

F. macérer huit jours, passez et filtrez.

### Alcoolat d'Eucalyptus globulus (*E. Delpech*).

Feuilles fraîches d'Eucalyptus....... 1000 gram.
Alcool à 90° centigr..... ....... 5000 —
Eau distillée d'Eucalyptus......... 2000 —

F. macérer quatre jours dans l'alcool les feuilles incisées, ajoutez l'eau et distillez au bain-marie toute la partie spiritueuse.

### Capsules d'Eucalyptus globulus.

Chaque capsule renferme :

Essence pure d'Eucalyptus globulus
(Eucalyptol)................. 20 centigr.

En prendre 4 à 6 par jour.

### Eau distillée d'Eucalyptus globulus.

S'emploie aux mêmes usages et aux mêmes doses que l'eau de goudron.

### Infusion d'Eucalyptus globulus.

Feuilles d'Eucalyptus demi-sèches, con-
cassées..................... 20 gram.
Eau bouillante........... ...... 150 —

F. infuser 20 minutes ; passez.
Mêmes usages que l'eau de goudron et que la tisane de bourgeons de sapin.

### Pilules d'Eucalyptus globulus (*Gimbert*).

Extrait alcoolique d'Eucalyptus....  0,10 centigr.
Poudre de feuilles d'Eucalyptus.....  0,10  —

F. s. a. pour une pilule.

### Sirop d'Eucalyptus globulus (*E. Delpech*).

Eau distillée d'Eucalyptus.........  2500 gram.
Sucre........................  5000  —

Faites le sirop à froid et filtrez.

On l'emploie comme les préparations de tolu, de goudron, de térébenthine, de bourgeons de sapin.

### Vin d'Eucalyptus globulus.

Vin de Lunel.................  1000 gram.
Alcoolature d'Eucalyptus globulus...   20  —

Mêmes usages que le vin de quinquina.

### Pilules de mastic (*Debout*).

Mastic en larmes ................  32 gram.
Sirop de sucre .................  q. s.

F. s. a. 64 bols, à prendre en 4 jours, dans l'incontinence d'urine qui persiste chez les enfants âgés de plus
de 10 ans.

### Solution (*Copland*).

Huile de succin
Baume de copahu    } aa............  28
Térébenthine de Venise

12 gouttes, 3 fois par jour, dans un véhicule approprié. Écoulements uréthraux.

## Opiat balsamique.

Baume de Tolu................... 100 gram.
Copahu........................ 50 —

Divisez en 25 doses; en prendre 3 à 6 par jour; dans la blennorrhagie.

## Bols de bismuth, copahu et pepsine (*Ricord*).

Copahu.......... ... .............. 45 gram.
Pepsine neutre ............... ..... 10 —
Sous-nitrate de bismuth............ 3 —
Magnésie calcinée........ ........ 3 —

F. s. a. 100 bols à gélatiniser.

En prendre 10 à 15 par jour. La pepsine et le sous-nitrate de bismuth sont destinés à faire supporter le copahu aux estomacs rebelles.

## Capsules (*Mothes*).

Copahu pur.

## Capsules de gluten (*Raquin*).

Copahu solidifié.

## Capsules de copahu et de goudron (*Ricord*).

Copahu .......... .... .... .... 275 gram.
Goudron de Norvége ............. 25 —
Magnésie calcinée ...... ....... 18,70 —

F. s. a. 500 bols que l'on gélatinise.

15 par jour.

## Copahu solidifié (*Mialhe*).

Baume de copahu............... . 500 gram.
Magnésie calcinée........... ..... 30 —

Mêlez.

Dose : 10 à 20 gr. par jour dans du pain azyme en 3 fois.

Préparation commode, mais qui fait perdre au copahu de son activité. (BOUCHARDAT.)

### Dragées de copahu (*Fortin*).

| | |
|---|---|
| Copahu pur | 30 gram. |
| Magnésie calcinée | 12 décigr. |

On en forme un mélange exact qui, au bout de vingt-quatre heures peut être divisé en 60 parties, que l'on roule entre les doigts et que l'on dragéifie s. a.

En prendre 5 à 20 chaque jour.

### Dragées de copahine (*Mège*).

Blennorrhagie.

### Dragées de copahu et de cubèbe (*Labélonye*).

| | |
|---|---|
| Copahu | 500 gram. |
| Extrait de cubèbe | 500 — |

Agitez pendant 4 heures avec 6 jaunes d'œufs et après ce temps ajoutez q. s. de poudre de réglisse pour donner une consistance convenable ; pour faire des bols ovoïdes que l'on sèchera à l'étuve et que l'on mettra ensuite en dragées.

### Électuaire de copahu et de matico (*Debout*).

| | |
|---|---|
| Copahu | 30 |
| Cubèbe | 45 |
| Essence de matico | 2 |
| Sucre pulvérisé | 10 |

A prendre enveloppé dans du pain azyme ; préconisé contre la blennorrhagie.

### Électuaire (*Van Mons*).

| | |
|---|---|
| Baume de Copahu..... ............. | 25 gram. |
| Sucre en poudre....... .......... | 100 — |

F. s. a. une masse homogène.

Dose : 5 à 15 grammes par jour.

### Électuaire antiblennorrhagique.

| | |
|---|---|
| Copahu ......................... | 50,00 |
| Essence de menthe.... ............. | 1,00 |
| Hydrochlorate de morphine........... | 0,05 |
| Tourteau d'amandes douces.......... | q. s. |

F. s. a. 9 doses. En prendre 3 par jour.

### Électuaire.

| | |
|---|---|
| Copahu<br>Goudron } aa........ ....... | 30 gram. |
| Magnésie...................... | q. s. |

M. et F. s. a. une masse à prendre dans la journée.

### Électuaire, cubèbe et copahu.

| | |
|---|---|
| Copahu....................... | 25 gram. |
| Poudre de cubèbe................. | 30 — |
| Sucre en poudre................. | 25 — |

A prendre en 3 ou 4 jours. 3 prises chaque jour enveloppées dans du pain azyme.

Mélangez le copahu au sucre ; ajoutez 6 gouttes d'essence de menthe pour le cubèbe, et mieux 15 gouttes de teinture de noix vomique.

### Électuaire (form. modifiée).

| | |
|---|---|
| Copahu...................... | 100 gram. |
| Craie lavée .................... | 12 — |
| Cachou pulvérisé....... ......... | 4 — |
| Sucre........... ............. | 40 — |
| Essence de menthe... ........... | 10 goutt. |

La valeur de 2 à 3 cuillerées à café par jour.

### Émulsion de copahu (F. H. P.).

| | | |
|---|---|---|
| Baume de copahu | | |
| Eau de fleurs d'oranger | aa...... | 30 gram. |
| — de laitue | | |
| Sirop de pavots blancs | | |
| Gomme arabique....... ......... | 10 | — |

F. s. a. A prendre trois cuillerées par jour en 3 fois. Blennorrhagie.

### Émulsion de copahu (Righini).

| | |
|---|---|
| Baume de Copahu............. .... | 30 gram. |
| Extrait de ratanhia............. .. | 5 — |
| Jaune d'œuf. ................... | n° 1 |
| Acide nitrique alcoolisé........... | 10 — |
| Eau distillée ................... | 120 — |

F. s. a. A prendre en 3 ou 4 jours.

### Gelée de copahu.

| | |
|---|---|
| Oléorésine de copahu ................... | 12 |
| Sucre blanc..................... ....... | 4 |
| Eau........ .................... | 8 |
| Colle de poisson..................... . | 1 |

F. dissoudre dans l'alcool à une douce chaleur la gélatine et le sucre; aromatisez avec q. s. d'essence de menthe en mêlant le copahu.

Dose : 16 à 50 grammes par jour en 3 ou 4 fois.

### Mixture balsamique (*Fuller*).

Baume de Copahu................ 25 gram.

Triturez dans :

Jaune d'œuf.. . ............... nº 1

Ajoutez peu à peu :

Sirop de tolu................... 60 gram.
Vin blanc généreux.............. 200 —

Une cuillerée à bouche matin et soir, contre le catarrhe chronique de la vessie et les écoulements uréthraux.

Les vins de Grenache ou de Lunel sont préférables.

### Opiat balsamique (*Clère*).

Cubèbe....................... 60,00
Copahu ................... ........ 20,00
Cachou en poudre ................... 5,00
Conserves de roses...... ............ q. s.

Deux fois par jour gros comme une noisette de ce
mélange dans du pain azyme.

On peut aussi diviser l'opiat en 80 bols, 4 à 6 par jour.

La difficulté de l'administration des balsamiques ré-
side tout entière dans l'état de l'estomac; ils produisent
rapidement une gastrite légère et de la dyspepsie; on
va à l'encontre d'une bonne hygiène en troublant l'estomac chez les sujets qui ont déjà de la tristesse et
des préoccupations d'esprit qui ne sont pas favorables
à la régularité des fonctions digestives de l'estomac.

On fait mieux supporter les balsamiques en les admi-

nistrant à petites doses et en les associant avec un peu de
noix vomique, comme nous venons de le dire, ou en
prescrivant toujours une petite quantité de vin pour les
accompagner dans l'estomac. Ces médicaments étant
solubles dans l'alcool et non dans l'eau, on évite de la
sorte les renvois caractéristiques.

### Opiat anti-blennorrhagique (*Diday*).

| | |
|---|---|
| Baume de Copahu......... ......... | 12 gram. |
| Poivre cubèbe............. ..... .. | 18 — |
| Poudre de jalap.............. ...... | 3 — |
| Gomme-gutte.................... | 30 centigr. |
| Sirop de roses pâles.............. | q. s. |

Pour faire un opiat, que l'on prendra en deux ou
trois fois dans la journée.

### Opiat (*Vogt.*).

| | |
|---|---|
| Copahu...... .................... | 17,0 |
| Jaune d'œuf............. ... ..... | n° 1 |
| Cubèbe......................... | 15,0 |
| Conserve de roses.... .............. | 15,0 |

### Opiat Beyran (*formule modifiée par l'auteur*).

| | | |
|---|---|---|
| Copahu pur..................... | 30 gram. | |
| Magnésie calcinée................ | 3 — | |
| Cachou pulvérisé................. | 5 — | |
| Cubèbe en poudre......... ..... .. | 40 — | |
| Essence de menthe<br>— de cannelle | aa......... | 12 gouttes. |

Mêlez et f. s. a. un opiat.

Dans la blennorrhagie, au début même de l'écoulement, lorsque l'inflammation n'a pas envahi tout le
canal de l'urèthre.

Dose : 12 à 15 grammes par jour.

### Pilules magistrales de copahu.

Baume de Copahu............... 32 gram.
Magnésie calcinée............... 24 à 28 —

M.; f. s. a. des pilules de 5 décigrammes.

### Pilules officinales de copahu.

Copahu..................... . 16 gram.
Magnésie calcinée. ......... ...... 1 —

### Pilules de copahu (*F. Cadet*).

Térébenthine de copahu ............. 50 gram.
Magnésie bicarbonatée ............. q. s.

F. s. a. des pilules de 3 décigrammes.
En prendre 6 à 8 par jour, en trois fois.

### Pilules de copahu, de cubèbe et de térébenthine
#### (*Puche*).

Cubèbe................................. 90
Copahu ......... ................. 24
Térébenthine cuite ................... 24

F. s. a. 108 bols gélatinisés.
4 à 30 par jour, en augmentant graduellement.

Ils ne doivent être donnés qu'à partir du 25ᵉ au 30ᵉ jour de l'invasion blennorrhagique. Nous rapprochons à dessein cette formule des précédentes, pour montrer la divergence des opinions sur le moment où il convient d'administrer les balsamiques dans la blennorrhagie.

### Pilules de copahu.

Copahu solidifié officinal ............... q. s

Pour faire des pilules de 30 centigr. qu'on roulera dans la magnésie bicarbonatée.

En prendre 10 à 30 par jour dans la blennorrhagie, vers le 10ᵉ jour.

### Potion (*Delpech*).

| | |
|---|---|
| Eau de menthe........ ........... | 30 gram. |
| Eau de fleurs d'oranger............. | 30 — |
| Baume de Copahu.................. | 30 — |
| Sirop de guimauve................. | 30 — |
| Alcool sulfurique .................. | 4 — |
| Gomme adragant.................. | q. s. |

F. s. a.; à prendre par cuillerées à bouche.

### Potion (*Langlebert*).

| | |
|---|---|
| Eau distillée de copahu ....... | 150 à 200 gram. |
| Eau de laurier-cerise......... | qq. gouttes. |

A prendre en 24 heures.

### Potion balsamique (*Chopart*).

| | |
|---|---|
| Copahu....... .....:............. | |
| Alcool à 80° centigr. .............. | |
| Sirop de tolu............. ....... .. | aa. 64,0 |
| Eau de menthe. .................. | |
| Eau de fleurs d'oranger............. | |
| Alcool nitrique.............. ......... | 8,0 |

Prendre 3 à 6 cuillerées par jour, en agitant chaque fois.

Blennorrhagie au début, hématurie.

Cette préparation, mal supportée, ne mérite guère la réputation qu'on lui a faite, et le résultat le plus clair de son administration est presque toujours une gastralgie qui se déclare très-rapidement.

### Potion balsamique magnésienne.

Copahu............................ 50,0
Alcool de menthe.................... 50,0
Lait de magnésie.................... 20,0

3 cuillerées à café par jour, dans la blennorrhée.

### Capsules de santal jaune (*Cadet-Gassicourt*).

Essence de santal, jaune ....... ...... q. s.

Chaque capsule contient 40 centigr. d'essence.
Blennorrhagie aiguë.

### Capsules d'extrait alcoolique éthéré de cubèbe
### (*E. Delpech*).

L'extrait alcoolique éthéré de cubèbe renferme :
1° L'huile volatile extraite par l'éther ;
2° La résine obtenue par l'alcool ;
3° La cubébine.

Ces capsules pèsent 1 gramme 20 et contiennent
75 centigrammes de l'extrait de cubèbe.

En prendre de 4 à 6 par jour. Blennorrhagie.

### Électuaire (*Hôp. du Midi*).

Cubèbe....................... 250 gram.
Sirop de térébenthine............. q. s.

F. un électuaire que l'on prendra dans du pain azyme
à la dose de 8 grammes par jour ; poussez la dose jusqu'à
16 grammes ; contre la blennorrhagie subaiguë.

### Électuaire.

| | |
|---|---|
| Cubèbe en poudre. | 25 gram. |
| Sirop de sucre | 25 — |

Mêlez et f. s. a. A prendre en 24 ou 48 heures.

### Électuaire.

| | |
|---|---|
| Copahu | 50 gram. |
| Poudre de cubèbe | 100 — |
| Essence de menthe | 6 goutt. |
| Sirop de sucre | 25 gram. |

Dose : 10 grammes.

### Poudre calmante.

| | | |
|---|---|---|
| Cubèbe en poudre | | 40 gram. |
| Belladone | aa | 1 — |
| Camphre | | |

Mêlez et divisez en 20 paquets. Algies vésicales et uréthrales, spasmes et contracture du col, priapisme.

Excellente formule, et qui rend des services signalés dans tous les états douloureux du col; nous la prescrivons très-souvent en la modifiant comme il suit :

| | |
|---|---|
| Cubèbe en poudre | 30 gram. |
| Poudre de belladone | 3 — |

Mêlez et faites 30 paquets.

En prendre 5 ou 6 par jour, soit dans du pain azyme, soit dans de la confiture, avec cette recommandation toute particulière, qui s'applique d'ailleurs à presque tous les balsamiques, de ne prendre chacun de ces paquets qu'à des intervalles réguliers, tels que le matin, à la

première heure, avant le repas de 11 heures; à 3 ou
4 heures, avant le repas du soir, et enfin dans la soirée.
On a de la sorte une action continue du médicament sur
l'urine. La dysurie, la strangurie, les états inflammatoires du col sont admirablement améliorés par ce traitement interne, aidé de suppositoires et de bains.

### Poudre de cubèbe (*Debout*).

Cubèbe. . . . . . . . . . . . . . . . . . . . . . . . 2 gram.

En 3 paquets par jour la première semaine.

Cubèbe . . . . . . . . . . . . . . . . . . . . . . . . . 2 gram.

En 4 paquets la semaine suivante ; si le tube digestif
est en mauvais état, y ajouter :

Sous-nitrate de bismuth. . . . . . . . . . . . . 1 gram.

M. Debout a guéri en 6 semaines un cas de névralgie
du col de la vessie consécutive à une cystite cantharidienne, en combinant avec des suppositoires opiacés et
belladonés le cubèbe administré suivant les doses ci-
dessus.

MM. Debout et Caudmont ont beaucoup recommandé
le cubèbe à doses fractionnées (*Bull. de thérapeut.*), et
nous croyons être de ceux qui l'ont le plus employé.

### Poudre.

Cubèbe. . . . . . . . . . . . . . . . . . . . . . . . 20
Poudre de noix vomique. . . . . . . . . . . . . . . 2

F. s. a. 20 paquets.

En prendre 4 par jour. La noix vomique n'est pas

assez souvent associée aux balsamiques qu'elle aide cependant à faire tolérer. L'usage que nous en faisons nous a prouvé de longtemps déjà, qu'elle devrait être introduite dans presque tous les opiats et tous les électuaires.

### Poudre.

| | |
|---|---|
| Cubèbe............................ | 20 |
| Sous-carbonate de fer.................. | 4 |

F. s. a. 20 paquets.

En prendre 4 par jour contre les envies fréquentes d'uriner chez les sujets chloro-anémiques.

### Poudre.

| | |
|---|---|
| Cubèbe............................ | 20 |
| Bicarbonate de soude.................. | 4 |

F. s. a. 20 paquets.
En prendre 6 par jour.

### Poudre.

| | |
|---|---|
| Cubèbe en poudre........... ..... | 100 gram. |
| Bicarbonate de soude............. | 5 — |
| Sucre blanc .............. .... | 150 — |
| Essence de menthe.............. | 5 — |

M. et f. s. a. 15 paquets.
Dose : 3 par jour.

### Poudre antiblennorrhagique.

| | | |
|---|---|---|
| Bicarbonate de soude ............. | | 5 gram. |
| Sucre blanc | aa....... | 100 — |
| Cubèbe en poudre | | |

M. et divisez en paquets.
Dose : 1 paquet le matin, 1 dans la journée et 1 le soir, au moment de se coucher.

### Remède (*Sir Benjamin Brodie*).

Cubèbe...................... ..... 75 centig.

Toutes les 8 heures.

Cystite chronique.

Employé comme les poudres précédentes dans la
cystalgie, le spasme du col avec expulsion d'urines sanguinolentes, certaines formes de névralgie du col de la
vessie, et dans la cystite cantharidienne ; c'est encore
le cubèbe donné à doses fractionnées, mais d'une façon
moins méthodique que par les formules que nous avons
citées précédemment.

### Saccharure de cubèbe (*E. Delpech*).

Sucre blanc .................... 700 gram.
Extrait alcoolique éthéré de cubèbe... 100 —
Gomme pulvérisée..... ........... 200 —

F. s. a.

10 grammes de ce saccharure renferment 1 gramme
d'extrait.

### Infusion de matico.

Matico ..................... 15 à 20 gram.
Eau distillée............. ..... 1000 —

### Opiat de matico.

Matico en poudre...................... 100
Sirop............................ ....... 100

F. s. a. En prendre 4 à 6 cuillerées à café par jour.

### Pilules de matico.

Matico pulvérisé...................... 20
Guimauve pulvérisée............ ....... 2
Sirop de guimauve ................... q. s.

F. s. a. 100 pilules involvées dans 40 à 50 centi-grammes de poudre de lycopode; chacune contient 20 cent. de matico.

Dose : 2 à 25 par jour.

### Sirop de matico.

Matico incisé . ................ 200 gram.
Eau............... .......... 1000 —

F. s. a. En prendre 60 à 120 grammes par jour dans une tisane appropriée.

### Teinture de matico.

Matico............................ 100
Alcool à 86°.. ...................... 400

F. s. a.

# CHAPITRE VI.

## MÉDICATION ALCALINE.

ACTION PHYSIOLOGIQUE DES ALCALINS. — DIURÉTIQUES.
DÉPURANTS-RÉNAUX. — LITHONTRIPTIQUES.

C'est à Sylvius de le Boë et à la médecine humorale
du xvᵉ et du xviᵉ siècle qu'il faut faire remonter l'emploi
médical des substances désignées alors sous le nom
d'alcalis, et la distinction entre l'état d'acidité ou d'alcalinité des humeurs de l'économie.

Mais l'iatrochimie ne nous laisse guère de résultats à
enregistrer ; c'est à Lavoisier et à Priestley, à la naissance de la véritable chimie, à la fin du xviiᵉ siècle qu'il
faut arriver pour trouver la médication alcaline proprement dite ; en voulant administrer de l'acide carbonique
par une potion effervescente composée de bicarbonate
de soude, de potasse et de jus de citron, c'était en réalité des alcalins que l'on prescrivait.

Après les travaux de Berzelius, de Mialhe, de Bouchardat, de Magendie, de Bérard, Andral et Gavarret,
de Becquerel et Rodier, etc., l'importance qu'il faut
accorder à l'alcalinité dans l'économie n'a pas diminué ;
et sans trouver dans ces variations une cause exclusive
de maladie, on s'attache à la signaler comme une indication thérapeutique.

On entend généralement par médicaments alcalins : la potasse, la soude, la chaux, la magnésie et leurs sels, à la condition que ces bases soient unies à des acides faibles, ou à des acides organiques facilement décomposés.

L'ammoniaque n'est pas compris dans cette classe, et en observant mieux ses effets, on devrait, croyons-nous, l'y rattacher.

Les préparations alcalines de chaux, de potasse, de soude, de magnésie peuvent se remplacer mutuellement; toutefois on donne la préférence aux sels de potasse et de soude, et notamment aux carbonates et bicarbonates. Les sels de soude, qui se trouvent toujours dans nos humeurs et en grande proportion dans le sang, sont préférés en France.

Cette dernière circonstance est invoquée avec raison, par quelques médecins, pour accorder la supériorité au bromure de sodium sur le bromure de potassium, dans l'administration des bromures alcalins.

Les substances alcalines, introduites dans l'économie, y produisent les effets suivants :

1° Une impression désagréable sur le goût, et la saturation de l'acidité légère qui existe dans l'intervalle des repas; un afflux plus considérable de suc gastrique, très-acide, selon la remarque de Claude Bernard; ce qui explique les propriétés apéritives et digestives des alcalins, que connaissaient déjà très-bien les anciens.

2° Ils modifient les combustions qui s'effectuent dans l'organisme; M. Mialhe les a considérés, à ce point de vue, comme des agents puissants d'oxydation ayant la propriété d'augmenter l'urée et l'acide carbonique et d'activer la circulation. C'est à ce titre qu'ils ont dû d'être employés dans la glycosurie et l'albuminurie, qui seraient dues, selon cet auteur, à un défaut d'alcalinité du sang.

3° Ils déglobulisent le sang par leur action sur l'oxygène contenu dans les corpuscules sanguins.

4° Ils agissent d'une manière directe sur l'estomac et consécutivement sur la nutrition.

5° Ils sont considérés comme diurétiques à des degrés divers.

6° Ils ont la propriété d'abaisser le pouls et consécutivement la température.

Les opinions de M. Mialhe sur le rôle des alcalins ont été en partie ruinées par la thérapeutique; Trousseau avait accusé les alcalins d'avoir fait plus de mal que l'abus de l'iode et du mercure, et il avait démontré cliniquement, dans ses leçons et dans ses écrits, tous les dangers de l'alcalinisation du sang, par l'administration des carbonates alcalins à haute dose. Il déplorait l'abus de ces médicaments, produisant une véritable cachexie caractérisée par de la pâleur, de la bouffissure générale, des hémorrhagies passives et un amaigrissement souvent irréparable. C'était dans l'usage immodéré des eaux de Vichy, de Carlsbad et de Pougues dans le traitement de la goutte, qu'il avait trouvé les principaux arguments cliniques de son opinion.

L'attention une fois éveillée sur ce sujet, il y eut peu de praticiens qui ne fussent à même de se rappeler un certain nombre d'observations dans lesquelles les alcalins, administrés en grande quantité pendant un certain temps, avaient eu pour résultats des troubles généraux de la nutrition ou des suffusions séreuses. Il faut assu-

rément faire dater des remarques de Trousseau la mo-
dération que presque tous les médecins ont apportée
dans la prescription des eaux minérales alcalines fortes.

Mais pour fixer l'opinion sur ce point, il fallait des
expériences physiologiques; elles ont été entreprises en
Allemagne et en Angleterre, et le docteur Löffler les
a rapportées (in *Schmidt's Jahrbuch*, 1848; *Edinb.
monthly journal*, 1848). Tout récemment et mieux en
France, le docteur Rabuteau les a reprises avec les bicarbonates de potasse, de soude et le sesquicarbonate
d'ammonium (*Soc. de biologie*, avril 1870, et *Gaz. hebd.
de méd. et de chir.*, nov. 1871).

Il résulte de ces expériences que :

« 1° Le *bicarbonate de potasse*, pris à la dose de
« 5 grammes par jour, n'a pas produit d'effets diuréti-
« ques. Il n'est réellement diurétique qu'à doses assez
« élevées.

2° Le bicarbonate de potasse, pris à la même dose de
« 5 grammes par jour en deux fois, n'a guère modifié
« le premier jour la réaction acide des urines; les
« jours suivants, la réaction a été presque neutre, et
« en cessant l'usage des sels alcalins elle est redevenue
« immédiatement acide. Elles ne sont guère restées
« alcalines que pendant les deux ou trois heures qui
« suivirent l'ingestion du bicarbonate, et cette réaction
» n'a persisté que pendant quatre ou cinq heures au
« plus.

« 3° L'urée a diminué d'une manière notable, sous
« l'influence du carbonate de potasse; l'action de ce
« sel sur la production de l'urée s'est continuée quelques
« jours après la cessation de son administration.

« 4° Il a ralenti la circulation.

Le *bicarbonate de soude* (sel de Vichy) a donné à l'expérience des résultats analogues aux précédents, à la dose de 5 grammes.

« Absence d'effets diurétiques.

« Réaction alcaline passagère.

« Diminution de l'urée, 8,7 pour 100.

« Le pouls qui battait, en moyenne, 70 et 72, s'est
« abaissé à 66 et 60; mais la dose de 6 grammes pen-
« dant une semaine, soit 42 grammes, a produit un état
« anémique très-prononcé, de la pâleur, des faiblesses
« dans les jambes, et surtout ces vertiges sur lesquels
« Trousseau insistait tant. Il y a là un fait de chimie
« vivante très-intéressant ; les alcooliques, les arsenicaux
« diminuent l'urée et l'acide carbonique, par conséquent
« les déperditions organiques; ce sont des médicaments
« d'épargne ; les alcalins aussi diminuent les combustions
« et cependant ils font maigrir; ce sont donc des cachec-
« tisants. »

Des considérations qui précèdent et des données cliniques et physiologiques que nous venons de mentionner,
il ressort nettement qu'il faut de préférence donner les
alcalins à de petites doses, dans le catarrhe vésical et
dans la diathèse urique. Lorsque la gravité des manifestations uriques exige un traitement énergique, les alcalins peuvent être administrés à doses élevées; on agit
sur la masse du sang et l'on obtient une rapide déglobulisation; mais pour remédier à la cachexie alcaline
aussitôt qu'elle se produit, l'indication d'une alimentation très-réparatrice et des toniques sous toutes les formes
devient absolue. M. le docteur Delzenne nous a tout

dernièrement rendu témoin d'un fait qui prouve l'inno-
cuité des alcalins à doses élevées, lorsqu'on prend soin
de réparer instantanément les déperditions organiques
qu'entraîne leur administration. L'observation était celle
d'une diabétique, dont l'urine renfermait 85 grammes de
sucre ; le bicarbonate de soude, donné à 15, 20, 25, 30 et
35 grammes dans les vingt-quatre heures, fit tomber
en huit jours la proportion de glycose à 6 grammes ;
mais en même temps la déglobulisation du sang, chez un
sujet déjà hydrémique, était combattue par une alimentation très-azotée et des corroborants énergiques.

On sait depuis longtemps que lorsqu'on veut sous-
traire au sang une quantité considérable d'urée dans
un temps très-court, on y réussit par l'administration
d'une eau minérale alcaline faible à la dose de 8 à
10 verres, et jusqu'à 15 en 3 ou 4 heures ; l'excrétion
des matières fixes augmente, c'est une véritable saignée
azotée que l'on provoque, mais par un tout autre mode
d'action ; ce n'est plus en agissant sur la masse du sang,
mais par une exagération de la fonction, une hypersé-
crétion rénale ; et c'est ce fait qui explique qu'on ait
pensé de tout temps à administrer les boissons alcalines
abondantes dans la diathèse urique.

Les diurétiques alcalins, rangés par Trousseau et
Pidoux dans la classe des irritants, le sont en effet et
agissent en ce sens sur les reins ; mais ils provoquent
d'autant plus l'activité de la fonction, que la tension du
système vasculaire et la pression sur les organes excré-
teurs, abstraction faite de toutes conditions pathologiques,
sont plus grandes.

Il existe en clinique une confusion sur le mot diurétique. On confond les substances qui font uriner souvent avec celles qui font uriner beaucoup. Les boissons et les médicaments dont l'action tout élective sur le col détermine des mictions fréquentes, sans augmenter la proportion d'urine excrétée, prêtent à cette erreur ; mais il ne faut ranger dans les diurétiques que les substances qui ont la propriété d'activer l'excrétion de l'urine.

On peut remarquer que les alcalins n'ont d'efficacité diurétique qu'à la condition d'être incorporés à une quantité plus ou moins considérable d'eau ; que de cette quantité dépend leur effet utile sur le rein, et l'on peut également affirmer que toutes les fois que les alcalins sont isolés comme substances, ils produisent un effet diurétique très-court ; cela ressort clairement des conclusions du travail de M. Rabuteau que nous venons de rapporter.

L'influence qu'exerce la pression du système circulatoire sur l'acte séparateur de l'urine est considérable. Toutes les dispositions anatomiques propres à l'appareil rénal contribuent manifestement à augmenter cette action. Le calibre des artérioles qui pénètrent dans le glomérule est de beaucoup supérieur à celui des vaisseaux qui en sortent. La disposition de la veine cave inférieure, qui offre une valvule au-dessous des veines rénales, fait de ce vaisseau, ainsi que l'a montré Cl. Bernard, une véritable veine porte rénale qui s'oppose au retour du sang veineux.

En recherchant la part qui doit être faite aux conditions purement physiques dans les phénomènes de la circulation, M. Poiseuille a reconnu que l'écoulement d'une dissolution d'azotate de potasse dans des capillaires inertes est un peu plus rapide que celui de l'eau distillée, et qu'il en est de même pour une solution d'acétate d'ammoniaque. Remplaçant l'eau distillée par du sérum, cet expérimentateur vit que l'eau distillée coulait deux fois aussi vite que le sérum et que le sérum, contenant en dissolution de l'azotate de potasse, coulait un peu plus vite que le sérum pur. Ces expériences, répétées sur les capillaires des organes, ont donné les mêmes résultats ; et là encore l'écoulement était activé par l'azotate de potasse et l'acétate d'ammoniaque, tandis qu'il était ralenti par l'alcool. Transportant sur le vivant cet ordre de recherches, M. Poiseuille a injecté ces substances, par le bout inférieur de la jugulaire coupée d'un cheval, en les additionnant d'une petite quantité de prussiate de fer et de potasse ; le temps plus ou moins court qui séparait l'injection de l'apparition du prussiate dans le sang, recueilli par le bout supérieur du vaisseau, indiquait que la circulation se faisait avec plus ou moins de rapidité ; or, selon que l'on avait injecté de l'azotate de potasse, de l'acétate d'ammoniaque ou de l'alcool, l'apparition du prussiate était plus ou moins rapide.

La conclusion que M. Poiseuille a tirée de ces faits, c'est que, sous l'influence de l'azotate de potasse et de l'acétate d'ammoniaque la circulation devenant plus rapide, le rein est traversé par une plus grande masse de sang et doit nécessairement en séparer plus d'urine ; nous n'y voyons, nous, que l'effet fluidifiant des alcalins sur le sang, de l'irritation qu'ils produisent sur le rein et de la pression artérielle sur la fonction rénale.

M. Goll, de Wurtzbourg, a fait dans le laboratoire de M. Ludwig des expériences qui démontrent jusqu'à l'évidence la relation étroite qui existe entre le degré de la pression dans le système sanguin et la quantité d'urine excrétée dans un temps donné.

La pression était prise, pour le rein, dans la partie inférieure de l'aorte d'un chien ; lorsqu'elle était de 129 millimètres, la quantité d'urine excrétée en une minute a été de 9 grammes; on fait une saignée qui fait tomber la pression à 119 millimètres, la quantité d'urine excrétée en une minute n'est plus que de $4^{gr},92$ centigr.

Chez un chien qui avait subi plusieurs saignées, la pression dans l'aorte était de 79 millimètres et la quantité d'urine excrétée en une minute $0^{gr},80$ centigr.; on lia alors les deux artères carotides, les deux crurales et les deux brachiales; la pression remonta à 112 millimètres et l'excrétion urinaire à 12 grammes.

Enfin chez un troisième chien, qui avait encore été affaibli par plusieurs saignées, la pression dans l'aorte étant de 55 millimètres et l'excrétion urinaire de $2^{gr},06$ centigr., on injecta dans les veines de l'animal du sang d'un autre chien ; la pression remonta à 122 millim. et l'excrétion urinaire à $19^{gr},34$ centigr.

On admet généralement, avec Becquerel et Lehman, que lorsqu'on introduit dans les voies digestives une grande quantité d'eau, les urines sont non-seulement plus abondantes, mais que la masse des parties solides augmente aussi. Les recherches de Krammer semblaient contredire cette opinion ; ses urines qui contenaient ordinairement en moyenne $71^{gr},224$ milligr. de parties solides, n'en renfermaient plus que $70^{gr},7$ milligr. ; après avoir bu 2640 grammes d'eau ; mais Bœcker s'est

livré sur lui-même et sur quelques personnes à des expériences qui ont donné les résultats suivants : Après
avoir bu pendant sept jours 3360 grammes d'eau de
source, au lieu de 1260 grammes, comme il l'avait fait
quelque temps auparavant, les urines se trouvèrent augmentées de 2473 grammes qui contenaient : eau 2365$^{gr}$,
5 centigr., parties solides 7$^{gr}$,5 centigr., l'urée avait augmenté de 2$^{gr}$,858 centigr.; la potasse 0$^{gr}$,435 centigr., le
chlorure de sodium 4$^{gr}$,962 centigr., le phosphate de soude
0$^{gr}$,287 centigr., le phosphate de chaux 0$^{gr}$,117 centigr.,
celui de magnésie 0$^{gr}$,192 centigr., l'acide urique au contraire avait diminué de 0$^{gr}$,247 centigr. Il en résulterait
donc que la somme des sels de l'urine se trouve augmentée en proportion notable lorsqu'on boit une grande quantité d'eau; le poids de l'urée éliminée peut être doublé et
même triplé. Bœcker étant resté vingt-quatre heures sans
boire ni manger, ses urines contenaient 7 gr. 2 dixièmes
d'urée, et pendant vingt-quatre autres heures, s'abstenant de manger, il but 2940 grammes d'eau; ses urines
renfermaient alors 14 grammes 3 dixièmes d'urée et pas de
traces d'acide urique; mais nous ajouterons que la proportion entre l'acide urique et l'urée pourrait être inverse, et que les quantités des matériaux solides de l'urine
seraient singulièrement sujettes à variation selon l'état
des individus en expérience, leur régime antérieur, et les
proportions relatives des éléments du sang pour chacun
d'eux.

Dans les expériences de Bœcker, il avait été tenu
compte du volume d'acide carbonique exhalé, qui était
représenté par 522 cent. cubes 37, et de la transpiration
cutanée, qui n'avait été que de 40 grammes.

La température ambiante et les fonctions de la peau ont sur l'excrétion urinaire une action importante : il est d'observation vulgaire que l'on urine davantage en hiver, et lorsqu'on abaisse la température du corps par un bain de 20 degrés par exemple, on obtient l'un des diurétiques les plus efficaces ; tandis qu'au contraire, lorsqu'on élève la température du corps aux derniers degrés supportables, les urines diminuent notablement. Chossat a noté (in *Journal de Physiologie*) l'influence des saisons sur la diurèse, et ce n'est que pour mémoire que nous rappelons que les diarrhées aqueuses diminuent et vont jusqu'à supprimer, comme l'agonie, l'excrétion urinaire.

Au sens propre du mot diurétique (διά par, à travers, dans, οὖρον urine), on devrait désigner sous ce nom toutes les substances qui traversent les reins ; tandis qu'il ne doit s'entendre que de celles qui ont la propriété d'accroître la quantité des urines.

Nous venons de voir que l'eau et le froid étaient des diurétique set que cette dernière circonstance, si variable, modifiait à tout instant, selon les saisons et les heures du jour, la fonction uropoiétique.

Le nombre des médicaments réellement diurétiques a singulièrement diminué sous l'influence des observations cliniques et physiologiques attentives ; ceux qui méritent encore d'être administrés comme diurétiques le sont à des titres divers.

L'énumération de tous les médicaments diurétiques serait fort longue et renfermerait un grand nombre de substances qui ne méritent pas de prendre place dans cette classe, bien que beaucoup d'entre elles soient encore prescrites à ce titre et très en faveur dans la médecine populaire.

Les alcalins dont nous nous occupons agissent directement sur l'excrétion rénale en s'éliminant par cette voie et en irritant l'organe excréteur. La scille, le cainça, le raifort, l'asperge, le genet, le winter green, la feuille de frêne, ont une action analogue ; on en peut dire autant des iodures et des bromures, qui accroissent graduellement la proportion d'urine, ou qui parfois provoquent tout à coup un flux abondant avec incontinence nocturne. Mais les alcalins ont un second effet, c'est de fluidifier le sang, de changer le rapport entre les parties solides et aqueuses du liquide hématique, et par conséquent, de provoquer la séparation d'une plus grande quantité d'urine. Ces deux propriétés des alcalins sont d'autant plus complètes qu'ils sont, comme nous venons de le dire, incorporés à une plus grande quantité d'eau.

Trousseau et Pidoux ont fait la remarque que tous les diurétiques sont sédatifs du cœur, et réciproquement, que les sédatifs du cœur sont diurétiques ; les expériences de Chossat et celles de Bœcker, que nous avons rapportées, démontrent que tous les agents qui activent les fonctions de la peau diminuent l'excrétion urinaire ; par conséquent, la chaleur, les excitants et les sudorifiques agiront en sens inverse des diurétiques.

On sait d'ailleurs que contrairement au plus grand nombre des parenchymes, les reins séparent d'autant moins d'urine qu'ils sont plus congestionnés ; puisque l'anatomie et la physiologie démontrent que de la rapidité de la circulation intrarénale dépend l'activité fonctionnelle de cet organe. Ainsi s'expliquent la diminution de quantité de l'urine après une manœuvre opératoire dans la vessie, provoquant une néphrite congestive et la sueur profuse qui lui succède et qui doit remplacer l'excrétion rénale supprimée; mais aussi l'indication formelle, précise, d'administrer l'un des sédatifs du cœur; la digitale, l'opium, le sulfate de quinine, les alcalins à doses élevées, etc.

Les alcalins envisagés comme diurétiques peuvent donc être des irritants du rein et par conséquent des excitants de la fonction, des fluidifiants du sang et des modérateurs de la circulation; ce triple effet pourrait servir de base à une division, mais nous préférons faire entrer les alcalins diurétiques dans la classification suivante, que M. le professeur Bouchardat a donnée dans son *Manuel de matière médicale, de thérapeutique et de pharmacie.*

Diurétiques.
- Minéraux.
  - 1 salins.
  - 2 alcalins.
- Végétaux.
  - 3 énergiques.
  - 4 équivoques.
  - 5 ayant une action évidente sur les qualités de l'urine, douteuse sur sa quantité.

Les DIURÉTIQUES SALINS comprennent le *nitrate de potasse*, le plus employé; à côté de lui, le *nitrate de soude*, le *chlorate de potasse*, les *sulfates neutres* de *potasse*, de *soude*, de *magnésie*; les *phosphates* des mêmes bases; le *ferro-cyanure de potassium*, l'*urée*, etc.

Les **Nitrates de potasse et de soude** ne semblent point avoir une autre action physiologique que les alcalins.

« Lorsqu'ils sont ingérés à de faibles doses, dit M. Ra-
« buteau dans son livre, intitulé : *Éléments de thérapeu-*
« *tique et de pharmacologie*, 5 grammes par exemple
« dans un verre d'eau, et lors même que l'ingestion est
« répétée après quelques heures, ces sels sont absorbés
« et s'éliminent par les urines. Ils produisent alors de la
« constipation. Mais si les nitrates sont ingérés à de hautes
« doses dans une quantité suffisante d'eau, ils cheminent
« le long du tube digestif et produisent des effets purga-
« tifs ; on voit donc que les nitrates alcalins se compor-
« tent de la même manière que les purgatifs salins ; ces
« derniers médicaments agissent d'une manière différente
« suivant qu'ils sont restés dans le tube digestif ou qu'ils
« ont pénétré dans l'appareil circulatoire. Ces effets
« opposés et alternatifs, la diarrhée et la constipation,
« ont été signalés déjà depuis plus de trente ans par
« Martin-Solon. »

Mais nous avons l'occasion de les utiliser quelquefois,
lorsque nous voulons obtenir tout ensemble une action
diurétique et laxative, et comme les nitrates de potasse
et de soude ralentissent la circulation et abaissent la chaleur animale, ce sont des contro-stimulants ; ils doivent
à cette propriété d'être employés à haute dose : 15 à
20 grammes pour 2 litres de tisane, dans les phlegmasies.

Martin-Solon ayant examiné le sang retiré de la veine
d'un sujet de vingt et un ans atteint de rhumatisme articulaire aigu, qu'il traitait par le nitre, constata une diminution de la fibrine ; d'un autre côté, Löffler a noté que
le nitre produisait à la longue un état anémique et hydrémique caractérisé par la pâleur des hématies, par l'accroissement des globules blancs et l'augmentation de

l'eau. « Enfin, ajoute M. Rabuteau, les matières albumi-
« noïdes du sang doivent éprouver des modifications ; car
« chez un chien qui succomba quatre jours après l'injection
« de 10 grammes d'azotate de soude dans les veines, je
« trouvais pendant la vie de l'albumine dans les urines,
« bien que les tubuli des reins fussent intacts, comme je
« m'en assurais après la mort de cet animal. »

Le nitrate de soude ingéré à de hautes doses a des
effets purgatifs aussi marqués que ceux du nitrate de
potasse, et il est moins dangereux ; on peut s'en servir
comme d'un purgatif ordinaire. Velsen considérait le
nitre cubique comme un purgatif utile dans toutes les
phlegmasies du tube digestif, ce qu'avait dit Solon. Si le
nitrate de potasse était administré à la dose de 60 grammes, mais pris en une seule fois, il déterminerait, sinon
la mort, du moins des accidents très-graves. S'ils ne se
produisent pas lorsque le nitre est pris à doses fractionnées, c'est qu'il s'élimine vite et que l'organisme s'est
déjà débarrassé du sel absorbé en premier lieu, lorsqu'une
dose nouvelle est ingérée. Si on administre le nitre en faible quantité, il est peu ou point diurétique et il n'agit presque pas dans les maladies inflammatoires ; si on l'administre au contraire à de hautes doses, on s'expose à provoquer des accidents. On le prescrit habituellement comme
diurétique, par 10 grammes dans un litre d'une décoction aqueuse préparée avec 30 grammes de chiendent,
ou encore et mieux dans un litre de vin blanc.

Le nitrate de soude peut être prescrit à des doses
doubles de celles du nitrate de potasse.

Les DIURÉTIQUES ALCALINS comprennent : la *potasse*,
la *soude* et la *chaux caustique*, les *carbonates de potasse*

*et de soude*, les *bicarbonates* des mêmes bases, les *savons*, les *citrates*, *malates*, *tartrates*, *acétates de potasse et de soude*, la *chaux*, le *saccharate de chaux*, la *bile*, etc.

Les trois premiers, qui constituent des caustiques, sont des poisons corrosifs énergiques ; ils sont presque exclusivement réservés à l'usage externe, et ce sont les bicarbonates de potasse et de soude qui sont administrés à l'intérieur. Comme ces derniers sont facilement absorbés, qu'ils modifient rapidement, sinon longtemps, la réaction du sang et celle de l'urine en détruisant leur acidité, et qu'ils ont dû, pour ce fait, d'être considérablement employés dans les affections où un excès d'acide urique est le phénomène prédominant : la goutte, la gravelle, l'affection calculeuse ; on les a quelquefois désignés sous le nom de *lithontriptiques*, mais la désignation d'*antiuriques* leur conviendrait mieux aujourd'hui.

Les alcalins les plus usités, sont :

Le **Carbonate d'ammoniaque** (*alcali*, *sel volatil d'Angleterre* ; *sesquicarbonate d'ammoniaque* ; *sous-carbonate d'ammoniaque* ; *ammoniacum carbonicum* ; *carbonas ammonicus*), excitant diaphorétique, très-employé dans le diabète.

L'ammoniaque, qui est exclu du groupe des alcalins pour être rangé dans les antispasmodiques, se rapproche des premiers par son action physiologique sur les excrétions muqueuses et urinaires, qu'il augmente, ainsi que les phénomènes de combustion et de désassimilation.

Le **Sous-Carbonate de bismuth**, qui neutralise les acides en excès dans l'estomac ; ce que ne pourrait faire le sous-nitrate.

Le **Carbonate de chaux** (*terre* ou *spath calcaire;* *carbonas calcicus*).

Très-employé comme absorbant dans toutes les régurgitations acides de l'estomac.

Il entre dans la composition d'une solution effervescente chargée de 5 volumes d'acide carbonique et désignée dans les formulaires anglais sous le nom d'*eau de Carrare;* il constitue également l'eau de chaux que l'on injecte dans le vagin, dans la vessie et dans l'urèthre.

La dose est de 1 à 40 grammes.

Le **Saccharate de chaux** (*sesquibasique*) est préféré par le docteur Clelland à l'eau de chaux, dans les dyspepsies avec sécrétions acides abondantes; ce sel a l'avantage d'être tonique, et loin de produire de la constipation, d'exonérer les intestins.

Le **Carbonate de Lithine** (*carbonate lithique*) est l'un des sels de cette série qui mériterait d'être le plus souvent ordonné; à l'état de granules effervescents, il est très-bien pris par les malades et il constitue un médicament agréable, d'une efficacité réelle et dont on ne fait généralement pas assez usage dans la gravelle urique; il entre dans la composition de quelques eaux minérales.

C'est à Garrod que l'on doit les applications plus fréquentes des sels de lithine, dans les manifestations goutteuses de la diathèse urique (*Garrod, Traité de la goutte; trad. Charcot*). Ses expériences sur les os et les ligaments recouverts ou infiltrés d'urate de soude sont devenues classiques et témoignent suffisamment de l'action dissolvante des sels de lithine sur les composés uriques. Nous n'avons pas appris qu'en dehors des eaux minérales qui renferment de la lithine, les carbonates de cette substance soient souvent prescrits dans les gravelles rouge et jaune. C'est dans ces cas que l'on doit les employer et que nous les prescrivons à la dose de 1, 2, 3 et 4 grammes, pris le matin à jeun dans une tasse d'infusion de feuilles de frêne.

Les **Carbonates de magnésie et de potasse**, que l'on prescrit dans la gravelle, ont l'inconvénient de n'être pas entièrement solubles dans l'eau.

Le **Carbonate neutre de potasse**, employé à l'intérieur à des doses variant de 25 centigrammes à 2 grammes, comme diurétique et lithontriptique, fait la base de l'*eau de Constitution*, remède secret dont on fait usage en Angleterre, et de la *liqueur de potasse*, également employée dans ce pays, et à l'extérieur en bains, à la dose de 125 grammes.

Le **Bicarbonate de potasse** (*carbonate de potasse acide ou saturé*) sert à obtenir l'eau alcaline gazeuse et comme antacide; on le prescrit contre l'acescence des premières voies; il mériterait à ce titre d'être souvent préféré au sel de Vichy, comme étant plus rapidement éliminé.

Le **Carbonate d'ammoniaque**, stimulant diaphorétique employé dans le diabète et la gravelle.

Le **Carbonate neutre de soude** (*soude carbonatée, sels ou cristaux de soude, craie de soude*, etc.) est surtout prescrit à l'extérieur, à la dose de 200 à 400 gram. pour un bain entier.

Le **Bicarbonate de soude** (*carbonate de soude acide ou saturé, sel digestif de Vichy, natrum carbonicum acidulum*, etc.). Le plus employé de tous à l'intérieur; il

entre dans la composition des eaux de Vichy, Saint-Alban,
Vals, des poudres effervescentes du soda water, etc.;
on le prend depuis 50 centigrammes jusqu'à 10 grammes par jour et plus, dans les dyspepsies acides, la cystite
cantharidienne (Ameuille), la diathèse urique, le diabète.
Tout ce que l'on a écrit de l'action des alcalins administrés à haute dose, avait surtout en vue le bicarbonate de soude. Ses incompatibles sont : le calomel, le
sublimé, les sels de chaux et d'argent, etc.

Le **Citrate d'ammoniaque**, qui entre dans la composition de quelques solutions recommandées contre
l'irritation vésicale.

Le **Citrate de chaux** et le **Citrate de potasse**, qui
sont des diurétiques.

Le **Citrate de soude**, qui se prescrit comme alcalin, est aussi un excellent purgatif.

Les **Lactates de soude, de potasse et de magnésie** sont très-solubles et très-déliquescents; ils sont
parfois employés à la place des carbonates, comme
diurétiques.

Le **Borate de potasse**. Ce sel est l'un des meilleurs
dissolvants de l'acide urique, et son précipité se redissout immédiatement dans le plus léger excès d'eau.

Le **Borate de soude** (*sous-borate de soude, borax*)
et le **Tartrate borico-potassique**. Employés à l'intérieur comme fondants diurétiques, à la dose de
1 gramme.

Le borate de potasse a été souvent recommandé.
M. Bouchardat le fait entrer dans un mélange composé
comme suit :

| | |
|---|---|
| Bitartrate de potasse................... ) | |
| Borate de potasse............. .... ( | aa 5 gram. |
| Bicarb. de potasse............... | 1 — |
| Eau......................... | 1 bouteille. |

On peut en prendre 5 ou 6 bouteilles par jour et moins, lorsqu'il se produit un effet purgatif.

L'**Acétate de potasse** (*terre foliée*). Il existe dans la séve des végétaux, dans ceux surtout qui sont administrés comme diurétiques, et c'est du reste à ce titre qu'il est prescrit. On le donne comme tel à la dose de 1 à 5 grammes dans un litre d'eau, et comme fondant de 5 à 15 grammes.

Il entre par absorption directe dans le sang, et s'y transforme en carbonate naissant, plus actif que le carbonate de potasse préalablement formé. C'est un dépurant-rénal excellent. On l'a vanté contre l'uréthrite aiguë et subaigüe, à la dose de 100 grammes en quelques jours.

L'**Acétate de soude** (*terre foliée minérale*). Il a les mêmes propriétés, mais il est moins actif; il s'emploie aux mêmes doses.

Les acétates de potasse et de soude ont été employés en Angleterre, simultanément avec les bicarbonates de potasse ou de soude, et en France par M. Jaccoud, contre le rhumatisme aigu.

L'acide benzoïque forme, avec la chaux, la soude et l'ammoniaque, trois sels.

Les **Benzoates de chaux et de soude** ont les propriétés thérapeutiques de l'acide benzoïque, avec cette circonstance favorable qu'étant plus solubles, ils sont plus rapidement absorbés. Ils provoquent une excitation de l'excrétion urinaire et sont avec juste raison considérés comme l'une des meilleures préparations dialytiques. On les administre à la dose quotidienne de 10 à 50 centigrammes et progressivement jusqu'à 1 et 2 grammes. M. Mentel les a granulés en associant un équivalent d'acide benzoïque à un équivalent de chaux.

Le benzoate de chaux et le benzoate de soude sont de ceux que nous prescrivons très-souvent dans la gravelle urique. Mais nous avons déjà dit à propos de l'acide benzoïque que nous donnons la préférence au benzoate de chaux, qui est très-soluble et qui agit d'une façon heureuse sur les premières voies. On lui associe comme adjuvant dans le traitement une eau bicarbonatée sodique comme Vichy ou Vals.

Le **Benzoate d'ammoniaque**, comme les deux précédents, transforme les urates en hippurates solubles. Il augmente l'activité rénale et il modifie les muqueuses comme les balsamiques; il se prescrit soit sous forme pilulaire, soit sous forme granulée, aux mêmes doses que les benzoates précédents; mais il est moins employé.

Les **Bromures alcalins de potassium et de sodium**, qui peuvent être prescrits comme diurétiques, mais qui le sont presque exclusivement comme analgésiques.

**Savon amygdalin** (*savon médicinal*). C'est l'antidote de l'empoisonnement par les acides, et il a été autrefois très en usage contre les concrétions biliaires et les calculs urinaires; il doit de l'être très-peu aujourd'hui à ce qu'il est remplacé par des préparations plus simples et plus agréables.

Les sels neutres qui se transforment en bicarbonates alcalins, dans l'appareil de la circulation, sont les tartrates
neutres de potasse et de soude, le citrate de soude et les
acétates de potasse et de soude dont nous venons de parler et qui méritent de nous arrêter, car ils constituent
une série importante d'agents médicamenteux, que Bird
désigne sous le nom de *dépurants-rénaux* ou *diurétiques
chimiques*.

Les observations qui tendent à démontrer leur efficacité ne sont pas nouvelles, et il faut certainement y rapporter l'administration si fréquente du sel de seignette
par les anciens médecins ; mais l'interprétation physiolo-
gico-pathologique de leur action ne peut que contribuer
à leur faire reprendre une plus grande importance pratique. C'est de ces vues que l'on s'est inspiré pour donner
l'acétate de potasse dans le rhumatisme aigu à dose élevée, 15 grammes dans une grande quantité d'eau, prise
par fractions dans l'espace de 24 heures. La quantité des
solides enlevés de l'économie devient alors considérable, et
le rein livre passage à une plus grande somme de ces produits organiques, désignés sous le nom d'*extractifs*, et
qui consistent principalement en créatine, créatinine,
uroxanthine, avec une substance riche en soufre. Bird
a vu sous cette influence un excès de 11 à 12 grammes
de matériaux solides excrétés.

L'action des acétates et des citrates est résumée par
Bird de la manière suivante :

« 1° Ils sont neutralisés par les acides dans les *pre-
« mières voies*, en formant des chlorures ou des phos-
« phates qui traversent la circulation, sans décomposition
« possible.

« La conversion des acétates, tartrates et citrates en
« carbonates, s'opère dans le sang ; ils s'y trouvent en
« conséquence à l'*état naissant*, *c'est-à-dire dans les con-*
« *ditions les plus favorables aux combinaisons chimiques ;*
« ils se rencontrent en cet état en contact avec celles
« des matières qu'il est important d'éliminer du sang.
« Chacun sait qu'une quantité considérable de liqueur
« de potasse est nécessaire pour rendre l'urine même
« neutre, tandis que quelques grammes d'un acétate
« ou d'un tartrate alcalin, rendent cette sécrétion al-
« caline. »

C'est à leur rapide décomposition dans l'économie
que les sels à acides organiques doivent d'être préférés ; ils diminuent la chaleur animale, ils ralentissent le pouls, et ils constituent la classe des *médicaments tempérants* ; et c'est déjà sous cette dénomination
qu'on les rencontre dans les matières médicales du siècle
dernier ; on les désignait encore sous le nom de *rafraîchissants* (Geoffroy), ou de *refrigerentia* (Linné).

L'épithète de rafraîchissants leur convient tout particulièrement, car à leur action sur le sang, qui n'est que
secondaire, et qui est, d'après ce que nous venons de
dire, en tout semblable à celle des carbonates, s'en
ajoute une autre sur les *premières voies*, dans lesquelles
ils provoquent un flux muqueux abondant, après y avoir
neutralisé les acides.

M. le docteur Galtier Boissière, dans l'excellente thèse
qu'il a consacrée à la diathèse urique dans une de ses
manifestations communes, la goutte, a fort insisté
sur la préférence à donner aux bases unies à un
acide organique, les citrates, les malates, les tartrates,

et il recommande l'usage de la formule suivante, qui nous a donné à nous-mêmes d'excellents résultats :

| | |
|---|---|
| Tartrate de potasse.................. | 50 gram. |
| — de soude.................... | 30 — |
| — de magnésie................ | 20 — |

M., pulvérisez et divisez en paquets de 5 grammes, en prendre 1 ou 2 par jour.

Cette préparation offre l'avantage d'alcaliniser l'urine, et de procurer en outre une selle copieuse ou même deux dans la journée ; or, tout le monde s'accorde à reconnaître la nécessité d'obtenir des évacuations alvines abondantes dans la gravelle et dans la goutte.

L'observation vient encore confirmer ces vues, les sucs des fruits et des végétaux doivent leur acidité à des sels organiques, tels que : les bitartrates, les bimalates et le citrate acide de potasse. Or, presque tous les sels organiques contenus dans les végétaux et les fruits, subissent dans l'économie les transformations que Bird nous a indiquées tout à l'heure, que Galtier Boissière a signalées, sur lesquelles Wohler a beaucoup insisté et dont M. Rabuteau poursuit l'étude.

On ne connaît jusqu'à présent qu'une exception, c'est celle du bioxalate de potasse, qui n'éprouve pas de métamorphose dans l'organisme, ou qui, dans tous les cas, n'y subit qu'un simple dédoublement, puisqu'on retrouve dans l'urine tout l'acide oxalique contenu dans le sel ingéré ; on l'en retire à l'état d'oxalate de chaux, d'où l'étiologie de l'*oxalurie*, plus fréquente dans les campagnes qu'à la ville.

Les médecins sont unanimement d'accord pour pres-

crire un régime végétal, légumes et fruits, dans la diathèse urique, et l'expérience démontre que l'urine d'un
individu qui mange 500 grammes de cerises douces est
aussi alcaline que s'il avait pris 8 à 12 grammes d'un
sel alcalin végétal.

La faveur dont les sels à acides organiques sont l'objet,
et l'emploi plus fréquent que l'on s'accorde à en faire est
tout à fait légitime ; il nous semble que ces mêmes
expériences physiologiques, chimiques et pathologiques
tendent à marquer plus nettement le rôle des sels minéraux et notamment des carbonates.

Si les malates, les citrates, les tartrates, les acétates doivent mériter de plus en plus d'être les véritables *anti-uriques* ou *antacides*, les carbonates resteront des *déglobuli-
sants* ; depuis quelques années que cette spécialisation d'action a été entrevue, on envoie surtout à Vichy les malades
pléthoriques et chez lesquels il faut obtenir vite, abstraction faite de l'action locale sur le foie, les reins ou l'estomac, une diminution des éléments solides du sang ; l'observation clinique et la chimie se prêtent ici un mutuel
appui.

Les médicaments alcalins ont porté longtemps le nom
de *lithontriptiques*, qui sert encore aujourd'hui à rappeler les espérances qu'ils avaient fait concevoir de dissoudre les pierres dans le rein ou dans la vessie. Il est intéressant de rapporter toutes les tentatives qui ont été faites
dans ce sens, et qui répondent nettement à trois périodes.

La première période remonte à une très-haute
antiquité, car Pline parlait déjà des coquilles d'escargots pour dissoudre la pierre. La seconde répond
aux injections alcalines intravésicales ; et la troisième,

enfin, a été marquée par l'emploi simultané des boissons alcalines, des injections et de l'électrolyse.

Les moyens préconisés au xvi° siècle, par les adeptes de l'introchimie, ne méritent pas de nous arrêter, ils répondent à l'enfance scientifique de la chimie, et les formules préconisées pour fondre les pierres dans la vessie sont des composés de substances incompatibles. Il faut arriver au xviii° siècle pour voir l'Académie des sciences charger Morand d'instituer des expériences sur l'efficacité du remède de M^{lle} Stévens, universellement employé en Angleterre, et auquel le Parlement avait accordé une récompense considérable.

Des 40 malades auxquels Morand administra le remède, 22 seulement avaient bien positivement la pierre ; et 5 autres, 4 enfants et 1 adulte, durent après un temps assez long subir l'opération de la taille, qui permit de constater que les pierres ne présentaient aucune trace de dissolution. Ces observations sont mal prises, et Morand et Lieutaud se sont laissés tromper par de gros grains de gravelle et par le soulagement momentané qu'éprouvent parfois les calculeux après l'administration des alcalins.

Le remède de M^{lle} Stévens n'était autre que des coquilles d'huîtres et d'escargots pilées, mélangées à l'eau et filtrées ; conséquemment de l'eau de chaux, que l'on ingérait à la dose de 2 à 3 litres par jour. Hufeland et Mascagny avaient usé, et ce dernier sur lui-même, de l'eau de chaux dans la gravelle urique, et M^{lle} Stévens n'avait fait que préconiser un remède très-anciennement connu, puisque Pline, comme nous l'avons dit, connaissait déjà la vertu des coquilles d'escargots.

C'est précisément vers le milieu du xviiiᵉ siècle, au moment où tous les esprits étaient attentifs aux recherches dont nous venons de parler, que les bicarbonates alcalins commencèrent à être très-employés et que les eaux de Vichy devinrent à la mode.

Toutefois, les prétentions des dissolutistes ne se manifestèrent plus que vers 1820; quelques années après, le docteur Ch. Petit communiquait à l'Académie des sciences des observations de calculs urinaires guéris par l'usage des eaux de Vichy; il suffit de les parcourir pour s'assurer vite des objections qu'elles faisaient naître. La première est celle d'un calculeux lithotritié précédemment par Civiale, et qui, sous l'influence de 5 ou 6 verres d'eau des Célestins par jour, expulse des débris qu'on reconnaît très-manifestement avoir appartenu à un calcul volumineux. La seconde est l'histoire d'un malade qui avait un petit calcul, et qui s'en débarrassa en buvant jusqu'à 15 verres par jour de l'eau des Célestins. Les autres observations ont trait à des gravelles uriques à gros grains, et à des expériences faites sur le poids des calculs d'acide urique, de phosphates ammoniaco-magnésien et d'urates, après un séjour de 15 à 20 jours dans l'eau minérale; expériences qui servaient de base aux opinions que M. Petit s'était formées de la dissolution des concrétions urinaires.

Ce n'est plus le moment de relever toutes les objections que soulevait ce travail, auquel les académiciens et le public médical firent alors bon accueil; mais, en voyant les quantités énormes d'eau minérale (15 à 20 verres) ingérée par les malades, il nous revient en mémoire qu'il y a quelques années, deux médecins étrangers annoncèrent dans les journaux politiques qu'ils étaient en possession du secret de dissoudre les calculs, et ils donnaient l'adresse de quelques-uns des malades qu'ils avaient guéris. Nous nous rendîmes chez l'un de ceux qu'ils indiquaient, pauvre ouvrier ébéniste du faubourg Saint-Antoine, que nous trouvâmes enthousiaste de sa cure et plein de méfiance contre tous les renseignements que nous voulions prendre ; nous parvînmes cependant à nous faire montrer les pierres qu'il avait rendues, sous l'influence du traitement, et qui n'étaient autres que des grains de grosse gravelle d'urate de soude et d'ammoniaque, en assez grand nombre et assez volumineux pour la plupart. Le malade nous ajouta que le remède qui lui avait été administré se prenait par 7 et 8 litres par jour ; cette dernière circonstance nous expliquait suffisamment son action, car l'eau, comme on l'a dit, est le meilleur des lithontriptiques.

Ce n'est pas à dire, toutefois, qu'on ne puisse jamais obtenir la division spontanée de certains calculs dans la vessie, par l'administration des eaux minérales prises en quantité suffisante ; on en a rapporté des faits très authentiques : ceux de Jeoffroy, de Whytt, de Rousseau, sont le plus souvent cités ; on en peut voir quelques-uns dans la collection de la fondation Civiale, à l'hôpital Necker, et nous possédons un exemple de ce morcellement, que nous croyons être un des plus curieux ; il s'est effectué après une saison à Vittel. Le calcul, composé d'urate de soude et de magnésie, était formé de pyramides dont la base représente un segment de la sphère, et dont le sommet tronqué en cupule contenait un petit grain, d'une texture évidemment moins

serrée que le reste de la concrétion ; il y avait huit de
ces pyramides et autant de ces petits grains, qui sont
sortis spontanément. La régularité de ces fragments et
leur examen attentif permettent, selon nous, une facile
explication du fait : l'eau, prise en abondance, a pénétré
la concrétion, et il s'est produit une inégale imbibition
entre ces diverses couches ; les grains se gonflant davantage, ont fait éclater le calcul.

Le plus grand nombre des cas de morcellement dit
spontané, ne se sont pas produits autrement, et sont dus
à la dilatation variable des différentes couches lithiques ;
mais nous ne voyons nulle part qu'on ait réussi à entamer,
par l'action de l'eau, les calculs homogènes.

On sait que Civiale, avant de pratiquer le broiement,
n'avait eu d'autre projet que d'enfermer les concrétions
vésicales dans une poche en baudruche et de les y dissoudre au moyen d'agents divers ; c'est cette même idée
que le docteur Dumesnil (de Coutances) a reprise en
1846, et à laquelle il a donné le nom de *Lithyménie*, opération destinée à détruire les concrétions vésicales, au
moyen de lithontriptiques très-affaiblis et poussés par
irrigation dans une poche membraneuse isolante. Berzelius avait exprimé la même espérance à propos des
irrigations vésicales longtemps continuées, et c'est surtout aux injections alternativement acides et alcalines
que les dissolutistes ont donné la préférence pour agir
plus sûrement sur les éléments différents des calculs et
sur les matières organiques amorphes qu'ils contiennent
toujours. Malheureusement, ces manœuvres rencontrent
des difficultés considérables dans la pratique : l'impossibilité de continuer longtemps les irrigations chez la plu-

part des malades, sans provoquer de la cystite ; d'avoir dans la vessie une quantité d'eau toujours suffisante pour baigner le calcul ; la difficulté de faire sortir les fragments, alors qu'on a été assez heureux pour en obtenir.

Le choix du liquide à injecter s'est porté tantôt sur les eaux de Vichy et toutes les bicarbonatées sodiques fortes, tantôt sur de l'eau acidulée par l'acide nitrique ou tartrique, qui n'a été que peu tolérée, et enfin sur une dissolution alcaline faible ; l'acide sulfurique et la potasse caustique dans des solutions au 50$^{me}$, soit 2 grammes pour 100, ont été employés par M. Dumesnil.

M. Milliot a parlé du suc gastrique qui agirait comme lithontriptique, non plus en dissolvant les matières lithiques, mais en agissant sur la matière organique qui leur forme ciment. M. Leroy d'Etiolles, qui a expérimenté ce moyen, le déclare de nul effet sur les calculs d'oxalate de chaux sur lesquels d'ailleurs aucun autre agent n'a eu de prise jusqu'ici ; les calculs d'acide urique, de phosphate de chaux, de magnésie et d'ammoniaque ont été à peine modifiés, et lorsque seulement ils étaient formés de couches alternantes. M. J. Cloquet a injecté le carbonate et le borate de potasse en irrigations continues contre les calculs uriques ; et M. Ure, qui l'avait fait également, a proposé depuis le carbonate de lithine, au moyen duquel un calcul composé d'acide urique et d'oxalate de chaux aurait perdu en une heure 5 centigrammes de son poids, par son contact avec 20 centigrammes de carbonate de lithine, dissous dans 30 grammes d'eau distillée.

A côté des recherches sur la dissolution aqueuse faite

par Petit, se placent les essais infructueux de Bouvier-Dé-
mortiers, pour utiliser les effets chimiques de la pile. La
même année 1813, Gruithuisen auquel Heurteloup attribuait à tort, selon nous, une certaine part dans l'invention de la lithotritie, renouvela les expériences de Bou-
vier-Démortiers. Les conducteurs dont il se servait tra-
versaient une sonde et s'écartaient dans la vessie, de manière à permettre de placer le calcul dans leur intervalle ; mais c'est en 1823 seulement, que la dissolution
des pierres par la pile devint, de la part de MM. Prévost
et Dumas, l'objet de recherches très-précises et très-
scientifiques. Attaquant d'abord des calculs hors de la
vessie, un de triple phosphate, pesant 5 grammes, soumis à l'action d'une pile de 120 couples, avait perdu
60 centigrammes de son poids ; il ne présentait plus
qu'une masse friable après 28 heures. Pour s'assurer
qu'un tel courant produirait une irritation vésicale
tolérable, MM. Prévost et Dumas introduisirent dans la
vessie d'une chienne un fragment de calcul placé entre
les deux conducteurs de la pile, et l'expérience put être
renouvelée six jours de suite, pendant une heure, sans
qu'il en advînt rien de fâcheux pour l'animal ; le calcul
était devenu friable ; mais, où MM. Prévost et Dumas
nous semblent avoir fait entrer les recherches sur cette
question dans une voie toute nouvelle, qui sera très-probablement celle de l'avenir, c'est par l'idée qu'ils ont eue
d'injecter des dissolutions salines dans la vessie, avant
d'y faire passer un courant. Une dissolution de nitrate de
potasse était introduite dans la vessie, contenant un calcul d'acide urique, et sous l'influence du courant de la pile
il devait se produire un composé soluble d'urate de potasse ;

l'expérience, très-concluante dans un vase de laboratoire, le devenait moins dans le réservoir de l'urine. A cette même époque, M. Leroy d'Étiolles père, s'emparant du côté chirurgical de la question, plaçait les calculs dans les mors d'une pince à trois branches, en se servant de la canule et du perforateur, pour glisser ses conducteurs jusque contre le calcul à attaquer; mais il renonça vite à de pareils essais, qui nécessitaient 12 ou 15 séances de 15 à 20 minutes chaque, pour un résultat incertain.

Lorsque le brise-pierre ordinaire fut employé dans la lithotritie, on pensa tout de suite à se servir de chacune des branches de l'instrument comme pôles ; et alors, comme dans l'opération du broiement saisissant le calcul, il se trouvait tout naturellement placé dans le circuit.

Beaucoup d'essais analogues furent tentés successivement sur le vif pendant une douzaine d'années ; en 1860, M. du Moncel, dont le nom fait autorité dans les questions qui se rattachent à l'électricité, reprit quelques-unes de ces expériences, et il ne paraît pas qu'il en ait tiré de conclusions favorables.

En 1863, M. Erckmann publiait une brochure sous ce titre : la *Lithomalakie électrique* ; comme MM. Prévost et Dumas, M. Erckmann n'entend pas agir directement sur le calcul, mais sur les éléments résultant de la décomposition du liquide injecté ; toutefois, il rejette le nitrate de potasse, parce que tous les sels, dit-il, dont cet alcali forme la base, exercent sur la muqueuse urinaire une action fâcheuse ; il le remplace par un composé de sucre, de sel, de glycérine, d'acide lactique et d'eau, qu'il fait pénétrer dans la vessie au moyen d'une sonde à double courant, qui renferme en même temps les fils conducteurs en communication avec une petite pile de Smée ; malgré les deux cas de guérison annoncés par M. Erckmann, il ne nous semble pas qu'il ait, non plus que ses devanciers, résolu le difficile problème de la dissolution.

Reconnaître au préalable et d'une manière très-précise la composition du calcul, son homogénéité ou la nature de ses différentes couches superposées ; introduire dans la vessie une dissolution saline appropriée, et qui, cependant, ne provoque pas d'inflammation ; faire pénétrer par l'urèthre un instrument peu volumineux, qui permette de saisir la concrétion, et qui contienne en même temps les fils conducteurs, ou seulement ces derniers, si l'on n'agit que sur le véhicule salin ; faire des séances très-courtes et très-efficaces dans toutes les vessies. voire même les plus irritées et qui continueront à l'être, puisque le corps étranger est la cause provocatrice de cette inflammation ; ce sont là autant d'obstacles qui ont arrêté jusqu'ici les dissolutistes et qui menacent de les arrêter encore.

Ce n'est pas à dire, toutefois, que l'on doive perdre tout espoir, et il est impossible de n'en pas conserver un très-grand, lorsqu'on voit, comme nous l'avons fait nous-même, il y a une dizaine d'années avec M. Mathieu, de quelle façon l'on peut faire tomber en poussière une pierre de triple phosphate qui a séjourné quelques heures dans une dissolution d'acétate de potasse, en la faisant traverser par le courant d'une pile de Grove, de 10 à 12 couples.

Mais c'est surtout à prévenir la formation des concrétions urinaires que l'on doit s'appliquer ; celles qui sont

sous la dépendance d'un excès d'acide urique sont,
comme l'on sait, de beaucoup les plus fréquentes, puisqu'elles représentent les deux tiers de toutes les collections de calculs, celles de Guy's hospital et de l'hôpital
Necker, par exemple ; sur 354 calculs que renferme la
première, 270 sont d'acide urique ou d'urate d'ammoniaque. L'emploi judicieux des médicaments dialytiques,
anti-uriques : benzoates, carbonate de lithine, citrates,
tartrates et malates offrent à la thérapeutique des ressources nombreuses et efficaces ; lorsque, de plus, on y
joint les prescriptions de l'hygiène, nul doute qu'on ne
puisse, dans la plupart des cas, prévenir ou arrêter dans
leur marche les manifestations uriques.

On s'en tient trop souvent au seul traitement interne
et l'on oublie le rôle des fonctions du système perspira-
toire ; les si curieuses observations d'Erasmus Wilson et
celles de Séguin viennent pourtant démontrer que
715 centigr. de matières sont exhalées par la peau en
une minute, ou $1029^{gr},60$ dans les vingt-quatre heures ;
cette quantité se décomposant de la manière suivante :

| | |
|---|---:|
| Matières organiques ................ | 6,985 |
| Matières salines.................... | 5,324 |
| Eau et substances volatiles........... | 1017,296 |
| TOTAL...... | 1029,605 |

Golding Bird et Landerer ont constaté que les produits exhalés contenaient beaucoup d'azote et d'urée ;
Berzelius l'avait noté avant eux ; mais ce que le médecin
ne doit jamais oublier, c'est que toutes les fois que les
fonctions de la peau sont troublées, les matières organiques, 6 grammes 985, se retrouvent immédiatement en

tout ou en partie dans l'urine. Marcet est l'un des premiers qui ait bien remarqué l'influence des modifications
de la perspiration cutanée sur la formation des dépôts
urinaires ; depuis ses recherches, toutes les observations
n'ont fait que confirmer les relations étroites qui unis-
sent le tégument externe au parenchyme rénal. A la
surveillance attentive que l'on doit exercer sur le régime
général, à l'interdiction des aliments trop azotés ou à
leur réglementation, aux boissons aqueuses abondantes,
à la préférence à accorder aux légumes verts et aux fruits
très-mûrs, s'ajoute la recommandation capitale de sur-
veiller l'état de la peau. Il nous est arrivé bien souvent
de voir le seul usage des diaphorétiques, des vêtements
chauds, de la flanelle, des frictions pratiquées avec un
gant de crin, faire disparaître de légers dépôts d'acide urique ou triompher d'une influence héréditaire ; il en faut
dire autant des bains de vapeur, de l'hydrothérapie, de
toutes les applications froides sur la peau, des sudations
en étuve sèche, qui ne sont pas entrés suffisamment dans
la pratique médicale, et des eaux à thermalité élevée.

Le **Kawa** ou *Piper methysticum* (poivre enivrant des
Océaniens), dont on a parlé il y a quelques années
comme très-efficace dans la diathèse urique, n'agit pas
autrement que comme stimulant sudorifique. L'action
du kawa sur la peau est si considérable que les Océaniens,
qui font grand usage de cette substance comme boisson enivrante, ne tardent pas être atteints d'une véritable
hypertrophie des glandes sébacées et d'une sorte d'élé-
phantiasis.

La préparation la plus commode pour l'administrer est
l'extrait hydro-alcoolique, que l'on donne à la dose de

1 à 2 grammes par jour en trois fois, en prenant soin de recommander soit le repos au lit, soit le séjour dans une température élevée, pour aider à la transpiration.

Mais en dehors d'un médicament rare et difficile à se procurer, on peut choisir dans la classe nombreuse des sudorifiques, ceux qui sont fournis par le règne minéral, et qui sont : l'*ammoniaque et ses sels*, le *carbonate d'ammoniaque*, et surtout le *sesquicarbonate d'ammoniaque;* le *chlorhydrate d'ammoniaque*, le *phosphate d'ammoniaque*, le *soufre*, l'*acide sulfhydrique*, les *sulfures alcalins*, de *potassium*, de *sodium* et de *calcium*, et au même titre les *eaux sulfureuses*.

Dans le règne végétal, les quatre bois sudorifiques : le *gaïac*, la *salsepareille*, la *squine* et le *sassafras;* le *garou*, l'*hydrocotyle asiatica*, l'*ortie commune*, le *caladium seguinum*, la *lobélie syphilitique*, le *buis*, le *sureau*, le *chèvrefeuille*, la *bourrache*, la *patience*, la *bardane*, le *pissenlit*, le *fumeterre*, le *buglosse*, les *chicorées*, la *saponaire*, l'*œillet*, la *scabieuse*, le *galium* (voy. aux formules).

Les DIURÉTIQUES VÉGÉTAUX en comprennent d'énergiques et d'équivoques, et cette distinction s'appliquerait également bien aux diurétiques minéraux ; ceux du règne végétal qui ont une incontestable énergie sont : la *digitale*, la *scille* et le *colchique*, l'*aconit napel* et la *cévadille*.

La **Digitale** *Digitalis purpurea* (SCROFULARIACÉES) mérite d'être mise en première ligne parmi les diurétiques végétaux énergiques, car depuis que Homolle et Quevenne en 1844 ont isolé son principe médicamenteux actif, la *digitaline*, des expériences nombreuses ont été instituées dans le but de déterminer son mode d'action et ont fait faire à la thérapeutique physiologique de grands progrès. Celles de Bouchardat et Sandras, Bouley et Reynal, Stannius, Vulpian, Traube sont le plus souvent citées. Nous n'avons pas ici à énumérer toutes les conséquences qu'on en a voulu tirer, il nous suffit de savoir que la digitaline régularise et ramène les mouvements de l'organe central de la circulation à leur type normal, lorsqu'elle est prise à dose moyenne, et qu'elle les trouble à dose exagérée ou trop longtemps continuée, mais que toujours elle provoque de la diurèse, ce qui semble être en contradiction avec l'action des stimulants diffusibles ou aromatiques qui, en excitant le cœur et la circulation capillaire, agissent sur la foncfion uropoiétique ; mais comme le fait remarquer M. Bouchardat et comme les expériences de Traube le démontrent, les contractions cardiaques, augmentées de force et d'impulsion par des doses convenables de digitaline, rendent plus considérable la pression dans le système artériel. On l'administre en pilules, en infusion, en macération ; comme diurétique, les granules de digitaline se donnent à la dose de 1, 2 et 3 par jour.

L'infusion :

> Digitale................... 50 cent. à 1 gram.
> Eau bouillante........... .     500 —

se prépare avec la poudre, en agitant le mélange à plusieurs reprises pendant une demi-heure.

On en fait également une macération (Hérard).

> Feuilles de digitale pulv....... 50 centigr.
> Eau commune.............. 160 à 180 gram.

F. macérer pendant douze heures; un verre dans la

journée. C'est l'une des préparations diurétiques les plus actives.

La digitaline a été employée dans la spermatorrhée, dans la blennorrhagie et dans la blennorrhée, et l'on a conseillé la poudre de digitale pour tempérer l'éréthisme local.

La **Scille** *Scilla maritima* (LILIACÉES) a une action diurétique très-prononcée, et d'autant plus que ses effets éméto-cathartiques sont moins intenses; on la donne en poudre à la dose de 10 à 30 centigrammes; en teinture, à celle de 20 à 30 gouttes; sous forme de vinaigre scillitique qui entre dans la composition de l'oxymel scillitique, qui se prescrit à la dose de 15, 20, 30 et même 60 grammes par jour dans des potions diurétiques, ou pour édulcorer des tisanes, et enfin dans le vin scillitique amer (vin diurétique amer de la Charité), 50 à 100 gr. par jour.

Le **Colchique et la Cévadille** (COLCHICACÉES) sont des poisons narcotico-àcres dont l'action doit être rapportée à leur principe actif, la *vératrine*, et dont l'ingestion détermine les phénomènes suivants : irritation locale vive, prostration des forces, ralentissement de la circulation, convulsions tétaniques. A dose médicamenteuse, ils provoquent une diminution de la douleur dans les parties atteintes de névrose et une diurèse abondante.

On emploie le colchique sous forme de teinture alcoolique faite avec les semences de colchique, à la dose de 1 jusqu'à 8 grammes par vingt-quatre heures, dans de l'eau sucrée, de la tisane amère ou une infusion de café très-faible; c'est contre la goutte que ce médicament est le plus souvent recommandé. Selon la judicieuse remarque de Galtier Boissière, il ne convient pas de mainenir quotidiennement les doses élevées, et il est indiqué de s'arrêter lorsqu'il y a plus de quatre selles diarrhéiques par jour.

Le vin de colchique peut se donner à dose double de la teinture.

**L'Aconit** *Aconitum napellus* (RENONCULACÉES ELLÉBORÉES). C'est Storck qui l'a le plus vanté contre le rhumatisme et la goutte, et Fouquier le prescrivait habituellement comme diurétique; il provoque en effet l'augmentation de l'urine excrétée et c'est un diaphorétique des plus énergiques.

On se servait de la racine, de l'extrait aqueux ou de l'alcoolature; c'est désormais à son principe actif, l'*aconitine*, que l'on aura recours.

Entre les diurétiques végétaux énergiques qui précèdent et les diurétiques incertains que nous allons énumérer se placent les diurétiques âcres, animaux : les *cantharides*, les *cloportes* et les *grillons*.

Les **Cantharides** (INSECTES COLÉOPTÈRES), prises à petite dose, de 5 à 20 milligr. en poudre, augmentent la quantité d'urine ; à dose un peu plus élevée, elles la diminuent et elles rendent les mictions plus fréquentes en s'accompagnant de strangurie, de douleurs lombaires très-vives et d'un priapisme des plus pénibles. L'urine se charge d'albumine, de fibrine, de sang ; ces accidents sont observés, soit que l'absorption se fasse par le tube digestif ou par la peau, à la suite d'un vésicatoire ; la cantharide n'est guère employée comme diurétique, et ce n'est que comme aphrodisiaque qu'on l'administre un peu au hasard et presque toujours avec danger dans les troubles de l'appareil génital. Nous avons prescrit quelquefois la cantha-

ride en teinture alcoolique, de 5 à 10 gouttes dans une potion, contre la paralysie vésicale ; mais il nous a paru que
c'était bien plutôt le nombre des mictions qui était plus
grand, que la facilité d'émission que nous espérions
obtenir.

Le **Cloporte des caves** (CRUSTACÉ ISOPODE), qui a joui
longtemps de la réputation d'être diurétique, est aujour-
d'hui tout à fait tombé dans l'oubli. M. Gubler fait remarquer avec raison que les propriétés diurétiques qu'on
attribue à cet animal sont dues aux chlorures et surtout
aux nitrates dont il s'empreint dans les lieux bas et humides où il se rencontre.

Nous en pouvons dire autant des **Grillons**, dont cependant les pattes sont encore employées au Mexique, à la
dose de 5 à 10 grammes pour 500 grammes d'eau en
infusion comme diurétique.

Le **Buchu**, *Diosma crenata* ou *Barosma crenata* (RUTA-
CÉES), originaire du Cap, fut introduit dans la thérapeutique européenne par Burchell, en 1823 ; ses feuilles doivent leurs propriétés à une huile volatile jaune, à une
résine, et à un extractif amer, la *diosmine*.

Le Bucco ou Buchu est très en usage en Angleterre ; en
France, M. Mercier et nous, l'avons plus particulièrement
employé ; il y a près de dix ans que nous instituâmes avec
le regretté Genets de Servières des expériences cliniques,
pour fixer la valeur thérapeutique de ce médicament ;
nous l'administrâmes dans deux formes du catarrhe
vésical, la cystite subaiguë sans stagnation urineuse et la
cystite chronique avec atonie et rétention partielle. Nous
le donnions en infusion, comme l'indiquent les pharmacopées de Londres et de Dublin.

Feuilles de Buchu................. 30 gram.
Eau bouillante................... 500 —

F. digérer deux heures en vase clos et passer. 30 à 60 grammes par jour.

En sirop :

Feuilles de Buchu................. 500 gram.
Eau bouillante................... 5000 —

F. infuser douze heures, distiller, pour obtenir 750 gr. d'eau distillée, passer le résidu ; ajouter :

Sucre......................... 3000 gram.

Dose : 3 à 4 cuillerées à bouche par jour.

Et enfin, en teinture et en élixir; 5 parties d'alcool suffisent pour une de Buchu.

L'élixir est composé comme suit :

Feuilles de Buchu................. 100 gram.
Eau-de-vie à 10°................. 100 —

F. macérer 8 jours, passer, ajouter à froid :

Sucre blanc.................... 300 gram.

Un petit verre à bordeaux tous les matins dans la prostatorrhée et quelques blennorrhées. La tisane de Buchu, dans les cas où nous l'avons expérimentée, nous a paru déterminer bien nettement la diminution des produits inflammatoires et purulents, et une sédation de la vessie qu'elle tonifie en modifiant la muqueuse ; sa spécialisation d'action s'appliquerait donc aux cystites qui ne s'accompagnent pas de stagnation considérable. Le Buchu est

diurétique, mais ses propriétés le rapprochent des balsamiques.

La **Pyrole ombellée** ou **Winter-green**, *Chima-
phylla umbellata* (PYROLACÉES), très-usitée par les médecins anglais et américains qui en font le plus grand cas
comme diurétique; Genets de Servières en a préparé
un extrait alcoolique que l'on donne à la dose de 2
à 4 grammes par jour. Nous avons prescrit souvent le
sirop de Winter-green dans de la tisane d'uva ursi, une
cuillerée à bouche par tasse, 4 ou 5 par jour, et nous en
avons obtenu de très-bons effets diurétiques dans les inflammations anciennes de tout l'appareil urinaire; le
Winter-green offre de plus l'avantage d'être apéritif.

Le **Pareira brava**, *Cocculus platyphylla* (MÉNISPERMA-
CÉES). Sa racine est vantée comme lithontriptique et elle
est très-probablement tonique et diurétique; nous n'avons
eu que peu d'occasions d'observer son action et nous ne
pouvons que citer l'opinion de M. Gubler, qui admet que
le Pareira brava modifie sensiblement la sécrétion et la
muqueuse des conduits urinaires.

On l'ordonne à la dose de 2 à 4 grammes, en décoction,
en infusion, et en teinture.

L'**Asperge**, *Asparagus officinalis* (ASPARAGINÉES). Les
turions ou pointes d'asperges renferment deux principes,
l'asparagine et un extrait; le premier donne à l'asperge
des propriétés diurétiques, et le second communique à
l'urine l'odeur repoussante qu'elle a pendant la digestion des asperges. Il ne semble pas que l'asparagine
seule puisse remplacer la racine d'asperges, et c'est toujours cette dernière qui est exclusivement employée; elle
entre dans les cinq racines apéritives majeures, on la

prescrit également en infusion et en décoction, en sirop, et enfin en extrait.

Comme diurétique, l'asperge ne doit pas être permise aux malades qui ont une cause prochaine de rétention, et chez lesquels la moindre irritation vésicale peut déterminer cet accident ; et c'est pour cela qu'on l'interdit dans les cas de calculs vésicaux ou de déformation de la prostate.

Le **Café**, semence du *Coffea arabica* (RUBIACÉES COFFÉACÉES). Ses principes actifs sont : la caféine et l'acide caféique, une essence concrète et une huile volatile aromatique, une matière grasse fixe et un tannin particulier. La torréfaction fait probablement disparaître la caféine, au moins partiellement du café brûlé, en y développant de nouveaux principes, l'un brun et amer, l'autre huileux, appelé caféone. Considéré par quelques auteurs comme un diurétique, le café n'est qu'un excitant du système cardio-vasculaire, et se place à ce titre à côté du thé, de la théine et de la coca.

L'**Ulmaire** ou **Reine des prés**, *Spirea ulmaria* (ROSACÉES SPIRÉACÉES). Ce sont les feuilles que l'on prescrit le plus généralement en infusion, à la dose de 4 à 8 gram. pour un litre d'eau bouillante dans les hypérémies rénales avec diminution de l'excrétion urinaire. L'essence de reine des prés, nommée aussi acide salicyleux ou salicylique, hydrure de salicyle, est usitée depuis les recherches de M. Hannon (de Bruxelles) dans différentes préparations diurétiques, en teinture :

Acide salicyleux... ............... 4 grammes.
Alcool à 55 degrés .............. 30    —

On fait également avec l'ulmaire un extrait, un sirop, un électuaire, et M. Hannon a proposé comme diurétiques et dialytiques, les salicylites de potasse et de soude, qui s'altèrent trop rapidement pour pouvoir être facilement mis en usage.

Poudre de salicylite de potasse et de soude.

Salicylite de potasse et de soude......    2 gram.
Sucre de lait pulvérisé..............   15   —

M. et divisez en 60 paquets; en prendre 2 à 4 par jour.

L'**Uva ursi, Busserole** ou **Raisin d'ours** (VACCINIÉES). Les feuilles contiennent un principe actif, l'*arbutine*, des acides tannique et gallique, des acides citrique et malique; le tannin, en se convertissant dans le sang en acides gallique et pyrogallique, donne naissance à des matières ulmiques qui colorent l'urine en brun (Gubler). Il résulte du passage de ces principes dans les reins un certain accroissement de l'excrétion urinaire et une diminution des dépôts uriques.

La *Busserole* est ordonnée comme diurétique et anticatarrhale à la dose de 2 à 4 grammes de poudre de feuilles, ou de 4 à 8 grammes en infusion ou en décoction pour un litre d'eau. C'est moins comme diurétique que nous le prescrivons que comme astringent végétal ayant sur l'urine une action manifeste et très-heureuse dans le catarrhe vésical.

L'**Alkékenge**, *Physalis alkekengi* (SOLANACÉES). On le nomme également *Coqueret;* ses baies sont diurétiques, et la plante entière peut être indiquée pour pousser aux urines chez les sujets cachectiques; c'est dans la goutte, la gravelle et les hydropisies qu'on ordonne l'alkékenge : ses organes de végétation à la dose de 4 à 20 grammes en poudre, et ses baies en infusion ou en pulpe à la dose de 30 à 60 grammes; on peut également la manger en nature et préparer avec la plante un vin diurétique.

Le **Frêne**, *Fraxinus excelsior* (OLÉACÉES). La feuille et l'écorce des jeunes rameaux sont les deux parties usitées de la plante; les feuilles, que nous avons seules l'occasion d'utiliser, méritent la nouvelle faveur dont elles ont été l'objet depuis quelques années et à laquelle nous sommes très-heureux d'avoir contribué; nous en prescrivons une infusion de 8 à 12 grammes dans 300 gram. d'eau bouillante. Cette infusion, prise le matin à la première heure, agit comme cathartique et dialytique; elle procure une selle facile et ne produit pas de coliques comme le séné. Nous avons dit plus haut que cette boisson nous servait comme véhicule pour faire prendre soit les benzoates de chaux et de soude, soit le carbonate de lithine. Le feuillage et l'écorce renferment un principe actif, la *fraxine* ou *fraxinine*, qui est comme le principe de l'uva ursi, un glucoside.

Le **Maïs**, *Zea* (GRAMINÉES).

Ce sont les stigmates des fleurs femelles qui sont employés en tisane dans la diathèse urique, à la dose de 20 grammes pour 100 d'eau bouillante.

Le **Chevelu du chou** serait, nous ont affirmé quelques médecins russes, employé comme lithontriptique par les paysans des environs de Moscou, où, comme l'on sait, la pierre est chose commune.

Le **Sureau**, *Sambucus nigra* (CAPRIFOLIACÉES) ; la seconde écorce, ou enveloppe herbacée, se prend à la dose de 30 à 60 ou 90 grammes comme émétique et purgatif, et l'infusion de fleurs de sureau, qui se fait avec 2 ou 3 pincées de fleurs dans 500 grammes d'eau bouillante, est un sudorifique et un diurétique.

Le **Caïnça**, *Ciococca anguifuga* (RUBIACÉES COFFÉACÉES) ; il est purgatif à petites doses, drastique et émétique, et ne devient qu'indirectement diaphorétique et diurétique. La racine se donne en poudre, à la dose de 1 gramme ou 1 gramme 50, et en infusion de 8 à 16 grammes.

Citons encore pour mémoire les substances qui ont été considérées avec plus ou moins de raison comme diurétiques :

La **Turquette**, *Herniaria glabra*, qui était autrefois l'un des diurétiques les plus réputés, et qui a dû au docteur Van den Brœck un regain de popularité, est légèrement astringente.

La **Pariétaire**, *Parietaria officinalis* (URTICÉES), doit ses propriétés diurétiques au nitre qu'elle emprunte aux murailles sur lesquelles elle croît. On la prescrit comme tisane auxiliaire dans les maladies de la vessie.

La **Fleur de genêt**, *Genista scoparia*, qui est plus particulièrement indiquée dans les formes chroniques de l'albuminurie.

Le **Fenouil**, *Feniculum vulgare* (OMBELLIFÈRES) ; il fait partie des cinq racines dites apéritives et carminatives.

Le **Fragon petit houx** (ASPARAGINÉES) fait partie des cinq racines comme le précédent.

Le **Fraisier** (ROSACÉES) sert à faire un sirop vanté contre la gravelle et une décoction de 20 pour 1000.

Les **Fruits du groseiller rouge** ont été considérés comme diurétiques.

Le **Chervi** (OMBELLIFÈRES), dont la racine passe pour diurétique.

La **Phellandrie**, *Ciguë ou mille-feuilles aquatique* (OMBELLIFÈRES); narcotique, excitant, diurétique, à la dose de 1 à 3 grammes.

La **Pimprenelle** (ROSACÉES); le **Polygala de Virginie**; le **Pourpier**; la **Ronce** (ROSACÉES); la **Gaulthérie couchée**, *Gaultheria procumbans* (ÉRICACÉES); l'**Ancolie**, *Aquilegia vulgaris* (RENONCULACÉES); l'**Avoine**, *Avena sativa* (GRAMINÉES); l'**Oseille** (POLYGONÉES); les **Larmes de Job** (GRAMINÉES); le **Caapeba**; le **Lycopode**, *Lycopodium clavatum*; la **Spigélie** du *Maryland* (GENTIANÉES;) l'**Ortie**; le **Persil**.

Enfin les produits des pins et des sapins dont nous avons parlé au chapitre des balsamiques.

Quelque opinion que l'on se forme de l'élimination de l'alcool, soit que l'on pense qu'il est expulsé pour la plus grande partie par la voie pulmonaire, soit que l'on admette, au contraire, qu'en produisant une action vaso-motrice et consécutivement de la tension artérielle, il provoque par ce mécanisme une augmentation considérable de l'excrétion rénale, on ne saurait nier que les alcooliques ne soient franchement des diurétiques.

Ceux qui sont employés dans la matière médicale sont :

L'**Alcoolé d'acide azotique**, stimulant diurétique aux doses de 1 à 4 grammes.

L'**Esprit d'éther nitré** ou **nitrique**, *éther hyponitreux dilué* des *pharmacopées anglaises*, qui se prescrit à la dose de 10 à 40 gouttes et qui amène assez rapidement de l'anesthésie.

**L'éther azoteux**, *éther nitreux, nitrique,* ou *hyponitreux, oxyde d'éthyle.*

Les vins blancs de *Sauterne* et de *Chablis*, qui jouissent de la réputation populaire de faire uriner, la doivent sans doute à l'alcool, mais aussi au tartrate de potasse qu'ils renferment.

En 1862 nous fîmes, à notre clinique, des tentatives pour modifier l'excrétion rénale par les courants; nous en employâmes d'abord de discontinus, en appliquant un pôle sur chaque rein.

Ces expériences, tout insuffisantes qu'elles étaient, répétées sur nous-même et sur quelques malades en présence de notre regretté confrère le docteur Morpain, nous permirent de conclure, malgré toutes les difficultés d'une pareille étude, à une augmentation de la proportion d'urine excrétée. Reveil a fait mention de ces recherches dans son *Formulaire raisonné des médicaments nouveaux et des médications nouvelles*, 1864. Nous sommes depuis revenus au même sujet, mais cette fois en utilisant les courants continus d'une pile de 18 éléments au protosulfate de mercure, et nous n'avons recherché que les effets des courants sur la somme de l'urine excrétée. M. Onimus, en s'occupant tout récemment de cette question au point de vue de l'influence de ces mêmes courants sur la proportion de l'urée dans l'urine, a trouvé que le courant centrifuge fait baisser le chiffre de l'urée et que le courant centripète le fait élever; pour le premier cas, la diminution a été de 14 à 13, pour le second cas, l'augmentation de 14 à 18.

L'électrisation prolongée plus longtemps sur des lapins que sur l'homme a donné des résultats encore plus tranchés, et nous ne doutons pas que dans cette direction la physiologie pathologique ne doive bientôt enregistrer des faits importants.

### FORMULES.

#### Boisson diurétique.

| | |
|---|---|
| Nitrate de potasse................ | 8 gram. |
| Sirop de cinq racines............. | 30 — |
| Oxymel scillitique................. | 10 — |
| Décoction d'orge............. .... | 500 — |

F. s. a ; à prendre dans les vingt-quatre heures dans l'uréthrite blennorrhagique.

#### Chiendent émulsionné et nitré.

| | |
|---|---|
| Tisane de chiendent.............. | 500 gram. |
| Émulsion simple...... .......... | 500 — |
| Sel de nitre..................... | 2 — |
| Sirop de sucre...... ............ | 100 — |

Mêlez.

A prendre par petites tasses dans la journée.

#### Émulsion nitrée.

| | |
|---|---|
| Nitre....................... | 2 à 5 gram. |
| Émulsion sucrée................ | 500 — |

A prendre en vingt-quatre heures dans la cystite aiguë.

### Poudre nitro-camphrée (*Swédiaur*).

| | |
|---|---|
| Poudre de nitre...................... | 5 décigr. |
| Poudre de camphre................... | 2 — |
| Poudre de gomme.................... | 2 gram. |

En trois doses.

Tempérante diurétique.

### Poudre diurétique (*Codex fr.*).

| | |
|---|---|
| Azotate de potasse pulv.............. | 1 gram. |
| Gomme arabique pulv................ | 6 — |
| Racine de guimauve pulv............ | 1 — |
| Racine de réglisse pulv............. | 2 — |
| Sucre de lait pulv.................. | 6 — |

M.; cette poudre représente 1 gramme d'azotate de potasse pour 16 grammes; les autres composants sont émollients et diurétiques.

Dose : 8 à 16 grammes et plus.

### Tisane diurétique.

| | |
|---|---|
| Nitre.......................... | 1 gram. |
| Infusion des espèces apéritives........ | 1 litre. |
| Sirop des cinq racines apéritives .. .... | 60 gram. |

### Autre.

| | |
|---|---|
| Bourgeons de sapin................ | 10 gram. |

F., infuser dans :

| | |
|---|---|
| Eau.......................... | 100 gram. |

Passez et ajoutez :

| | |
|---|---|
| Vin blanc...................... | 250 gram. |
| Nitrate de potasse............. .... | 1 — |
| Sirop de Tolu.................. | 50 — |

### Autre.

Espèces apéritives................. 20 gram.
Pariétaire........................ 10 —

## F. infuser une demi-heure dans :

Eau bouillante.................... 1000 gram.

## Passez et ajoutez :

Nitrate de potasse................. 2 gram.
Sirop des cinq racines............. 100 —

A prendre par verres dans la journée.

### Poudre diurétique rafraîchissante (*Chable*).

Sucre de lait..................... 10 gram.
Bicarbonate de soude.............. 50 centigr.
Nitrate de potasse................ 30 centigr.
Sucre pulv....................... 40 gram
Jus de citron..................... 2 gouttes.

M. pour un litre d'eau.

### Tisane alcaline.

Bicarbonate de soude............. 2 gram.
Teinture de cannelle..⎫
   — de vanille...⎭ aa....... 1 —
Sirop de sucre................... 100 —
Eau............................ 1000 —

A prendre par tasses dans la journée.

1 à 3 litres par jour contre la gravelle et les calculs d'acide urique.

### Mixture benzoïque (*Bouchardat*).

| | |
|---|---|
| Acide benzoïque................... | 1 à 5 gram. |
| Phosphate de soude............... | 10 — |
| Eau distillée...................... | 100 — |
| Sirop simple...................... | 30 — |

M.; on prendra cette potion en trois fois dans la journée.

Goutte, gravelle urique.

### Eau de soude bicarbonatée, Soda Water (*Codex fr.*).

| | |
|---|---|
| Bicarbonate de soude............... | 1 gram. |
| Eau commune...................... | 650 — |

F. dissoudre, filtrez, chargez d'acide carbonique.

Gravelle, diabète, dyspepsies acides.

Le **Sesquicarbonate** et le **Bicarbonate de soude** peuvent se donner à la dose de 2 à 6 et 10 grammes et jusqu'à 15 grammes par jour dans 1, 2 ou 3 litres d'eau, mais la rapide déglobulisation hématique que déterminent les carbonates alcalins pris en telle quantité, exige une extrême surveillance de l'état du malade et de son régime général.

### Eau antinéphrétique.

| | |
|---|---|
| Sous-carbonate de soude............ | 4 gram. |
| Eau de chaux..................... | 500 — |

### Pilules dialytiques (*Bonjean*)

| | |
|---|---|
| Silicate de soude.................. | 25 milligr. |
| Extrait alcoolique de colchique ...... | 15 — |
| Aconit........................... | 15 centigr. |
| Benzoate de soude................. | 5 — |
| Savon médicinal .................. | 5 — |

F. une pilule; l'auteur les délivre sous forme de dragées.

Dose : 1, 2, 3, puis 4 par jour.

Manifestations diverses de la diathèse urique.

### Sirop dialytique (*Bonjean*).

| | |
|---|---|
| Silicate de soude................. | 6 gram. |
| Benzoate de soude................ | 3 — |
| Sirop de gomme.................. | 100 — |

F. dissoudre séparément les deux sels dans q. s. d'eau
chaude, mêlez la solution au sirop bouillant, faites évaporer à 30 degrés.

Doses : 20 à 40 grammes par jour dans la boisson;
contre la gravelle.

### Phosphate de soude et d'ammoniaque.

1$^{gr}$ 50 à 3 grammes par jour dans du bouillon ou dans
du gruau.

Très-recommandé dans la diathèse urique, il a été plus
particulièrement employé dans les manifestations arthri-
tiques de la goutte.

### Ammoniaque.

Comme sudorifique à la dose de 6 à 36 gouttes.

### Potion ammoniacale (*Chevallier*).

| | |
|---|---|
| Eau distillée.................... | 160 gram. |
| — de menthe............ | 16 — |
| Ammoniaque concentrée........... | 6 à 36 goutt. |

F. s. a.; à prendre par cuillerées toutes les demi-
heures.

### Potion diurétique.

| | |
|---|---|
| Oxymel colchique.................... | 50 gram. |
| Acétate d'ammoniaque............ . | 10 — |
| Eau distillée..................... | 100 — |

Mêlez.

Une cuillerée toutes les heures.

### Carbonate d'ammoniaque.

Se donne pour un adulte à la dose de 1 à 10 grammes par jour, dans une potion ou en pilules comme stimulant.

Ne pas continuer plus de 10 jours et s'arrêter ordinairement à 5.

### Bols diaphorétiques.

| | |
|---|---|
| Carbonate d'ammoniaque............. | 2 gram. |
| Thériaque........................ | 4 — |
| Extrait d'opium................... | 2 centigr. |

M., divisez en 2 bols à prendre chaque soir.

On peut augmenter progressivement la dose du carbonate d'ammoniaque jusqu'à 5 grammes.

### Potion diaphorétique.

| | |
|---|---|
| Carbonate d'ammoniaque........... | 2 gram. |
| Rhum ........................ | 20 — |
| Sirop de sucre.................. | 20 — |
| Eau........................... | 100 |

A prendre en deux fois, le matin à jeun et une heure avant le principal repas.

### Solution.

| | |
|---|---|
| Sesquicarbonate d'ammoniaque........ | 4 gram. |
| Acide citrique................... | 75 centigr. |
| Eau........................... | 162 gram. |

M. F. s. a.

Cette solution a été recommandée par quelques praticiens contre l'irritation vésicale.

### Sirop diaphorétique (*Cazenave*).

Sous-carbonate d'ammoniaque......... 10 gram.
Sirop sudorifique.................. 250 —

Une à quatre cuillerées par jour dans la glycosurie.

### Inhalations de chlorhydrate d'ammoniaque.

Chlorhydrate d'ammoniaque sec et purifié. 6 à 12 gram.

Recommandées par M. Gieseler dans le catarrhe aigu et chronique de la vessie.

### Phosphate d'ammoniaque.

S'emploie à la dose de 2 à 16 grammes et jusqu'à 20 grammes dans le diabète.

### Potion lithontriptique (*Becker*).

Borate d'ammoniaque............. 8 gram.
Eau distillée.................. 125 —
Sirop simple.................. 15 —

Dose : Une cuillerée à bouche toutes les deux heures avec des boissons abondantes.

Coliques néphrétiques.

On a employé également le **Borocitrate de magnésie** à la dose de 6 grammes par jour en trois fois, comme lithontriptique.

### Poudre lithontriptique (*Druitt.*).

Borax pulvérisé........................ 1 gram.
Bicarbonate de soude pulvérisé.. } aa... 5 décig.
Azotate de potasse pulvérisé.... }

Pour un paquet. En prendre 3 par jour dans un véhicule aqueux abondant.

Gravelle urique.

### Benzoate d'ammoniaque.

Se prescrit en pilules et en potion à la dose de 10 à 15 centigr. et plus par jour.

Comme diurétique et dialytique.

### Benzoate d'ammoniaque (*Codex fr.*)

Acide benzoïque cristallisé.............. 100 gram.
Ammoniaque liquide.................... 80 —

Mêlez dans un ballon, chauffez doucement ; après dissolution, laissez refroidir et cristalliser.

Dissolvant urique dont les applications sont moins fréquentes que celles des benzoates de soude et de chaux.

### Benzoate de soude (*Codex fr.*)

Acide benzoïque crist................. q. s
Soude caustique liquide............... q. s.

Délayez l'acide benzoïque avec un peu d'eau chaude, ajoutez la soude jusqu'à saturation exacte, faites cristalliser dans une cloche au-dessus d'une capsule contenant de l'acide sulfurique monohydraté.

Dose : 2 décigr. à 2 gram. par jour en pilule ou en potion; mêmes effets que le précédent, mais plus employé que ce dernier.

### Benzoate de chaux.

Le plus employé des benzoates, à la dose de 1 et 2 grammes par jour.

### Carbonate de lithine effervescent (*Le Perdriel*).

| | |
|---|---|
| Carbonate de lithine................ | 1 kilogr. |
| Sucre pulvérisé.................... | 6 — |
| Acide citrique pulv................ | 15 — |
| Bicarbonate de soude.............. | 18 — |

Mélangez intimement ces substances et agitez rapidement pour granuler.

Le **Citrate de lithine effervescent** se prépare de la même manière, en remplaçant le carbonate par du citrate.

Le carbonate et le citrate de lithine effervescent renferment 5 centigr. de sel par dose de 2 gram. On prend de 1 à 4 doses par jour.

C'est, selon nous, la manière la plus commode d'administrer les sels de lithine; ils sont très-facilement acceptés sous cette forme et ils nous ont donné, dans plus de trente cas de gravelle urique avec douleurs néphrétiques légères, d'excellents résultats.

Sous le nom de **Granuloïdes** de carbonate ou de citrate de lithine, M. Le Perdriel prépare de petites dragées renfermant chacune 5 centigrammes de sel.

### Eau antiurique (*Lippert*).

Carbonate de lithine.............. 20 centigr.
Eau gazeuse.................... 500 gram.

F. s. a. et boire cette quantité dans la matinée.

### Potion.

Liqueur de potasse de la pharmacopée anglaise.. 20 gouttes.
Eau................................. 1/2 verre.

Cystite cantharidienne.

### Soluté ou liquide de carbonate de potasse
(*Ph. Lond.*)

Carbonate de potasse............ 6,25 centigr.
Eau distillée ................. 500 gram.

M. s. a.

Diurétique et lithontriptique.

### Liqueur de potasse (*Brandisch*).

Préparation analogue, contenant en outre 2 gouttes
d'essence de baies de genièvre par litre.

S'emploie dans les mêmes cas.

### Savon amygdalin.

Se donne à l'intérieur à l'état solide, ou en pilules à la
dose de 50 centigrammes à 1 gramme.

Fondant, antacide.

Se prescrivait beaucoup autrefois dans l'affection
calculeuse.

### Bromures alcalins.

L'importance que les bromures alcalins ont prise dans toute la thérapeutique et dans celle des voies urinaires nous engage à consacrer quelques pages à cette médication spéciale. En général les bromures alcalins ne peuvent être administrés sous la forme de pilules, de pastilles, de granules ou en solution, sans que le malade n'éprouve, au bout d'un certain temps, des crampes d'estomac, la sensation soudaine d'une grande faim, des flatuosités, de l'irritation gastro-intestinale, de l'inappétence ou de la diarrhée. Le sel bromique étant au contraire incorporé dans une potion gommeuse, dans du sirop d'écorces d'oranges amères ou dans du sirop de baume de Tolu, il est admirablement bien supporté et peut être administré, sans interruption aucune, pendant trois ou quatre ans, comme dans les exemples cités par M. Legrand du Saulle, sans qu'aucune fatigue appréciable des voies digestives ait été signalée, surtout si l'on a la précaution de faire prendre un purgatif tous les cinquante jours environ.

Dans les maladies des voies urinaires, les bromures sont employés avec bien moins d'insistance que dans les névroses convulsives, et ils présentent tous les avantages sédatifs rapides de la médication bromurée, sans avoir les inconvénients de la prolongation en quelque sorte indéfinie d'un traitement spécial. La clinique urogénitale n'a pas d'ailleurs à recourir à ces doses élevées qui ont été préconisées dans ces derniers temps par les médecins de Bicêtre.

La difficulté de se procurer un bromure d'une grande pureté chimique a obligé les praticiens à se servir de quelques spécialités pharmaceutiques très-soigneusement faites. Ainsi, nous pensons que l'une des meilleures préparations de bromure de potassium est le *Sirop de Henry Mure*, qui renferme mathématiquement deux grammes de sel bromique par cuillerée à soupe de sirop d'écorces d'oranges amères. Il est agréable et il peut être pris soit pur, soit dans un quart de verre d'eau, soit dans une tasse de lait bouilli, tiède, non sucré, le matin, à jeun.

Lorsqu'on prescrit le bromure de sodium, c'est au sirop préparé par MM. *Pennès et Pélisse* que l'on donne la préférence. Ce sirop renferme 1 gramme de sel par cuillerée à soupe et 25 centigr. par cuillerée à café.

Le bromure d'ammonium également incorporé à un sirop par MM. *Pennès et Pélisse*, est un agent médicamenteux d'une grande activité et qui ne s'emploie guère qu'à des doses qui varient entre 1 gramme et 2 gr. 50 par jour.

Dans l'uréthrite aiguë, la dysurie, la névralgie du col vésical, le ténesme vésical, le priapisme, la spermatorrhée et la cystite aiguë, le bromure de potassium se prescrit à la dose d'un gramme, et l'on peut, selon les indications, augmenter d'un gramme tous les trois jours, jusqu'à concurrence de 4 grammes par jour. Nous avons relevé une observation de blennorrhagie où le malade offrait cette particularité, d'avoir de la rétention d'urine toutes les fois que l'usage du bromure de sodium était suspendu et, au contraire, d'avoir des mictions faciles par l'usage de ce sel à faible dose.

En prévision d'un cathétérisme difficile et douloureux, ou d'une lithotritie, on fait prendre l'avant-veille,
la veille et le jour de l'opération, soit une potion renfermant 3 grammes de bromure de sodium pur, soit
deux fortes cuillerées à soupe de sirop de Henry Mure.
L'urèthre et le col vésical sont anesthésiés, et, chose
remarquable, la fièvre uréthrale est diminuée, dans un
grand nombre de cas.

En continuant l'anesthésie locale par le bromure de
potassium ou de sodium, on peut arriver à rapprocher
les séances de lithotritie chez les sujets excitables, et
comme il devient possible de rendre chaque séance un
peu plus longue que sans bromuration préalable, il s'en-
suit que la durée totale d'une opération est abrégée.

Le bromure de sodium s'emploie à la dose de 1, 2 et
3 grammes par jour, contre la dysménorrhée, l'excitation
générale et le vaginisme chez la femme.

Le bromure d'ammonium a une utilité marquée dans
les cas de cystite chronique, d'hématurie, de fongosités
vésicales et de cancer vésical; il atténue la souffrance,
rend la miction moins pénible, moins impérieuse et
moins fréquente.

Si le malade est âgé et débilité, il peut arriver que le
bromure d'ammonium influence fâcheusement les voies
digestives au bout de trois semaines ou d'un mois; il
importe alors d'administrer des amers ou un peu de
magnésie anglaise, et de substituer, trois jours après, le
sirop de Henry Mure, ou le bromure de sodium au
bromure d'ammonium, sauf à revenir peu après à ce
dernier agent, si besoin est.

### Formule spéciale contre la goutte.

*(pendant l'accès).*

| | |
|---|---|
| Infusion de feuilles de frêne........... | 200 gram. |
| Bromure de potassium.............. | 25 — |
| Teinture de colchique.............. | 75 gout. |
| Sirop d'écorces d'oranges amères..... | 45 gram. |

F. s. a. une potion.

Une cuillerée à soupe de huit heures en huit heures.

Nous empruntons au docteur Legrand du Saulle les formules dont il se sert le plus habituellement et dont nous faisons également usage :

### Potion.

| | |
|---|---|
| Eau distillée de tilleul.............. | 120 gram. |
| Bromure de sodium.............. | 4 — |
| Sirop de fleurs d'oranger.......... | 30 — |

F. s. a. une potion.

A prendre en trois fois.

### Solution.

| | |
|---|---|
| Eau distillée..................... | 200 gram. |
| Bromure de potassium chimiquement pur. | 10 — |

Une cuillerée à bouche de cette solution dans une tasse de tilleul froid, matin et soir. — Au bout de quinze jours, porter la dose du bromure de potassium à 15 grammes et au bout d'un mois à 20 grammes.

### Potion.

| | |
|---|---|
| Eau distillée de laitue.............. | 120 gram. |
| Bromure de potassium............. | 6 — |
| Sirop de baume de Tolu... ........ . | 40 — |

F. s. a. une potion.

Une cuillerée d'heure en heure jusqu'à production du calme et du sommeil.

Exaltation nerveuse, souffrances vives, coliques né-phrétiques, dysurie intolérable.

### Pommade.

| | |
|---|---|
| Bromure de sodium............... | 10 gram. |
| Axonge....................... | 40 — |

F. s. a. une pommade.

Friction sur les reins, le ventre et le périnée dans la cystite chronique et les algies vésicales ou périnéales.

## DIURÉTIQUES.

### Sirop de digitale.

| | |
|---|---|
| Teinture de digitale.............. | 25 gram. |
| Sirop de sucre................ . | 1000 — |

Prenez 100 grammes de sirop de sucre, portez-les à l'ébullition; ajoutez la teinture. Continuez à faire bouillir juqu'à ce que le sirop soit revenu au poids de 100 gr.; mélangez avec le sirop de sucre qui reste.

20 grammes de ce sirop répondent à 50 centigr. de teinture de digitale ou à 33 milligr. d'extrait alcoolique

(CODEX).

### Teinture de digitale.

| | |
|---|---|
| Feuilles de digitale en poudre demi-fine... | 100 gram. |
| Alcool à 60 degrés.......... ........ | q. s. |

### Tisane de digitale.

Feuilles sèches de digitale........    1 gram,
Eau bouillante...............  1000  —

F. infuser pendant une demi-heure, passez.

### Tisane diurétique.

Digitale fraîche..................  10 gram.

Triturez avec :

Sucre..........................  20 gram.

Faites infuser dans :

Eau........................  1000 gram.

Ajoutez :

Oxymel colchique.................  50 gram.

A prendre par petites tasses dans la journée.

### Extrait de colchique.

Dose : 1 centigr. à 1 décigr. en pilules.

### Oxymel colchique.

Vinaigre colchique...  ................  1
Miel............................  . 2

Dose : 20 à 50 grammes.

### Potion diurétique.

Oxymel scillitique................  20 gram.
Eau distillée d'hysope.............  100  —
   —       de menthe............  30  —
Alcool nitrique................. ..   2  —

F. s. a. A prendre en deux fois (Codex).

### Poudre de scille.

Dose : 5 centigr. à 3 décigr.

### Vin scillitique.

Scille sèche........................ 1 part.
Vin de Malaga...................... 16 —

Faites macérer pendant 12 jours, passez avec expression et filtrez.

Préparé avec le vin ordinaire, il s'altère très-facilement.

### Vin scillitique (*Codex*).

Dose : 10 à 50 grammes.

### Vin amer scillitique

(*Vin diurétique amer de la Charité*).

Comme tonique et diurétique.

### Vin diurétique de l'Hôtel-Dieu (*Trousseau*).

|  | k. |
|---|---|
| Vin blanc contenant 9 à 10° d'alcool pour 100... | 4,000 |
| Alcool à 90°............................ | 0,500 |
| Feuilles sèches de digitale............... | 0,500 |
| Squames de scille...................... | 0,030 |
| Baies de genièvre...................... | 0,300 |
| Acétate de potasse sec................. | 0,200 |

20 grammes représentent 1 gramme d'acétate de potasse, en prendre 2 ou 3 cuillerées par jour.

### Sirop de pointes d'asperges.

Pointes d'asperges................. q. s.
Sucre blanc........................ q. s.

Enlevez et rejetez toute la partie blanche des as-

perges, pilez la partie verte et en extraire le suc; chauffez celui-ci pour coaguler l'albumine et la clarifier, passez à la chausse ; ajoutez à ce suc le double de son poids
de sucre et faites un sirop par simple solution (SOUBEIRAN).

### Tisane diurétique.

| | |
|---|---|
| Racines d'asperges............... | 32 gram. |
| Eau........................... | 1000 — |

### Infusion de Buchu composée (*H. d'Angl.*)

| | | |
|---|---|---|
| Infusion de Buchu................ | | 250 gram. |
| Teinture de Buchu..... } de cubèbe .... } | aa...... | 32 gram. |

Mêlez. En prendre 30 grammes trois fois par jour,
dans la strangurie qui accompagne le catarrhe vésical
chronique.

### Tisane contre la gravelle.

| | |
|---|---|
| Marchantia polymorpha.......... | 50 gram. |
| Eau........................... | 1500 — |

Faire une décoction.
En prendre 5 ou 6 tasses par jour contre la gravelle.

### Tisane de feuilles de Frêne.

| | |
|---|---|
| Feuilles de frêne... ............. | 10 gram. |
| Eau... ....................... | 1000 — |

F. une infusion.
Prendre une tasse ou deux le matin à jeun dans la
gravelle urique et le rhumatisme. On y ajoute le plus

souvent soit 50 centigrammes ou 1 gramme de bicarbonate de soude ; soit 1 gramme ou 2 grammes de benzoate de soude et de chaux, soit 1 gramme de carbonate
de lithine.

### Décoction de caïnça.

Écorce de racine de caïnça..........    8 gram.
Eau froide.....................    250  —

F. macérer pendant 48 heures, puis faites bouillir dix
minutes et passez.

Administrer cette dose en deux fois.

### Vin de caïnça.

Caïnça........................    1 part.
Vin de Malaga..................,    16 —

F. macérer huit jours et filtrez.

### Teinture alcoolique de résine de gaïac.

Résine de gaïac.................    22 gram.
Tafia.........................    300 —

### Tisane de gaïac.

Bois de gaïac râpé............    300 gram.
Eau..... .................    1000 gram.

F. bouillir jusqu'à réduction de moitié et passez.

La tisane de gaïac se prescrit dans la syphilis consti-
tutionnelle, elle l'a été également contre le rhumatisme
et l'on peut l'administrer avec avantage dans la gravelle
et la goutte, en y ajoutant 1 gramme d'iodure de potassium pour 200 grammes de tisane.

### Tisane d'uva-ursi (*F. H. P.*).

| | |
|---|---|
| Feuilles d'uva-ursi................ | 15 gram. |
| Eau bouillante.................... | 100 — |

Faites infuser pendant une heure et passez.
On édulcore souvent avec :

| | |
|---|---|
| Sirop de sucre................... .. | 100 gram. |

La tisane d'uva-ursi est utile dans les inflammations chroniques de la vessie avec sécrétion abondante de mucus et de muco-pus.

### Tisane sudorifique.

| | |
|---|---|
| Bois de gaïac râpé................ | 64 gram. |
| Salsepareille .................... | 32 — |
| Sassafras........................ | 8 — |
| Réglisse......................... | 12 — |
| Eau bouillante................... | 1000 — |

Bien que cette tisane se prescrive habituellement dans les affections syphilitiques, elle peut également trouver son emploi utile dans les catarrhes vésicaux anciens, chez les vieillards chez lesquels il faut rétablir la perspiration cutanée ; indication toujours si formelle et sur laquelle nous avons insisté précédemment, en recommandant de joindre aux moyens internes les moyens externes, étuves sèches, frictions excitantes et la réaction qui suit les applications froides sur la peau, etc.

# CHAPITRE VII

## MÉDICATION HYDROMINÉRALE

Les eaux médicales naturelles de la France sont d'une variété, d'une puissance et d'une abondance telles qu'elles peuvent supporter avec avantage toutes comparaisons avec celles du reste de l'Europe.

Comment alors expliquer qu'un certain nombre de nos stations minérales aient été négligées au profit des eaux analogues et le plus souvent inférieures de l'étranger? Il faut en accuser la mode et peut-être aussi nous-mêmes médecins qui n'avons pas su réagir contre ses caprices, et qui, en leur sacrifiant, avons fait déserter nos établissements.

On entend souvent répéter qu'ils sont moins bien aménagés, qu'ils offrent moins de distractions que ceux des pays voisins ; mais on oublie que le confort et le plaisir suivent la foule.

Tous ceux qui, à quelque titre que ce soit se sont occupés d'eaux minérales, tombent d'accord qu'il faut nous protéger nous-mêmes, renoncer à cette bienveillance ridicule, à cet enthousiasme naïf, à cet engouement que nous avons toujours pour tout ce qui n'est pas d'ici et qu'on a noté comme un trait du caractère national.

Nos malheurs paraissent pour le moment nous avoir

rendus plus attentifs et une généreuse croisade dont le mérite reviendra à M. Rotureau qui l'a provoquée, se fait en ce moment en faveur des eaux médicales naturelles françaises ; M. Barrault, dans la *Gazette des eaux,* la *Société d'hydrologie médicale de Paris* par l'organe de MM. Verjon et Durand-Fardel, et enfin tout récemment M. le professeur Gubler dans les *Leçons de son cours de thérapeutique à la Faculté,* suivant l'impulsion donnée par M. Rotureau, ont fait une étude comparative des eaux françaises et des eaux de l'Allemagne du Nord et il nous suffirait dès maintenant d'être persévérants pour que, sur ce point au moins, nos défaites se changeassent en triomphes.

Nous ne pourrons pas suivre nos distingués confrères dans tous les détails comparatifs de leur étude, forcé que nous sommes de rester dans le cadre des applications hydrologiques aux maladies de l'appareil urinaire dans lesquelles les eaux de notre pays ont une incomparable supériorité.

Il est impossible, en effet, de ne pas remarquer que cette chirurgie spéciale des maladies de l'appareil urinaire, qui est si française à tant de titres, trouve chez nous les ressources thérapeutiques naturelles les plus nombreuses et les plus efficaces.

Le temps est venu de sortir des généralités, et en ce qui concerne l'hydrologie en particulier, c'est vers la spécialisation de chaque source et la distinction des nuances d'action que la clinique révèle que doivent être dirigées toutes les recherches, car cette voie doit assurément conduire la médecine hydriatique à des résultats précis et indiscutables.

A ne considérer que la pathologie d'un appareil en général, et en particulier la gravelle, il semblerait que les nombreuses eaux qui sont recommandées pour la combattre ont un égal succès ; mais on oublie quelquefois de distinguer les gravelles rouge et jaune uriques, des gravelles blanches phosphatiques ; on oublie surtout de discuter la cause de l'azoturie ou de la phosphaturie ; dans les gravelles uriques, on ne se préoccupe pas assez du volume des grains lorsqu'on prescrit une eau minérale et l'on croit avoir assez fait si elle est diurétique. Chacune d'elles pourtant a un mode d'action déterminé ; les unes, comme Contrexéville, Vittel et Martigny-les-Bains, agissent dynamiquement par une pression rénale qui leur donne une force expultrice considérable, les autres comme Vichy et Vals, ont surtout des effets chimiques, elles neutralisent les acides des premières voies, ou produisent promptement de l'aglobulie et ce sont bien plutôt des effets diathésiques que locaux qu'on doit en attendre.

A côté de ces deux groupes à physionomie si spéciale, se placent des sources comme la Preste, sulfureuses sodiques faibles, qui peuvent être également prises à dose élevée, par conséquent agir par leur quantité, mais qui ont de plus des effets très-marqués sur les dépôts phosphatiques et les modifications du liquide urinaire que produisent tous les troubles de la perspiration cutanée ; ou comme Pougues, bicarbonatée calcique, ferrugineuse faible, qui s'adresse très-particulièrement aux dyspeptiques et aux gastralgiques dont l'urine offre toujours, soit un excès de phosphates ou de mucus, soit un dépôt urique et chez lesquels on rencontre souvent une contracture du sphincter externe ou une cystalgie.

Saint-Alban, sodique faible, bicarbonatée moyenne, a l'action atténuée de Vichy et de Vals et trouvera son application dans les cas de gravelle urique faible ; et Évian, dont la minéralisation ne peut expliquer les vertus curatives, conserve cependant une place très-nette dans la thérapeutique urologique qui doit lui réserver toutes les algies uréthrale et vésicale d'origine spinale, surtout lorsqu'elles s'accompagnent d'un peu de gravelle urique ou phosphatique.

Mais il est d'autres indications à remplir, comme de tonifier les sujets débilités dont les digestions incomplètes sont liées à de l'anémie, ce but est atteint par les eaux ferrugineuses ; elles sont nombreuses en France, et le choix doit se porter de préférence sur celles qui sont chargées d'un peu d'acide carbonique, telles que Bussang, Orezza, Auteuil, Passy, ou encore Cransac, qui doit être préférée toutes les fois qu'il faut obtenir des effets reconstituants rapides, et qu'à la médication tonique, on veut joindre, comme il arrive souvent, une action laxative ; la plupart de ces eaux sont administrées dans la thérapeutique des maladies de l'appareil urinaire en dehors des stations minérales, soit comme eaux de table, Bussang et Orezza, soit en dehors des repas par deux ou trois verres par jour, comme Cransac.

Lorsqu'on recherche l'absorption du fer en moins grande quantité on le trouve encore associé aux sulfates dans les eaux de Pougues, Vittel, Contrexéville, aux arséniates, aux carbonates et bicarbonates dans les eaux de Saint-Alban, Vichy, Vals, du Boulou, de Saint-

Martin, d'Andabre et Neyrac, et l'on peut alors espérer
une double action sur la nutrition générale et l'excrétion
urinaire, véritable résultante thérapeutique.

La constipation, qui est avec l'embarras gastrique, la
complication la plus habituelle et presque constante de
la parésie vésicale, de la prostatite, des néphrites, de
presque tous les troubles urinaires en un mot, est combattue par des moyens divers sur lesquels nous aurons
l'occasion de revenir, mais depuis quelques années on
s'est tellement accoutumé à recourir toujours dans ces
cas aux eaux minérales purgatives qu'il faut nous y arrêter. L'eau de Friedrichshall, Allemagne du Nord, ne mérite guère sa réputation, et tout à fait d'accord sur ce
point avec M. Gubler, nous l'avons trouvée bien souvent infidèle. L'eau de Pullna (Bohème) lui est supérieure, et celle de Birmenstorf (Suisse), mieux encore,
et elle tend à prendre de plus en plus dans la pratique
la place de ses deux rivales. Mais pourquoi lorsque nous
ne possédons pas moins de vingt sources purgatives, nous
rendre tributaires de l'étranger? Brides et Saint-Gervais,
en Savoie, Miers, dans le Lot, Châtel-Guyon, dans le
Puy-de-Dôme, Plan-de-Phazy et Soulieux, dans l'Isère,
Sautenay, dans la Côte-d'Or, sont peut-être un peu plus
faibles que les eaux allemandes et l'eau suisse que nous
venons de citer, mais l'*eau verte* de Vacqueiras (Vau-
cluse) est une eau sulfatée sodo-magnésique qui ne le
cède en rien à ses analogues les plus recherchées, et à
laquelle il suffirait d'un peu d'aide des praticiens pour
être préférée à tous les *Bitter Wasser* d'outre-Rhin et
occuper la première place dans la consommation française.

C'est à faire connaître nos ressources qu'il faut s'appliquer, elles ne sont sur aucun point inférieures à celles d'aucun autre pays et nous en avons, dont il suffirait qu'on sût bien la portée pour leur voir bientôt acquérir une extrême importance.

Sans parler des applications hydrothérapiques où nous ne méritons plus les reproches d'infériorité qu'on nous a souvent adressés, la plupart de nos établissements, Enghien et Vichy par exemple, n'ont guère à redouter de comparaison, et nous ne voyons rien qui puisse remplacer nos boues minérales de Dax et de Saint-Amand, à peine connues, et qui trouvent tant et de si heureuses applications ; pour ne parler que des affections urogénitales, les paralysies vésicales et les atrophies musculaires locales, les paraplégies et leurs conséquences, les pertes séminales involontaires les troubles nerveux dont le point de départ est dans le centre génito-spinal sont merveilleusement modifiés, améliorés ou guéris par ces immersions prolongées. Nul doute que ces stations, si elles étaient mieux appréciées, ne retrouvassent bientôt la vogue dont l'une d'elles (Saint-Amand) a joui au commencement de ce siècle, et qu'elle aurait dû conserver.

Nous faisons suivre les considérations précédentes de l'énumération des eaux minérales qui se prescrivent dans les maladies des reins, de la vessie ou de l'urèthre, et nous donnons impartialement, à côté des eaux françaises, les eaux allemandes, autrichiennes, italiennes, espagnoles, anglaises, qui leurs sont similaires.

Pour la France, il nous a semblé que la division par régions : Est, Centre, Midi, Nord, était la plus commode, mais nous croyons devoir présenter une remarque pour toutes les eaux minérales dont nous allons parler, c'est que, si l'on était tenté de trouver nos descriptions incomplètes, on devrait se rappeler que placés à un point de vue tout spécial nous ne pouvions pas nous étendre sur d'autres applications, sous peine de tomber dans d'inutiles longueurs et d'inévitables répétitions, et qu'il devait suffire d'indiquer les eaux médicales naturelles, qui portent plus particulièrement leur action sur l'appareil uro-poiétique et qui doivent à cette propriété d'être le plus habituellement employées dans le traitement des maladies de l'appareil urinaire.

## FRANCE

### RÉGION DE L'EST

#### CONTREXÉVILLE

*Vosges, arrondissement de Mirecourt,* à 20 kilomètres de cette ville, à 30 de Bourbonne, à 380 de Paris.

**Sources athermales, sulfatées calcaires moyennes, ferrugineuses faibles, carboniques faibles.**

Trois sources qui sont : la **Souveraine**, la **Source du Bain** et la **Source du Pavillon**, la principale, dont la température est de 12 degrés et le débit de 52 000 litres par vingt-quatre heures.

## Source du Pavillon.

| | | Eau : 1 litre. gr |
|---|---|---|
| Acide carbonique libre | | 0,019 |
| Oxygène | | indéterm. |
| Bicarbonates | de chaux | 0,675 |
| | de magnésie | 0,220 |
| | de soude | 0,197 |
| | de fer et de manganèse | 0,009 |
| | de strontiane | indices. |
| Sulfates | de chaux | 0,150 |
| | de magnésie | 0,190 |
| | de soude | 0,130 |
| | de potasse | indices. |
| Chlorures | de sodium | 0,140 |
| | de potassium | |
| | de magnésium | 0,040 |
| Iodures et bromures | | traces. |
| Alumine et silice | | 0,120 |
| Azotates | | indices. |
| Phosphates de chaux et d'alumine. | | 0,070 |
| Matière organique et arsenic | | |
| Perte | | |
| | | 2,941 |

(O. HENRY.)

C'est en boisson que l'eau de Contrexéville est surtout administrée, et l'on est parfois surpris des quantités que prescrivent les médecins et qu'absorbent les malades, bien que nous pensions que l'on soit un peu revenu des hautes doses au début; nous en trouvons la preuve dans différentes publications récentes sur Contrexéville, où nous ne voyons pas que le traitement hydrominéral soit le plus habituellement commencé par 4 et 5 verres. Mais comme on recherche particulièrement l'action dynamique de l'eau dans la gravelle, à la condition toutefois que les graviers soient assez petits pour parcourir librement les voies urinaires, et lorsqu'il faut obtenir une exa-

gération de la diurèse, une sorte de suractivité fonctionnelle du rein, on ne peut atteindre à ce résultat qu'en
arrivant progressivement, et avec ménagement toutefois,
de 1 ou 2 verres à 12 et 14. On les fait prendre à de courts
intervalles, le matin à jeun de 5 à 8 heures, en prescrivant aux malades de marcher pour aider à l'action de
l'eau. Pour être ingérée en telle abondance, celle de
Contrexéville doit être nécessairement digestible, et la
preuve en est dans le peu d'accidents qu'entraîne cette
consommation exagérée, réserve faite toutefois des cas
où il existe un point d'irritation dans la vessie ou dans
l'urèthre, stagnation urineuse, rétrécissement, prostatite
subinflammatoire, etc., dans lesquels l'usage immodéré
de l'eau de Contrexéville entraîne une rétention, et tous
les chirurgiens savent combien la présence d'un calcul
ou du moindre gravier est rapidement révélée par l'irritation que l'absorption de l'eau fait naître dans la vessie.

Elle constipe au début et elle purge à dose élevée
lorsqu'elle n'est plus digérée; elle provoque tout naturellement une diurèse abondante, et il est toujours recommandé de cesser son usage dès les premiers indices
de la saturation minérale signalée par un dégoût insur-
montable pour la boisson.

Nous avons à dessein rapporté l'analyse de la source
du Pavillon, de beaucoup la plus fréquemment employée, parce qu'il est peu d'autres eaux minérales dont
les effets physiologiques remarquables soient moins en
rapport avec la composition chimique. Ses propriétés
incomparablement plus actives, lorsqu'elle est prise à son
point d'émergence, ont été attribuées à l'électricité
(Scoutetten), ou considérées par quelques auteurs comme

une sorte de vie des eaux (Treuille); quelle que soit l'explication qu'on adopte, les proportions d'acide urique que ces eaux font rendre aux goutteux et aux graveleux sont considérables; abstraction faite de toute minéralisation de l'eau, sa quantité semble suffire à provoquer une hyperexcrétion rénale et une élimination des principes en excès dans le sang.

La gravelle, la goutte, les affections du foie et de la muqueuse urinaire sont tout particulièrement traitées à Contrexéville, et si l'on a quelquefois proposé d'étendre le domaine de cette station aux affections des muqueuses bronchique, laryngienne et oculaire, c'est à tort, car sa spécialisation d'action sur l'appareil uro-poiétique est si tranchée qu'elle suffit à sa légitime renommée.

### MARTIGNY-LEZ-LAMARCHE OU LES-BAINS

*Vosges, arrondissement de Neufchâteau.*

#### Sources sulfatées calciques.

| | |
|---|---|
| Acide carbonique libre................ | indices. |
| Bicarbonate de chaux...... .......... | 0,156 |
| — de magnésie............... | 0,170 |
| — de soude................. | traces. |
| Sulfate de chaux .................... | 1,420 |
| — de magnésie ................. | 0,330 |
| — de soude ................... | 0,230 |
| Chlorure de sodium.................. | 0,110 |
| — de potassium................. | 0,010 |
| Sesquioxyde de fer................... | |
| Alumine ........................... | |
| Silice ............................. | 0,170 |
| Phosphates terreux.................. | |
| Traces d'arsenic ................... | |
| Matière organique de l'humus.......... | |
| Total............. .. | 2,596 |

(O. HENRY. — 1858.)

L'eau de Martigny, comme les eaux analogues des Vosges, trouve ses applications dans les maladies du rein, de la vessie et de l'urèthre, dans la néphrite calculeuse, dans la diathèse urique, goutte et gravelle, dans le catarrhe vésical indépendant de la stagnation d'urine ou d'un calcul; dans certains rétrécissements subinflammatoires de l'urèthre et dans les coliques hépatiques, dans tous les cas en un mot où il faut pouvoir unir une action calcaire faible à une quantité notable d'eau ingérée.

## VITTEL.

*Vosges, arrondissement de Mirecourt.*

On se rend à Vittel par le chemin de l'Est jusqu'à Nancy et Charmes, ou par celui de Mulhouse par Chaumont jusqu'à Neufchâteau.

La vallée dans laquelle Vittel est placé étant ouverte au nord et au sud, les vents d'est et d'ouest s'y font à peine sentir, et l'on n'y est pas exposé aux abaissements de température subits et parfois si redoutables qui se produisent dans presque toutes les vallées des Vosges.

**Sources athermales, sulfatées calcaires et sulfatées magnésiennes moyennes, ferrugineuses, carboniques fortes** (*Rotureau*).

Température 11°,25 centigrades.

Il y a à Vittel trois sources principales que l'on connaît sous les noms de :

La **Grande source** ou **source diurétique.**

La **Source Marie** ou **source laxative.**

La **Source des demoiselles** ou **bicarbonatée ferrique.**

Et une dernière non dénommée qui aurait des propriétés aphrodisiaques.

La **Grande source** ou **source diurétique**, débite 20 litres à la minute; l'eau est incolore, transparente, limpide et traversée par des bulles gazeuses d'un assez gros volume, sa saveur fraîche a un arrière-goût légèrement ferrugineux.

C'est dans les gravelles uriques, rouge et grise, dans les néphrites congestive et calculeuse, dans l'atonie vésicale, dans tous les cas en un mot où à l'action chimique des eaux il convient de joindre l'action dynamique, que l'eau de la grande source est prescrite. La magnésie et la chaux se trouvent en effet dans cette eau dans des rapports très-favorables, 0,625 de sel de chaux et 0,450 de sel de magnésie; ce qui la rend très-digestible et ce qui permet d'expliquer qu'elle peut être administrée à haute dose.

Elle convient également dans le catarrhe vésical muqueux et muco-purulent, dans les rétrécissements de l'urèthre et particulièrement dans les rétrécissements dits inflammatoires qui sont toujours accompagnés de cystite légère, dans l'engorgement de la prostate; et son efficacité incontestable dans les manifestations de la diathèse urique par les reins se manifeste également contre la goutte.

La **source Marie** ou **laxative** est particulièrement prescrite dans les affections du tube digestif et de ses annexes, par conséquent dans les maladies du foie, spécialement dans la lithiase biliaire à laquelle M. le docteur Patézon vient de consacrer un opuscule où sont rapportées des observations très-concluantes de guérison de coliques hépatiques efficacement combattues par l'usage de l'eau de la source Marie intus et extra.

L'eau de cette source a la propriété d'augmenter les sécrétions biliaire et intestinale, et elle s'administre pour ce fait contre la pléthore abdominale et les hémorrhoïdes; pour nous, nous l'indiquons souvent concurremment avec l'eau de la grande source, parce que, comme nous l'avons dit ailleurs, nous considérons comme très-important de joindre les effets laxatifs à tous les diurétiques dans les affections des voies urinaires.

La **source des demoiselles** ou **bicarbonatée ferrique** fait pressentir par son nom son action thérapeutique; c'est dans les anémies, dans la chlorose confirmée, dans tous les cas où la médication reconstituante est indiquée que cette eau doit être donnée; elle tire ses avantages de ce que les sulfates de magnésie et de soude qu'elle renferme y deviennent les correctifs du bicarbonate de soude, du crénate de fer et du manganèse; elle n'occasionne donc pas comme toutes les eaux ferrugineuses de la constipation à laquelle sont si fort enclins les malades dont l'état réclame l'administration du fer.

SOULTZMATT

**Sources athermales, bicarbonatées sodiques faibles, carboniques fortes** (*Rotureau*).

*Haut-Rhin, arrondissement de Colmar*, à 22 kilomètres de cette ville, au pied du versant méridional de Heidenberg.

On y compte onze sources; 6 anciennes et 5 nouvelles.

La **source principale** est exclusivement employée en boisson, elle renferme beaucoup d'acide carbonique, une autre source dite **Saüerlichwasser** est aussi souvent indiquée et fort agréable.

Ces eaux sont digestives et tout à fait excellentes dans les dyspepsies ; elles conviennent surtout aux sujets pléthoriques et excitables.

Elles offrent quelquefois l'inconvénient de produire de la constipation au début de la cure ; on y remédie en ajoutant 15 ou 20 grammes de sulfate de magnésie ou de soude à un verre d'eau minérale, ou par un lavement ; elles ont plus rarement l'effet inverse ; mais ce qui reste comme leur caractéristique physiologique, c'est la diurèse abondante qu'elles procurent après quelques jours d'emploi de l'eau de la source principale, la proportion d'acide urique a sensiblement diminué dans les urines des malades qui en avaient le plus habituellement en abondance.

L'eau de Soultzmatt ne doit guère être prise qu'à l'intérieur, car elle est athermale, et pour en obtenir quelques effets en bains ou en douches, il faudrait la faire chauffer et par conséquent modifier ses propriétés.

Les eaux de Soultzmatt que l'on a tenté à tort de comparer à celles de Vichy, d'Ems ou de Contrexéville, restent tout à fait spéciales aux dyspepsies et aux gastralgies qui sont calmées par leur acide carbonique ; mais c'est tout particulièrement dans les embarras gastriques qui accompagnent les stagnations urineuses que nous les avons vues réussir ; elles ont dans ces cas une efficacité incontestable, puisqu'elles provoquent l'appétit en même temps qu'elles sont diurétiques. Elles répondent donc à une indication très-précise à laquelle on ne satisfait que par l'administration de deux ou trois médicaments diffé-rents.

On prend encore à Soultzmatt, outre la cure du pe-tit-lait, une forme spéciale de l'eau minérale combinée avec un principe résineux et astringent, que M. Arnold, médecin des bains de Soultzmatt, appelle **eau balsa-mique**, **Tannenwasser**, **eau de sapins**, ou encore **eau d'Arnold**.

C'est une décoction concentrée de bourgeons de sapin dans une certaine proportion d'eau de Soultzmatt ; elle est limpide et transparente, légèrement gazeuse et assez fortement résineuse, mais elle n'est point dés-agréable.

Cette eau balsamique, qui pourrait encore s'appeler, selon la remarque de M. Rotureau, *végéto-minérale*, offre un excellent moyen d'administrer facilement et sans répu-gnance pour le malade un balsamique très-souvent prescrit dont l'usage est parfois difficilement continué ; elle jouit, en Alsace et dans les Vosges, d'une grande célébrité dans deux ordres d'affections différentes par leur siége : les catarrhes des voies aériennes et ceux des voies uro-poié-tiques. Dans ces derniers elle s'emploie pour les pyélites chroniques, à la dose d'une bouteille pendant les vingt-quatre-heures et pendant un long temps. Dans le ca-tarrhe de la vessie, elle a contre la production du pus une très-heureuse action, et l'on peut constater une assez ra-pide diminution de la quantité des globules sous l'influence de son ingestion. Les cas dans lesquels nous avons eu l'occasion de la prescrire étaient précisément caractéri-sés par de la purulence de l'urine liée à de l'atonie vésicale, et nous ne pouvons que confirmer les éloges que nos confrères de l'Alsace donnent à ce produit.

A l'intérieur, on en fait usage dans les hémorrhagies internes ; mais il y a assurément lieu de l'employer dans une forme de cystite qui, en raison des hématuries fré-quentes dont elle est accompagnée, a souvent été dési-gnée sous le nom de cystite hémorrhagique.

## RÉGION DU CENTRE

### CRANSAC

*Aveyron, arrondissement de Villefranche*, à 24 kilomètres de Rodez.

#### Sources sulfatées calciques, ferrugineuses.

L'eau de Cransac est tout ensemble reconstituante et laxative, et deux de ses sources représentent très-exacte-ment ses actions médicamenteuses. La **source basse**, où dominent les sulfates calcaires et magnésiens, est purgative ; la **source haute**, où se rencontrent les sels de fer et de manganèse, est tonique.

On sait que presque toutes les eaux minérales ferrugi-neuses provoquent de la constipation et qu'on y doit re-médier au cours du traitement thermal par des laxatifs. C'est donc là la supériorité de Cransac de pouvoir obtenir simultanément deux effets opposés.

Nous avons eu recours à l'eau de Cransac en boisson dans les hématuries qui accompagnent certaines formes d'angiome villeux ou cancer villeux de la vessie, et nous en avons obtenu de bons effets. Elle nous paraît par-

ticulièrement indiquée chez les sujets anémiés, débilités par des affections urinaires anciennes.

Elles se prennent à la dose de 2, 4, 6 et jusqu'à
8 verres par jour.

## MÉDAGUE OU JOSE

*Puy-de-Dôme.* *arrondissement de Thiers*, sur les bords
de l'Allier, à une petite distance du village de Jose.

### Sources bicarbonatées mixtes, chlorurées fortes, ferrugineuses.

Température, 15 à 16° centigrades.

On ne les emploie guère que transportées, et particulièrement dans la dyspepsie, dans la chlorose et la gravelle; elles purgent à dose élevée et en remarquant la
proportion considérable de chlorures qu'elles renferment,
on se prend naturellement à regretter qu'elles ne soient
pas plus souvent employées dans les cas où se prescrit
Karlsbad.

## NÉRIS

*Allier*, à la limite du Puy-de-Dôme. 260 mètres
au-dessus du niveau de la mer.

### Sources hyperthermales ou hypothermales amétallites non gazeuses (*Rotureau*).

On compte six puits, dont deux principaux qui sont :
Le **Puits de César** ou **d'Enfer**, et le **Puits de la
Croix.**

L'eau de Néris s'administre en boisson, en bains et en
douches; en boisson à la dose de 2 à 6 verres du puits

de la croix, le matin à jeun; loin d'être diurétique, elle modifierait la sécrétion urinaire en diminuant notablement, et presque toujours du même chiffre, la quantité de l'eau et des sels qui constituent l'urine, que selon la remarque de M. le docteur de Laurès elle ne réussirait jamais à alcaliniser; mais là n'est point sa spécialisation d'action, qui est tout entière dans ses applications aux névroses rhumatismales qui se localisent dans l'appareil uro-poïétique, au col vésical et dans la portion profonde de l'urèthre.

C'est Néris qui réalise le type de la médication tempérante et où ces affections protéiformes sont combattues efficacement par des piscines prolongées et des douches écossaises.

## POUGUES.

*Nièvre, arrondissement de Nevers*, à 15 kilomètres de cette ville, 225 de Paris. Chemin de fer de Lyon, par le Bourbonnais.

### Sources bicarbonatées calciques, ferrugineuses faibles.

Température, 12° centigrades.

Deux sources dont une seule, celle de *Saint-Léger*, la plus ancienne et la plus abondante, est utilisée en boisson. La seconde, découverte en 1833, se mêle avec une partie de la première et sert aux bains et aux douches, après avoir été chauffée par la vapeur.

L'eau de la source de **Saint-Léger** est trouble, d'une saveur ferrugineuse, louche et traversée par des bulles d'acide carbonique; elle est recouverte d'une pellicule irisée, dont la coloration rappelle celle de la rouille, et en la goûtant, on s'aperçoit qu'elle est plus agréable au goût qu'à la vue.

Elle est utilisée en boisson, en bains et en douches; en boisson, elle se prend ordinairement le matin à jeun et par verres, en commençant par un ou deux et s'arrêtant à cinq; on en prend également aux repas avec du vin.

Comme toutes les bicarbonatées calciques, ferrugineuses, elle constipe d'abord et provoque une diurèse abondante, et ce n'est que quelques jours après que la liberté du ventre revient et que parfois même les malades sont purgés.

Sa principale action physiologique s'exerce tout entière sur les muqueuses; l'estomac est excité, l'appétit devient moins capricieux dans les dyspepsies, et la digestion est rendue plus prompte et moins laborieuse; elle modifie de même les produits de la muqueuse urinaire, et nous voyons chaque année un certain nombre de malades atteints de pyélites simples, rhumatismales ou blennorrhagiques, de pyélo-néphrites, de catarrhe vésical léger ou de blennorrhées anciennes, retirer de grands avantages de l'usage de ces eaux.

Dans la gravelle, urique ou phosphatique, elles agissent surtout par leur quantité; c'est à haute dose qu'on les prescrit dans ces cas.

Cette année, M. le docteur Logerais doit utiliser l'acide carbonique qui se dégage de l'eau et s'en servir en injection contre le catarrhe vésical douloureux, comme cela a été fait par M. Broca et par nous-mêmes contre les algies uréthrales, vésicales et utérines.

## ROYAT

*A 2 kilomètres, à l'ouest de Clermont-Ferrand,*
*Puy-de-Dôme.*

**Sources hyperthermales ou protothermales, polymétallites-amétallites ou chlorurées moyennes, carboniques fortes** (*Rotureau*).

Les sources de Royat sont au nombre de trois :

1° La **source de l'Établissement** ou **source principale** ; 2° la **source du bain de César** ; 3° la **Source de Mars**.

Nous donnons ci-joint l'analyse de la source principale, celle de l'**Établissement**, faite par M. J. Lefort.

| | | |
|---|---|---:|
| Bicarbonates de soude | | 1,349 |
| — | de potasse | 0,435 |
| — | de chaux | 1,000 |
| — | de magnésie | 0,677 |
| — | de fer | 0,040 |
| — | de magnanèse | traces |
| Sulfate de soude | | 0,185 |
| Phosphate de soude | | 0,018 |
| Arséniate de soude | | traces. |
| Chlorure de sodium | | 1,728 |
| Iodure et bromure de sodium | | indices. |
| Silice | | 0,156 |
| Alumine | | traces |
| Matières organiques | | indices. |
| Total des matières fixes | | 5,588 |
| Gaz acide carbonique libre, en volume | | 0 lit. 377 |
| — — en poids | | 0 gr. 748 |
| — azote | | 5 cc. 2 |
| — oxygène | | 1 cc. 1 |

Les eaux hyperthermales de la source principale administrées en boisson excitent l'appétit, facilitent la digestion et stimulent l'estomac. Elles font éprouver à quelques personnes des étourdissements qui sont dus à l'action de l'acide carbonique ; il suffit pour les éviter de laisser l'eau à l'air libre pendant quelques instants ou de la chauffer légèrement. Les eaux de Royat continuées pendant un certain temps sont toniques et reconstituantes, comme les eaux ferrugineuses, et nullement débilitantes comme la plupart des bicarbonatées sodiques. L'action purgative n'est obtenue qu'en leur ajoutant quelques grammes de sulfate de soude.

Elles sont légèrement diurétiques, et bien que l'on ait à peine mentionné leur efficacité dans la gravelle et certaines formes de catarrhe vésical, on y peut recourir avec grand avantage ; toutefois leur véritable effet consiste à remédier aux digestions difficiles produites par l'anémie consécutive aux maladies aiguës ou chroniques, par une alimentation incomplète, par certains empoisonnements, ceux de l'urine en particulier (Basset). Les salles d'aspiration ou sudatoria permettent d'obtenir des sudations abondantes dont on devrait faire plus grand usage dans les affections des reins et la gravelle.

Les eaux de Royat par le fer et les chlorures qu'elles renferment conviennent aux malades débilités, et l'eau de la source de César, plus particulièrement tonique, est administrée avec succès dans les pertes séminales involontaires et dans l'incontinence d'urine chez l'enfant.

En comparant Royat à Tœplitz-Schönau avec laquelle elle n'est pas sans analogie, on trouve à la station française une supériorité incontestable ; car l'homogénéité d'action de Royat n'existe pas à Tœplitz, où la cure doit s'augmenter de l'ingestion des eaux transportées de Marienbad, Carlsbad ou Friédrichshall de Wilbad-Gastein, si la cure se fait à Schönau.

## SAINT-ALBAN

*Loire, arrondissement de Roanne*, à 12 kilomètres de cette ville.

**Sources bicarbonatées sodiques moyennes, ferrugineuses faibles, carboniques fortes** (*Rotureau*).

Température, 17° centigrades.

Trois sources ayant une origine commune et une composition identique jaillissent dans le milieu d'une prairie située au pied du village de Saint-Alban et près d'une fente qui isole en ce point le grès anthracite du porphyre quartzifère; elles portent les noms de:

1° La **Source principale**; 2° La **Source de la Pompe**; 2° La **Source du Mur**.

L'eau de la source principale de Saint-Alban est très-claire, mais elle laisse déposer une couche assez épaisse d'un enduit jaune rougeâtre et elle tache les verres au bout de quelques jours; sa saveur est fraîche et agréable, quoique bicarbonatée et ferrugineuse, elle est principalement employée en boisson.

L'ingestion d'un verre de cette eau fait éprouver une sensation de chaleur au creux épigastrique, une légère ébriété et des éructations gazeuses.

Les eaux des sources de la Pompe et du Mur ont les mêmes caractères physiques et chimiques, mais elles sont un peu plus troubles, ce qui semble tenir à un mode de captage défectueux.

Toutes trois sont diurétiques par leur bicarbonate, excitantes, digestives par leur acide carbonique, toniques par leur fer; leurs indications thérapeutiques sont formulées par ces trois caractères.

On les administre, en effet, à l'intérieur, contre la gravelle rénale, les dyspepsies dans lesquelles il faut stimuler énergiquement l'estomac après l'usage de certains altérants, tels que les mercuriaux et les iodures; contre l'anémie et la chlorose, et dans tous les cas où il est indiqué d'associer les alcalins et les ferrugineux unis à une proportion notable d'acide carbonique.

L'action physiologique des eaux de Saint-Alban prises en bains mérite d'être notée, selon la remarque de M. le docteur Goin, elles entraînent une diminution de la perspiration cutanée et de celle des muqueuses, et elles augmentent tout naturellement la proportion des urines.

Leurs effets diurétiques sont parfois si prononcés qu'on doit les tempérer par des bains tièdes prolongés d'eau commune, ou préparés avec des décoctions émollientes pour rétablir la perspiration cutanée et éviter ainsi une congestion rénale.

Saint-Alban offre une ressource qui mériterait d'être utilisée dans les affections des voies urinaires, nous voulons parler de l'acide carbonique dont on pourrait user en douches et en injections dans les affections douloureuses de la vessie, de l'urèthre et de l'utérus, comme on le fait ailleurs où le gaz se dégage spontanément, c'est une pratique qui tend à se généraliser et qui est restée jusqu'ici malheureusement le privilége de Nauheim et de quelques stations de l'Allemagne, mais qu'il faut s'efforcer d'établir chez nous.

## SAINT-MYON

*Puy-de-Dôme, arrondissement de Riom*, à 12 kilom. de cette ville.

### Sources ferrugineuses, bicarbonatées

Température, 14° centigrades.

## USSAT

*Ariége, arrondissement de Foix*, à 18 kilomètres de cette ville sur la rive droite de l'Ariége.

### Sources bicarbonatées calciques.

Température 32°,50 à 40°,20 centigrades.

Le traitement, à Ussat, est presque exclusivement externe et consiste en bains de température variable. C'est plus particulièrement au traitement des affections utérines et dans certaines névroses urinaires que les eaux d'Ussat sont appliquées et que leur action sédative se manifeste efficacement.

## VALS

*Ardèche, arrond. de Privas*, à 32 kilomètres de cette ville et à 12 d'Aubenas, sur les bords de la Volanne.

### Sources bicarbonatées sodiques fortes moyennes ou faibles, carboniques fortes (*Rotureau*).

Les sources de Vals sont très-nombreuses, car la nappe aquifère est tellement abondante qu'il suffit d'un trou de sonde pour faire jaillir une source nouvelle.

Toutefois celles qui ont pris rang dans la thérapeutique ne sont guère qu'au nombre de huit ou dix, elles
répondent suffisamment à toutes les indications, et c'est
l'un des caractères de cette station de pouvoir offrir
tous les degrés de minéralisation des eaux et de permettre ainsi de passer des bicarbonatées sodiques
fortes aux bicarbonatées faibles ou aux sulfatées ferrugineuses. On va de ces dernières aux premières
par une véritable progression ascensionnelle ou des-
censionnelle. On a beaucoup insisté sur cette particularité qui permet de graduer les effets des eaux de
Vals en changeant de source et d'obtenir ainsi, comme
on l'a dit, une *véritable gamme thérapeutique;* ce mot
résume pour quelques auteurs qui ont écrit sur Vals la
marche du traitement que l'on fait suivre aux malades
qui s'y rendent. Au lieu de mitiger l'eau ou d'en diminuer la dose, comme on le fait dans la plupart des eaux
bicarbonatées sodiques, on fait boire aux sources de Marie
et de Saint-Jean qui sont, comme on sait, d'une minéralisation faible, véritables eaux de table, qui ne laissent au
goût que l'impression agréable de l'acide carbonique,
procurant des digestions faciles; ces deux eaux caractérisent le premier groupe de Vals.

Le second renferme des eaux nombreuses, puissantes,
la Rigolette, la Précieuse, la Marquise, la Désirée, la
Victorine, la Chloé, la Magdeleine, etc., dont la minéralisation identique au fond, varie quant aux proportions
pour chacune d'elles, depuis 3 grammes de bicarbonate
de soude jusqu'à 7 gr. et même plus de 7 gr. 1/4 par
litre que possède la Magdeleine.

Voici d'après M Brun la proportion de bicarbonates alcalins que chacune des sources renferme par litre :

| | | |
|---|---|---|
| Source Saint-Jean............. | 1 gram. 50 c. |
| — Victorine .............. | 5 — |
| — Chloé................. | 5 — |
| — Marie................. | 5 — |
| — Marquise............. | 6 — |
| — Chrétienne............ | 6 — |
| — Camuse ............. | 7 — |
| — Rigolette............. | 7 — |
| — la Magdeleine.......... | 7 gram. 25 |

La **Dominique** est la seule qui ne contienne pas de bicarbonates alcalins, c'est une sulfatée ferrugineuse et arsenicale.

Mais en comparant le tableau précédent, on peut voir facilement que le début du traitement à Vals, surtout en ce qui concerne les affections des voies urinaires, commencera toujours par les sources Marie et Saint-Jean, dont l'emploi peut être indiqué à haute dose pour l'expulsion des gravelles et le traitement de certains catarrhes vésicaux ; réservant les sources Rigolette, Précieuse et Magdeleine contre les troubles gastriques, le rhumatisme et les manifestations diathésiques de la goutte et la gravelle.

### VIC-SUR-LÈRE OU VIC EN CARLADÈS

*Cantal, arrondissement d'Aurillac.*

#### Sources ferrugineuses, bicarbonatées.

Température, 12° centigrades.

Quatre sources dont les eaux ne jouissent guère que d'une réputation locale, elles s'administrent à la dose de 4 à 10 verres par jour dans la goutte, dans les gravelles jaune et blanche.

## VICHY

*Allier, arrondissement de La Palisse.*

**Sources hyperthermales, protothermales ou athermales, bicarbonatées sodiques fortes, ferrugineuses faibles, carboniques fortes** (*Rotureau*).

Nous empruntons au Dictionnaire des eaux minérales de MM. Durand–Fardel, Lefort et Lebret, l'énumération des sources.

|  | Température. |
|---|---|
| Puits Carré (utilisé seulement pour l'usage externe).. | 43,60 |
| Puits Chomel............................ ...... | 43,60 |
| Grande grille............................... | 42,50 |
| Source Lucas (ancienne source Lucas et des Acacias), à l'émergence......................... ........... | 28,50 |
| Hôpital................................... | 31,70 |
| Célestins (ancienne source). ............... .... | 14,03 |
| Célestins (nouvelle source).... ................. | 15,20 |
| (Ces deux sources sont exclusivement affectées à l'usage interne). | |
| Source Lardy ou de l'Enclos des Célestins.......... | 23,09 |
| Source du Parc (ancienne source Brosson).......... | 22,00 |
| Source de Mesdames.... .................. .... | 17,00 |
| Source d'Hauterive (consacrée exclusivement à la transportation)................................ .... | 15,00 |

Le nombre des malades qui fréquentent Vichy chaque année et la légitime réputation de cette station thermale en font, sans comparaison, la première du monde, et il est difficile d'énumérer seulement les observations nombreuses qu'elle a provoquées de la part de confrères distingués ; on ne peut que tenter de les condenser pour essayer de donner une idée des applications de l'eau de Vichy aux affections des reins, de la vessie et de l'urèthre.

Le docteur Barthez, dans son Guide pratique des malades aux eaux de Vichy, dit que « l'ingestion de cette eau est suivie de douleur et de pesanteur dans les reins et de l'accélération de l'excrétion urinaire.

» Que les urines dont l'alcalinité se manifeste généralement une demi-heure après avoir bu les eaux, de même qu'en les prenant en bains, sont ensuite rendues claires, limpides et sans sédiment briqueté, avec un demi litre et souvent un litre en moins que dans l'état normal, en tenant compte, toutefois, de l'eau minérale bue et de la quantité d'urine rendue journellement par la personne ».

Elles ne déterminent de la diarrhée que dans un septième des cas, comme cela résulte d'un travail de M. le docteur Champagnat : *Action des eaux de Vichy sur le tube intestinal*, mémoire présenté à la Société d'hydrologie médicale de Paris (1872), et dans les cas où elles produisent de la constipation on y remédie par l'usage d'une solution laxative graduée au sulfate de soude. L'une des propriétés les mieux constatées des eaux de Vichy est d'augmenter l'appétit en neutralisant l'acidité des premières voies et en provoquant un afflux abondant de suc gastrique.

Il se manifeste dès les premiers jours de la cure une excitation des organes de la génération qui diminue plus tard.

Quatre des sources de Vichy, selon la remarque de M. Rotureau, représentent les quatre types auxquels peuvent se rapporter toutes les autres sources, qui ne se différencient plus que par des nuances très-légères. M. le docteur Durand-Fardel dans ses *Lettres médicales sur Vichy* a parfaitement résumé l'action de ces quatre sources.

L'**Eau de l'Hôpital**, dit-il, est la moins excitante de toutes celles de Vichy, d'une température moyenne, d'une saveur douce, légèrement nauséeuse. Prunelle attribuait à la proportion plus considérable de matières organiques qu'elle renferme la difficulté qu'on éprouve à la digérer.

L'**Eau de la grande Grille** est plus chaude, plus sapide, plus stimulante, plus facilement et plus rapidement digérée que celle de l'Hôpital.

L'**Eau des Célestins** semble plus stimulante et porte plus spécialement son action sur deux points, les organes urinaires et le cerveau.

Enfin la **source de Mesdames** qui a son point d'émergence sur le territoire de Cusset et qui se prend à la buvette de l'allée de Mesdames, à Vichy, est ferrugineuse et représente l'élément tonique et corroborant du traitement hydrominéral.

Les eaux de Vichy constituent une médication effectivement curative de la gravelle urique. Elles s'adressent directement aux conditions diathésiques qui la tiennent sous leur dépendance. Le fait de l'existence d'une gravelle urique suffit pour les indiquer, et l'on peut dire qu'il ne se trouve guère de contre-indications en dehors de certains états de l'appareil urinaire.

La diversité des sources de Vichy et la facilité de varier les modes d'administration du traitement interne ou externe, permettent d'approprier celui-ci aux diverses conditions individuelles que l'on peut rencontrer.

Il ne sera pas hors de propos de faire remarquer ici que toutes les eaux de cette station possèdent à un même degré l'action diathésique qui est le caractère essentiel

de la médication. La spécialité d'action qui a été attri-
buée à ce sujet à la source des Célestins est contestable ; ce
qui appartient en propre à cette source c'est une action
plus déterminée sur l'appareil rénal et qui ne touche
en rien à l'action diathésique. Or, il se comprend aisément que si de cette qualité particulière, peuvent se
déduire certaines indications relatives au traitement de
la gravelle, il n'en résulte pas moins quelquefois des contre-indications formelles, lorsque la disposition congestive
ou douloureuse des reins commande d'éviter tout ce qui
serait de nature à exciter directement ces organes (Durand-Fardel).

L'existence de la gravelle urique ne s'accompagne souvent d'aucun trouble appréciable de la santé générale,
mais elle peut déterminer vers les reins des phénomènes
douloureux ou inflammatoires. La colique néphrétique
est la conséquence assez habituelle de la présence ou
du passage de graviers dans les reins, et le témoignage
d'une tendance expultrice, mais quand elle ne se montre
qu'à des intervalles éloignés le traitement thermal de
Vichy est parfaitement propre à en enrayer les retours.
Il faut seulement n'y recourir qu'à des époques peu
rapprochées des manifestations rénales.

Parfois le traitement thermal provoque des coliques
néphrétiques, pendant sa durée ou après sa terminai-
son. Ceci peut n'être qu'un résultat inévitable et salu-
taire de la médication, mais peut dépendre aussi de la
manière dont le traitement a été suivi. La direction imprimée à ce dernier, le choix des sources, le mode
d'emploi des bains et des douches, ne sont donc pas
choses banales ; les malades ont de fréquentes occasion

de se repentir de s'être abandonnés eux-mêmes à leur propre direction. En effet, un traitement trop actif, ou quelquefois seulement l'usage inopportun de la source des Célestins peuvent donner lieu à des douleurs rénales, à de l'hématurie et rendre ainsi impossible la continuation de la cure.

C'est que l'existence de semblables phénomènes contre-indique absolument les eaux de Vichy, au moins pour ce qui concerne l'actualité. Il faut alors s'adresser à celles de Contrexéville, de Vittel, de Pougues ou de la Preste ; mais le traitement des maladies diathésiques est toujours à longue période, et il peut arriver qu'après que l'état des voies urinaires aura été avantageusement modifié par les eaux que nous venons de mentionner, il devienne possible ou même nécessaire de recourir au traitement plus formellement diathésique de Vichy dont la contre-indication aura disparu.

La cure thermale de Vichy s'applique surtout aux personnes sanguines, pléthoriques, chez lesquelles il y a tout avantage à obtenir une hyposthénisation générale que ne manque presque jamais de produire une saison passée dans cette station.

C'est en tenant compte des observations précédentes que l'on évitera toutes les objections qui ont été adressées à l'usage interne des alcalins à haute dose et que nous avons énoncées au chapitre de la médication alcaline.

Il nous paraît important de bien préciser la part qu'il faut faire aux eaux de Vichy dans le catarrhe vésical.

Le catarrhe opiniâtre est rarement simple, il est presque toujours lié à quelques altérations organiques,

tels que rétrécissements de l'urèthre, tumeurs, déformations du col vésical, engorgements de la prostate, qui ne
sont pas du ressort de la médication thermale, car celle-ci
n'a de prise sur aucune de ces lésions. On ne doit donc
jamais recourir à un traitement hydrominéral avant
d'avoir usé des moyens chirurgicaux qui sont propres à
les modifier, et si ceux-ci se trouvent inapplicables ou
impuissants, il ne faut guère espérer des médications
dirigées contre le catarrhe vésical qui s'y rattache, si
ce n'est pour en obtenir quelques effets palliatifs toujours
très-incomplets, et mieux vaut alors recourir à des moyens
plus doux et moins stimulants.

Les eaux de Vichy sont trop actives pour pouvoir se
prêter à la généralité des cas de ce genre. Les bains
mêmes y sont souvent mal supportés, et, malgré les plus
grandes précautions apportées dans leur administration,
on est exposé à voir survenir des symptômes de dysurie
ou de cystite, des phénomènes inflammatoires ou névrosiques toujours prêts à s'éveiller.

Les eaux de Vichy doivent donc être réservées aux catarrhes aussi simples que possible, très-atoniques, peu
disposés aux réactions inflammatoires, enfin dépendant
d'états constitutionnels plutôt que de lésions locales.

Nous avons parlé plus haut de la contre-indication
de Vichy dans les néphrites graveleuses; mais il faut
savoir que ces eaux, d'une application si difficile dans les
néphrites, et si délicate dans le catarrhe vésical, sont au
contraire d'un excellent usage dans les pyélites catarrhales simples. L'usage sans doute en réclame une administration prudente et surveillée, mais sous cette réserve
elles sont très-facilement tolérées et l'on voit quelquefois

avec une grande rapidité les dépôts puriformes ou purulents diminuer et disparaître.

## RÉGION DU MIDI

### DAX

*Landes, arrondissement de Dax.*

#### Sources hypothermales ou hyperthermales, amétallites, azotées (*Rotureau*).

Température : 31 à 61° centigrades.

Ce sont particulièrement les boues formées de limon
végétal qu'on utilise à Dax contre les paraplégies, l'atonie
vésicale et les paralysies, comme nous l'avons dit pour les
boues de Saint-Amand dont celles de Dax sont les analogues avec une thermalité plus élevée. (Voy. *Saint-
Amand.*)

### EUZET-LES-BAINS

*Gard, arrondissement d'Alais.*

#### Sources sulfurées calciques.

Température : 13 à 18° centigrades.

Trois sources. Les eaux d'Euzet se caractérisent par
une proportion considérable de matières bitumineuses,
qui les a fait particulièrement employer dans les affections catarrhales de l'appareil respiratoire, et qui leur
mériterait d'être plus souvent prescrites dans les diverses
maladies de l'appareil urinaire où les balsamiques sont
indiquées, cystite subaiguë, pyélite, pyélo-néphrite.

## ÉVIAN

*Haute-Savoie*. Ville à 32 kil. de Genève, sur la route du Simplon, au bord du lac Léman.

**Sources athermales, amétallites, carboniques faibles** (*Rotureau*) **indifférentes ou inermes** (*Gubler*).

Température : 12° centigrades.

Trois sources qui sont : 1° **Source Cachat**, 2° **Source Guillot**, 3° **Source Bonnevie**.

### Source Cachat.

Eau : 1 litre.

|  | gram. |
|---|---|
| Bicarbonates de chaux............... | 0,1940 |
| — de magnésie............... | 0,0130 |
| — de soude............... ... | 0,0200 |
| — de potasse............... | 0,0060 |
| Phosphate de soude................ | 0,0014 |
| Total des matières fixes......... | 0,3244 |
| Gaz acide carbonique libre... ...... | 610 gram. |

(École des Mines.)

### Source Guillot.

| | |
|---|---|
| Bicarbonates de magnésie............ | 0,2439 |
| — de chaux... ........... | 0,1256 |
| — de soude................ | 0,0194 |
| — de potasse............... | 0,0062 |
| — protoxyde de fer.......... | 0,0033 |
| — ammoniaque............. | 0,0006 |
| Oxyde de manganèse................ | Traces. |
| Combinaison de protoxyde de fer et de matière organique................ | Traces. |
| Sulfate de magnésie................ | 0,0068 |
| Nitrate de chaux ................ | 0,0100 |
| Chlorure de sodium................ | 0,0037 |
| Silice................ | 0,0080 |
| Alumine..... ...... | 0,0027 |
| Glairine ................ | 0,0050 |
| Matière bitumineuse................ | quant. insensible. |
| Total des matières fixes......... | 0,4652 |

Gaz qui s'échappent à la source sur 100 parties.

|  | | Mêlé ou en suspension. | Dissous. |
|---|---|---|---|
| Acide carbonique... | 077 | 0,6 centim. cub. | 12,17 cent. cub. |
| Azote... ......... | 769 | 5,7 — | 17,81 — |
| Oxygène ......... | 154 | 1,2 — | 4,65 — |
| Total des gaz.... | 1000 | 1,5 centim. cub. | 34.63 cent. cub. |

Il est impossible d'expliquer par la composition chimique des eaux d'Évian les vertus que l'observation
médicale y fait constater ; elles ne sont remarquables que
par la *glairine*, la *matière bitumineuse* et l'*azote* qu'elles
contiennent (M. Morin, *Analyse de la source Guillot*,
Neuchâtel, 1861), ce qui les fait ressembler à certaines
eaux sulfureuses, faibles à ce point qu'elles ont mé-
rité de quelques auteurs le nom d'indifférentes ; mais
leurs propriétés curatives cependant ne sauraient être
contestées lorsqu'elles sont prises dans les cas de calculs phosphatiques et de gravelle urique légère, chez les
sujets irritables.

On ne saurait nier leur action bienfaisante dans tous
les états douloureux de l'appareil urinaire et particulièrement dans les spasmes qui accompagnent les inflammations de la portion profonde de l'urèthre et du col,
dans les affections anciennes de ces régions, ou après les
manœuvres de la lithotritie. Nous y avons eu recours dans
les néphralgies, les cystalgies et dans plusieurs cas de néphrite graveleuse ; les malades atteints de paresse vésicale
et de phosphaturie consécutives à une affection spinale
commençante en ont obtenu des résultats favorables, et
nous pensons que les troubles génito-urinaires multiples et encore mal étudiés qui accompagnent l'irritation

spinale doivent être le plus souvent heureusement combattus par une cure, à Évian.

## MOLIGT

*Pyrénées-Orientales, arrondissement de Prades.*

### Sources sulfurées sodiques.

Température : 21 à 37° centigrades.

Dix sources dont les eaux sont utilisées en bains. Elles doivent leur action topique sur la peau et les muqueuses à la glairine qu'elles renferment et le rapprochement qu'on a voulu tenter avec les eaux de la Preste s'applique tout particulièrement aux effets externes de ces dernières.

## LA PRESTE

*Pyrénées-Orientales, arrondissement de Céret,* sur le plateau qui domine la Vallée de la Tech, à 20 kilom. d'Amélie-les-Bains, à 56 de Perpignan, sur la route d'Amélie en Espagne.

### Sources sulfurées sodiques.

Température de 37 à 44°,60 centigrades.

Quatre sources qui sont :

1° La **Grande source** (*source d'Apollon*).
2° La **Source nouvelle** (*source de Diane*).
3° La **Source des Lépreux**.
4° La **Petite source**.

La **source d'Apollon** est seule utilisée pour l'alimen-

tation de l'établissement ; l'analyse en a été faite par
M. Anglada.

Le dosage du sulfure de sodium exécuté pour les
sources d'Apollon et celle des Lépreux par M. Roux a
donné pour l'une et pour l'autre $0^{gr},0156$.

Les eaux de la Preste, comme toutes celles qui conviennent aux maladies de l'appareil urinaire, peuvent
être prises à dose élevée, quoique l'on doive en commencer l'usage à petite dose ou les couper avec du lait
ou de l'eau d'orge. Elles sont manifestement diurétiques
même prises en petite quantité, et elles sont très-vantées
contre les catarrhes vésicaux, la gravelle et les dépôts
phosphatiques. Les malades que nous avons eu l'occasion
d'y envoyer rentraient précisément dans ces cas, et ils
ont retiré d'une saison à la Preste les plus grands béné-
fices ; nous n'avons pas vu qu'il en fût de même de ceux
atteints de diathèse urique, et nous pensons là-dessus
comme les auteurs du Dictionnaire des eaux minérales,
que c'est à tort qu'on leur a attribué une action curative sur l'état diathésique qui domine la gravelle et la
goutte.

Leur spécialisation nous semble devoir bien plutôt
s'établir contre les phosphaturies et la précipitation par
des causes diverses du phosphate ammoniaco-magnésien
sur un point des conduits ou du réservoir de l'urine.

Elles sont mieux tolérées que les bicarbonatées sodiques, et elles calment très-bien les états douloureux de la
vessie et les ardeurs qui accompagnent le catarrhe
vésical.

Nous n'avons pas eu l'occasion de constater leurs
effets dans les pertes séminales et les pollutions noc-

turnes contre lesquelles on les a préconisées, mais nous croyons que lorsque ces troubles sont provoqués par une inflammation de l'urèthre ou de la prostate et qu'elles s'accompagnent de phosphaturie, les eaux de la Preste doivent être indiquées.

C'est une station peu connue, dont la notoriété remonte à quelques années seulement, mais dont l'étude clinique mériterait cependant d'être attentivement poursuivie comme il a été fait pour Vittel, Contrexéville, etc.

## RÉGION DU NORD

### SAINT-AMAND

*Nord, arrondissement de Valenciennes.*

**Protothermales ou hypothermales sulfatées calciques faibles, sulfureuses faibles** (*Rotureau*)

Température 19°.5 centigrades.

Trois sources principales qui portent les noms de :

1° **Fontaine-Bouillon**.
2° **Pavillon ruiné**.
3° **Vérité** ou de l'**Archevêque d'Arras**.

Ce sont particulièrement les boues minérales qui ont fait la renommée de Saint-Amand; elles sont noires, répandent une forte odeur sulfureuse, marquent 25° centigrades, et elles laissent échapper sans cesse des bulles de gaz; elles sont formées de trois couches, la supérieure est de la tourbe, la seconde de l'argile et la troisième se compose de silice, de carbonate de chaux, d'oxyde de fer et d'alumine. Cette dernière couche, d'une épaisseur de deux mètres au moins, est traversée par un grand nombre de petits griffons sulfureux qui se mêlent aux deux couches supérieures et forment la boue.

Les malades sont placés pendant quelques heures dans des cases ou trous creusés dans la boue et dont une lunette à niveau de terre marque la place et permet d'avoir la liberté des bras ; 60 ou 80 de ces trous existent sous une vaste rotonde vitrée, et chaque malade est séparé du voisin par une cloison. La même boue sert au malade pendant tout son traitement, et lorsqu'il en est besoin on élève la température du bain avec des manchons de fonte préalablement garnis de sable chauffé ou grillé.

On reproche à Saint-Amand de n'avoir qu'une action toute locale, mais on ne saurait contester que l'application des boues ne constitue une médication topique très-énergique, soit qu'on la prescrive comme résolutive dans la scrofule, dans les arthrites, les engorgements de diverses natures du petit bassin, soit comme excitantes dans les paralysies et particulièrement les paraplégies. En ce qui touche l'appareil urinaire, nous pensons que les boues de Saint-Amand ne sont ni assez connues, ni assez indiquées, et qu'elles rendent les plus grands services dans les atonies vésicales, paralysies incomplètes, dans la production desquelles il est souvent difficile de faire la part de l'altération de l'organe, hypertrophie des parois et induration, et des troubles des nerfs moteurs ou sensitifs.

Des observations de ces cas si fréquents, traités heureusement à Saint-Amand, nous ont complétement ralliés à cette médication, et bien qu'elle soit plus souvent appliquée dans les affections rhumatismales chroniques et

surtout, comme l'a fait remarquer M. Charpentier, aux
états pathologiques des muscles de la vie de relation,
nous pensons qu'il faut élargir le cercle de la spécialité
d'application de Saint-Amand et y faire rentrer le traitement de toutes les paralysies vésicales, spinales ou locales ; à l'appui de cette opinion nous pouvons citer les
remarques qui ont été faites dans le même sens par
M. le docteur Isnard.

## ALLEMAGNE

### BILIN

*Bohême, cercle d'Eger*, ville à 21 kilom. de Leitmeritz,
à 8 kilomètres seulement de Teplitz.

#### Sources bicarbonatées sodiques.

Quatre sources dont la température pour deux d'entre
elles, la **Josefsquelle** et la **Careline**, est de 9°5 centigrades.

Ces eaux sont très-peu bues à la source, mais c'est la
Josefsquelle qui sert principalement pour l'expédition.
Le mélange avec le vin en est facile, grâce à une saveur
agréablement piquante, et c'est comme eaux de table
qu'elles sont associées à la cure de Teplitz dans les dyspepsies acides

Les affections dans lesquelles on les recommande sont
celles qui relèvent de la spécialisation reconnue aux eaux
bicarbonatées sodiques, ce qui leur a valu parfois le nom
de *Vichy froid*. On fabrique à Bilin des bicarbonates
de soude et de magnésie, dits **sels polychrestes de
Bilin**, qui trouvent en Allemagne leur emploi en pharmacie.

EMS

*Allemagne du Nord, duché de Nassau*, ville à 6 kilom. de Coblentz, à 48 kilom. de Wiesbaden au N. O. de la pointe du Taunus, sur les bords de la Lahn, à 95 mètres au dessus du niveau de la mer.

**Sources mésothermales ou hyperthermales, bicarbonatées sodiques moyennes, chlorurées faibles, carboniques fortes** (*Rotureau*).

Sources très-nombreuses, plus de vingt, dont cinq seulement sont utilisées. Ces eaux se prennent ordinairement à la dose de 1 à 6 verres par jour, et elles ont été souvent comparées à celles de Vichy, qui sont comme elles bicarbonatées sodiques; mais ces dernières le sont plus franchement et contiennent une quantité double à peu près de bicarbonate de soude. Les eaux d'Ems ont un peu plus d'acide carbonique et de chlorure de sodium.

Comme toutes les bicarbonatées sodiques, elles sont diurétiques et parfois purgatives, lorsqu'elles sont mal digérées ou lorsqu'elles liquéfient la bile.

Leur acide carbonique les rend digestives; c'est probablement pour cela qu'elles ont la propriété de calmer les vomissements des phthisiques, et qu'elles ont dû la réputation imméritée, que M. Cahen leur a faite, de guérir la phthisie pulmonaire.

La gravelle, la goutte et les dyspepsies flatulentes et acides, dans lesquelles Ems est conseillée, sont bien préférablement combattues, la première dans ses manifestions locales à Contrexéville, à Vittel, et les secondes à Vichy et à Vals.

Prises à l'extérieur en bains et en douches, les eaux d'Ems n'offrent rien de particulier qui les distingue de leurs analogues, et c'est bien plutôt la mode que l'observation qui leur a fait la vogue dont elles jouissent depuis vingt-cinq ans.

### FRANZENSBAD

*Bohème*, à 6 kilomètres d'Éger.

Altitude, 613 mètres.

**Sources athermales, sulfatées sodiques moyennes, ferrugineuses faibles, carboniques fortes** (*Rotureau*).

Il y a huit sources qui sont toutes froides, quoique émergeant d'un sol qui porte d'anciennes traces volcaniques; leur composition et leur température varient peu. Cette dernière est de 8° centigr. à 11° centigr.

Les sources portent les noms de :

1° **Die Franzensquelle** (*la source de François*); elle est la plus importante.

2° **Die Luisenquelle** (*la source de Louis*).

3° **Der Kaltersprudel** (*le bouillonnement froid*).

4° **Die Salzquelle** (*la source salée*).

5° **Die Wiesenquelle** (*la source de la prairie*).

6° **Die Neuquelle** (*la source nouvelle*), qui dégage une odeur manifeste d'hydrogène sulfuré.

Ces deux dernières sources sont plus particulièrement diurétiques, toniques et laxatives.

Les eaux de **Wiesenquelle** et de **Salzquelle** sont

employées en boisson, et avec celle du **Kaltersprudel**, par la proportion notable d'acide carbonique qu'elles renferment, elles fournissent à la médication du **Gazbad**, bain gazeux très en usage à Franzensbad.

L'eau de la source la plus employée, Franzensquelle, est utilisée plutôt comme une ferrugineuse carbonique que comme une sulfatée moyenne, et les malades qui y font une cure s'en trouvent d'autant mieux, qu'ils étaient constipés et anémiés.

On voit, par ce fait, les indications thérapeutiques de Franzensbad, qui doit se prescrire, chez les femmes, dans la leucorrhée, la dysménorrhée, l'aménorrhée; chez les hommes, dans l'hypertrophie prostatique et particulièrement dans la prostatite subaiguë, dans le catarrhe vésical muqueux auquel s'ajoute de la constipation et surtout dans les pertes séminales que provoquent ou qu'augmentent les efforts de la défécation.

On administre quelquefois l'eau de Franzensbad coupée avec du petit lait, et l'on emploie aussi dans cette station des bains de boue pour les affections rhumatoïdes.

### KARLSBAD OU CARLSBAD

*Bohême, cercle d'Eger*, dans la vallée de Tépel, sur les deux rives de la Tépel à une altitude de 380 mètres.

**Sources hypothermales, polymétalliques fortes, carboniques fortes** (*Rotureau*).

Température de 39°,5 à 70° centigrades.

Des douze sources de Karlsbad, deux seulement méritent une mention, et elles résument d'ailleurs parfaitement l'action de toutes les autres; ce sont :

1° La **Sprudel** (*le bouillonnement*).

2° La **Schlossbrunnen** (*la source du château*).

L'eau du **Sprudel** est bue après refroidissement à la dose de 5 à 6 verres; 7 à 8 au plus; chaque verre contient environ 180 gr.; on les boit dans l'espace d'une heure et demie à deux heures, en mettant un intervalle de 16 minutes entre chaque verre. La durée du traitement est de 15 à 25 jours.

Ces eaux procurent le plus souvent une légère purgation, à la dose de 3 à 4 verres; cet effet est dû à la présence du sulfate de soude et du chlorure de sodium. Elles favorisent d'une manière marquée l'excrétion urinaire, et les personnes délicates et difficiles en éprouvent seules quelques nausées.

C'est la **Schlossbrunnen** qui est la source spéciale aux affections de l'appareil urinaire; son action dynamique dans l'expulsion des graviers est remarquable. M. Rotureau fait justement observer que les grains de la gravelle des malades que l'on envoie à Karlsbad, doivent être très-attentivement examinés, pour conjecturer s'ils pourront facilement parcourir les uretères et l'urèthre, dans le mouvement de propulsion que leur imprime l'administration de cette eau.

L'eau du **Sprudel** est conseillée dans la gravelle urique et est contre-indiquée pour les calculs phosphatiques qui s'accompagnent, pour la plupart, d'affections catarrhales des voies urinaires et d'affaiblissement de la constitution générale.

Karlsbad est mis volontiers en parallèle avec Vichy, quoique la minéralisation et la thermalité de ces eaux soient différentes ; cette comparaison toutefois peut être maintenue, et elle est toute en faveur de la station française.

Comme à cette dernière on y envoie les malades atteints de gravelle et de calculs ; mais on devrait également, comme pour Vichy, distinguer les gravelles des sujets pléthoriques des gravelles des sujets anémiés ; ces dernières relevant des eaux bicarbonatées sodiques faibles, ou des sulfurées calciques.

La prétention que l'on a, à Karlsbad, d'agir sur les derniers fragments restés dans la vessie après la lithotritie, lorsqu'ils sont trop volumineux même pour être expulsés, nous semble mal justifiée, car il est d'observation courante que les eaux minérales carbonatées ou sulfatées augmentent la cystite consécutive à la lithotritie, lorsqu'il est resté le moindre morceau de pierre dans la vessie ; et par conséquent, ce n'est qu'en agissant contre la diathèse urique que l'eau de Karlsbad est préventive de la récidive calculeuse et non pas en dissolvant les calculs formés. Nous faisons une réserve analogue pour l'usage interne de la Schlossbrunnen à dose élevée, 8 verres le matin, dans les cas où la sortie des graviers occasionne de la difficulté d'uriner, et nous considérons cette pratique comme dangereuse dans beaucoup d'occasions.

Nous en dirons autant de l'incontinence d'urine qui, chez les vieillards, est liée à un épaississement et à une induration des parois vésicales, et dans laquelle l'usage abondant de l'eau pourrait entraîner des accidents. Il en est de même de l'hématurie, dont les causes sont si multiples qu'il nous semble impossible de rien décider de l'efficacité d'une eau minérale contre cet accident, si l'on ne prend pas soin d'en discuter nettement l'étiologie.

Bien que MM. Oppolzer et Osterreicher aient rapporté un cas de guérison de rein mobile par l'usage de l'eau de Karlsbad, nous avouons ne pas comprendre son effet dans un cas pareil.

Dans l'usage externe, ces eaux ne sont administrées qu'accessoirement, et la balnéation ne constitue pas la base du traitement de Karlsbad.

### MARIENBAD

*Bohême, cercle de Pilsen*, à 644 mètres au-dessus du niveau de la mer.

**Sources athermales, sulfatées sodiques moyennes, carboniques fortes** (*Rotureau*).

Huit sources connues sous le nom de :

1° **Carolinenbrunnen** (*source de Caroline*).

2° **Ambrosiusbrunnen** (*source d'Ambroise*).

3° **Kreuzbrunnen** (*source de la croix*).

4° **Marienquelle** (*source de Marie*).

5° **Waldquelle** (*source du bois*).

6° **Ferdinandsbrunnen** (*source de Ferdinand*).

7° **Wiesenquelle** (*source de la prairie*).

8° **Moorlagerbrunnen** (*source du dépôt de boues*).

La **Carolinenbrunnen** fournit une eau limpide, traversée par des bulles gazeuses assez rares, sans odeur, au goût à la fois ferrugineux, amer et salé. Cette source jouit de la plus grande réputation parmi celles de la station thermale, lorsqu'il faut employer un traitement reconstituant.

Les effets laxatifs de plusieurs des sources de Marienbad sont dus au sulfate de soude et au chlorure de
sodium, et leurs propriétés toniques à du carbonate de
fer.

Toutes les sources sont employées en boisson, excepté
la **Marienquelle** et l'**Ambrosiusbrunnen**, qui se
prennent en bains et en douches, et dont les eaux chauffées fournissent un dégagement encore assez considérable d'acide carbonique pour produire une excitation
cutanée recherchée dans beaucoup de conditions pathologiques.

L'eau de la **Kreuzbrunnen**, d'un goût agréable,
peut se boire à la dose de 1 à 6 verres chaque matin ; on va
même souvent jusqu'à 8 et 10 verres dans la journée ;
cette source est la plus fréquentée de toutes celles de
Marienbad, et on lui attribue une action diurétique puissante.

Chez les sujets sanguins, son action donne des maux
de tête, des étourdissements et de l'oppression. Le développement et l'accélération du pouls indiquent qu'il faut
en suspendre l'usage ou au moins en modérer la dose.
On conseille, dans ce cas, de laisser à l'air le verre rempli
d'eau, afin de faire perdre à celle-ci une partie de son acide
carbonique, ou de la faire chauffer un peu pour que le
dégagement du gaz soit encore plus complet. Cette précaution prise pour leur administration, ces eaux doivent
être prescrites toutes les fois qu'il y a des phénomènes
nerveux antispasmodiques et hystériformes, liés à un état
général, ou de la dyspepsie irritative unie à la gastralgie
chez les névrosiques ou dans la phosphaturie. On leur
attribue tout particulièrement une action favorable dans

les maladies mentales avec troubles gastro-intestinaux ;
cette spécialisation nous ferait leur trouver une application aux voies urinaires chez les délirants qui rapportent toutes leurs pensées soit à une spermatorrhée imaginaire, soit à un trouble quelconque de la miction ou
des fonctions génitales ; mais nous avons en France
des analogues, Néris, Ussat, Médague, que nous leur
préférons de beaucoup.

### SCHLANGENBAD

*Allemagne du Nord, duché de Nassau*, village dans une
vallée profonde sur le versant méridional du Taunus,
altitude 300 mètres.

Dix sources principales également minéralisées.
Température 27°,5 centigr. à 32°,2 centigr.

**Sources hypothermales, amétallites, non
gazeuses** (*Rotureau*), **Inermes** (*Gubler*).

L'eau de **Schlangenbad** est limpide, transparente,
n'affecte ni le goût, ni l'odorat, et ses caractères chimiques non plus que les analyses qui en ont été faites,
ne les différencieraient des eaux communes, n'était leur
température.

Elles sont particulièrement conseillées dans toutes les
névroses à formes protéiques, dans les hyperesthésies
cutanées, dans l'hypochondrie, dans les névralgies ; à ce
point qu'on les désigne parfois sous le nom de *Bains de
dames* ou *de petites maîtresses*. Elles reçoivent leur application dans les affections de l'appareil urinaire, dans
les troubles nerveux qui accompagnent les pertes sémi-

nales ou qui les provoquent, dans les névralgies utérines et uréthrales, dans les états douloureux de la vessie. Elles sont administrées en douches et en boisson.

Elles ont en France d'excellentes analogues : les eaux d'Ussat (Ariége), et tout particulièrement Evian.

## TÉPLITZ-SCHÖNAU

*Bohème, cercle de Leitmeritz*, élévation au-dessus du niveau de la mer, 216 mètres.

### Sources hyperthermales, bicarbonatées sodiques moyennes, carboniques faibles (*Rotureau*).

Les bains de TÉPLITZ sont :

1° **Stadtbad** (*bain de la Ville*). Tempér. 49° centigr.

2° **Furstenbad** (*bain du Prince*). Tempér. 45° cent.

3° **Herrenbad** (*bain des Messieurs*). Temp. 43° cent.

Ceux de SCHÖNAU s'appellent :

1° **Steinbad** (*bain de la pierre*), et **Stephansbad** (*bain d'Etienne*). Tempér., 37°,5 centigr.

2° **Schlangenbad** (*bains des serpents*). Température, 40° centigr.

3° **Neubad** (*bain nouveau*). Tempér., 41° centigr.

Ces eaux, moyennement minéralisées, sont prises en bains.

Elles ont une action marquée sur la composition du sang ; elles modifient les excrétions et particulièrement celles du rein, en chargeant l'urine d'acide urique, dans les maladies qui sont accompagnées de l'exagération de l'acidité des humeurs, comme la gravelle et la goutte.

Les bains de **Teplitz** et ceux de **Schönau** ont une

action différente ; les premiers excitent une transpiration abondante, une sueur profuse, tandis que ceux de Schönau ne procurent pas de diaphorèse.

Le rhumatisme chronique simple, le rhumatisme goutteux et les atrophies musculaires localisées sont combattus efficacement par les eaux de Téplitz, en bains et en douches, surtout pour la source du Stadtbad, et l'on y fait aussi usage de bains de boue.

Les bains de Schönau sont prescrits dans les névralgies les plus rebelles et dans quelques névroses.

Pour aider à la cure, les malades doivent aller boire, tous les matins, à la Trinkhalle, les eaux transportées de Karlsbad. Marienbad, Friedrichshall, s'ils font leur cure externe aux sources de Téplitz, et celles de Wildbad-Gastein, s'ils la font à Schönau.

Téplitz-Schönau a en France plusieurs analogues supérieures, entre autres, Royat, qui est aussi efficace dans les mêmes cas, à l'intérieur qu'à l'extérieur.

## WILDUNGEN

*Allemagne du Nord, principauté de Waldeck-Pyrmont.*

### Sources athermales, bicarbonatées moyennes, carboniques fortes (*Rotureau*).

4 sources dont une seule la **Saucrquelle**, *source acidule*, est utilisée ; elle est carbonique, conséquemment excitante ; elle est diurétique, et elle augmente d'ordinaire la perspiration cutanée en purgeant parfois légèrement.

Sans lui attribuer toutes les vertus merveilleuses dont Hufeland l'a gratifiée, pour en avoir été guéri à 72 ans d'un catarrhe vésical, il faut reconnaître que sa digestibilité, les traces de fer qu'elle renferme et surtout sa place parmi les bicarbonatées moyennes, en font une excellente ressource dans la gravelle urique ; mais nous ne pensons pas, comme l'a écrit Hufeland, qu'elle ait jamais réussi à dissoudre les calculs.

## ITALIE

### ACQUI

*Chef-lieu d'une province du même nom*, station connue du temps des Romains sous le nom d'**Aquæ statiellæ**, est située sur les rives de la Bormida, à 31 kilomètres S. O. d'Alexandrie et 50 de Gênes.

**Sources hyperthermales ou protothermales, amétallites, sulfureuses faibles** (*Rotureau*).

On y distingue plusieurs sources ; les unes froides, les autres thermales.

La plus chaude désignée comme eau bouillante, la **Bolente**, jaillit au centre de la ville et marque 75° centigrades.

Les sources employées à l'intérieur se nomment :

**Il Fontanino tiepido** (*petite fontaine tiède*). Cette eau est très-limpide et elle exhale une faible odeur hépatique ; sa saveur est sulfureuse.

La **Sorgente del Ravanasco** (la *source du Ravanasco*).

**O Fontanino Freddo** (*ou petite fontaine froide*).

La première se prend à la dose de trois ou quatre verres le matin à jeun, celle de la troisième à la dose de deux verres par jour. Les eaux de la première sont plus

facilement digérées et assimilées que celles de la troisième, toujours un peu lourde à l'estomac.

Leur action thérapeutique s'exerce dans les affections
intestinales et laryngo-bronchiques, cutanées et syphilitiques.

Mais ce sont les **boues** que l'on recueille de la **Grande
Vasca** et dont la température est de 38 à 45° centigrades,
qui ont une grande réputation et qui forment la partie
principale du traitement à Acqui.

Pour leur usage le malade se place dans une baignoire,
puis on recouvre les parties affectées d'une couche de
boue, la plus chaude qu'on puisse supporter. Il s'en exhale
une vapeur abondante qui transforme la pièce en une
véritable étuve ; cette séance dure trois quarts d'heure à
une heure. La boue enlevée, le malade prend un bain de
propreté qu'on prépare avec de l'eau minérale. Ces applications topiques agissent à la fois comme révulsives et
résolutives : elles produisent les meilleurs effets dans les
affections des organes uropoiétiques, les paralysies locales, celles de la vessie en particulier avec atrophie musculaire, et certaines atonies rhumatismales y sont traitées
avec succès.

## CASAMICCIOLA D'ISCHIA

*Ile à 12 kilomètres du cap Misène,* entre le golfe de
Naples et celui de Gaëte.

**Sources hyperthermales, bicarbonatées ou chlo-
rurées sodiques fortes, carboniques moyennes**
(*Rotureau*).

Température de 32 à 100° centigr.

La base de leur composition les a fait ranger parmi les **chlorurées sodiques** et non sulfureuses, comme le croient beaucoup de médecins. En partant de la capitale de l'île pour faire le tour d'Ischia, on trouve les eaux de *Pontano*, de *Bagno d'Ischia*, de *Castiglione*, de *Gurgitello*, de *Cappone*, de *Bagno-Fresco*, de *la Ritta*, de *Santa-Restituta*, de *San-Montano*, de *Francesco I*, de *Citara*, d'*Olmitello* et de *Nitroli*, et enfin les étuves naturelles de *Castiglione*, de *Cacciuto* et de *San-Lorenzo*.

Les plus *usitées* en médecine sont :

**Capone**. — Température, 35 degrés centigr.; sa saveur, analogue à celle du bouillon de poulet étendu, lui a fait donner son nom. Cette eau, légèrement laxative, stimule doucement les fonctions digestives. Elle n'est guère employée qu'à l'intérieur, à la dose de deux ou trois verres, à jeun.

**Citara**. — Température variant de 53 degrés à 57 degrés centigr.; dans un réservoir commun, et de 67 degrés à 72 degrés centigr., dans divers puits voisins considérés comme les griffons de la source.

Très-renommée dans les temps anciens, elle doit son nom à de prétendues vertus contre la stérilité; mais à titre de tonique et reconstituante; elle s'est acquis une réputation dans le traitement de l'impuissance.

Administrée en boisson, à la dose de quelques verres, elle produit une purgation légère, facilite la digestion et accélère l'appétit. On la regarde comme un véritable stimulant contre-indiqué par tout état congestif ou éréthique.

**Gurgitello**. — Température, 63° à 70 degrés centigrades.

Ces eaux sont à la fois bicarbonatées sodiques et chlorurées sodiques ; elles ont une application dans les rhumatismes et les paralysies, et les boues qu'elles servent à chauffer sont employées contre les mêmes affections. A l'intérieur, en boisson, on leur associe le lait de chèvre.

**Olmitello**. — Température, 44 degrés centigr. ; prescrite dans la gravelle urique et les catarrhes vésicaux ; elle se prend à l'intérieur à des doses qui peuvent être assez élevées sans inconvénients.

A peu de distance de *Casamicciola*, se trouvent les étuves de **Castiglione**, alimentées par les vapeurs fournies par la source de ce nom ; leur température est de 56 à 57 degrés centigr. ; les étuves de **Caccluto** et de **Santo-Lorenzo** sont comme les précédentes ; celle de **Testacelo**, qui n'est plus employée à cause de son éloignement des sources, possède une étuve sèche d'une température de 44 degrés centigr., entretenue par des émanations souterraines de nature volcanique.

C'est l'eau d'Olmitello qui est particulièrement en usage dans la gravelle urique, mais on peut dire que toutes les sources d'Ischia conviennent dans cette diathèse ; à l'intérieur, comme bicarbonatées sodiques, elles alcalinisent les excrétions ; à l'extérieur, comme chlorurées sodiques chaudes, elles sont toniques et réveillent les fonctions de la peau ; mais elles offrent cet avantage, sur beaucoup d'eaux semblables, de posséder des étuves sèches, ce qui permet de soumettre les malades à des sudations trop peu employées selon nous, soit dans les gravelles uriques, soit dans le rhumatisme des régions lombaire et coccy-pubienne.

La spécialisation d'Ischia est donc toute tracée : les rhumatisants, les goutteux, les graveleux dont la gravelle n'a pas encore atteint un développement notable lui reviennent de droit.

## CASTELLAMARE DI STABIA

*Province de Naples.*

**Sources athermales, chlorurées sodiques fortes, ou bicarbonatées ferrugineuses, sulfurées faibles, carboniques faibles** (*Rotureau*).

Température, 19 degrés centigr.

Les deux groupes de sources de Castellamare se distinguent ainsi : un premier groupe comprend deux sources sulfurées, **sulfurea del Muraglione** (sulfurée du grand mur) et **sulfurea nuova del Muraglione**; et un second groupe comprend trois sources acidules gazeuses ferrugineuses, l'**Aqua ferrata di Magliano**, l'**Aqua acidola o Acetosella**, eau acidule ou acidulée assez souvent désignée sous le nom d'*eau de Pline*, et l'**Aqua rossa** ou eau rouge.

Toutes ces sources sont exclusivement employées en boissons; l'*Aqua Rossa* seule l'est en lotions oculaires.

L'eau qui émerge au griffon du *Medie* peut être prise comme type de toutes les autres, à l'exception de l'Aqua Rossa. Elle constipe à petite dose comme les chlorurées fortes; elle purge prise en quantité un peu considérable; elle provoque l'appétit et facilite la digestion, mais elle se sépare des eaux chlorurées fortes par une action diurétique et une stimulation manifeste du système nerveux; ces deux derniers effets la rapprochent des bicarbonatées sodiques et calciques, des sulfurées et des sulfureuses. Prise en bains, elle est également diurétique, et elle augmente parfois à tel point la transpiration et la sensibilité cutanées, qu'il faut en suspendre l'usage sous cette forme et recourir aux bains d'eau douce pour ne pas être forcé d'interrompre le traitement.

A cause de leur action sur la muqueuse intestinale et sur le tégument externe et en raison de leurs propriétés diurétiques, les eaux de Castellamare doivent être indiquées aux sujets dont la gravelle est liée à un trouble de l'estomac avec constipation, et à ceux dont les fonctions de la peau abolies sont remplacées tout entières par l'excrétion urinaire ; elles rétabliront dans ces cas l'équilibre entre ces deux grandes voies d'élimination.

## LA PORETTA

*Italie centrale*, est située au pied d'une montagne, près de Bosco-Longo, et au midi du petit lac de Saffajolo.

**Sources hyperthermales, mésothermales-chlorurées sodiques moyennes ou fortes, sulfureuses et carboniques faibles** (*Rotureau*).

Huit sources dont trois importantes seulement, qui sont :

1° **Sorgente del Leone ;**
2° **Sorgente del donzelle ;**
3° **Sorgente della Poretta Vecchia.**

Sans être une panacée contre les dermatoses, les eaux de la Poretta donnent souvent des résultats inespérés, dans les affections humides de la peau, chez les lympha-

tiques et les scrofuleux; dans les ulcérations et les gra-
nulations du col utérin, et surtout dans les catarrhes de la
vessie liés à de l'herpétisme.

Les malades y viennent de tous les points de l'Italie et
nos confrères ont l'habitude d'y envoyer les affections de
la peau qui ont résisté à tous les traitements.

## ESPAGNE

### CESTONA

*Province de Guipuzcoa*, ville sur la rive de l'Urola.

**Sources chlorurées sodiques fortes, azotées
faibles, hypothermales ou mésothermales** (*Rotureau*).

Cette eau tient en suspension des filaments rougeâtres,
sa saveur est amère et légèrement salée.

L'analyse faite par M. le docteur Zavala donne des
proportions de chlorure de sodium et de sulfates de
chaux, de soude, de magnésie, qui permettent de fixer
tout de suite ses indications curatives qui sont, d'être laxatives et diurétiques ; les buveurs, en effet, ne tardent pas
à reconnaître que l'eau qu'ils boivent est en moins grande
quantité que celle de l'urine excrétée, et à constater concurremment une augmentation très-notable de l'appétit,
que déterminent une irritation légère du tube digestif
et des selles faciles et régulières.

Cestona conviendra aux malades dont la constitution
est débilitée, et qui souffrent en même temps de troubles
gastriques intestinaux et d'un état subinflammatoire de
l'un des points de l'appareil urinaire, ou des engorgements strumeux de cette région.

### ANGLETERRE

#### MALVERN (GREAT)

*Comté de Worcester*, ville sur le chemin de fer de Birmingham et sur la Severn, à 240 kilom. de Londres.

**Sources athermales, bicarbonatées, ferrugineuses faibles, carboniques faibles** (*Rotureau*).

Température, 11° degrés centigr.

Deux sources qui sont :

Le **Puits Sainte-Anne** (*Saint-Ann's well*). Eau transparente, limpide et très-agréable au goût.

Le **Puits saint** (*Holy well water.*)

Très-faiblement minéralisées, les eaux de Malvern ont une composition très-voisine des eaux réputées pures, et on doit les rapprocher des eaux d'Évian. Comme ces dernières elles ont une grande réputation dans les affections catarrhales de la vessie et diverses espèces de gravelle, sans qu'il soit possible de trouver dans leur composition chimique une explication à leurs effets thérapeutiques. On y envoie surtout les malades qui ont des troubles nerveux des organes urinaires, et chez lesquels toute excitation locale doit être soigneusement évitée.

Ce n'est guère que de l'Angleterre qu'on se rend à Malvern ; Évian est placé sous un climat plus favorable et préféré du reste de l'Europe.

# CHAPITRE VIII

## INJECTIONS VÉSICALES

Les injections et les irrigations vésicales constituent une partie très-importante de la chirurgie et de la thérapeutique de l'appareil urinaire, et elles méritent assurément, dans la pratique, toute l'attention que nous allons leur donner.

Les premières qui se présentent sont les injections d'eau froide, qui ont été bien souvent conseillées dans le catarrhe vésical avec atonie. Il y a huit à dix ans que, frappés des effets très-différents que l'on obtient de l'eau introduite dans le réservoir de l'urine, à des températures variées, nous commençâmes à étudier cette partie de la physiologie et de la thérapeutique vésicales ; nous présentâmes à cette même époque, à l'Académie de médecine, le 29 novembre 1864, un petit instrument destiné à mesurer les contractions de la vessie par l'impulsion du jet de l'urine, et que nous avions nommé pour ce fait *dynamomètre vésical*.

Il se compose de :

1° Un tube de 0$^m$,04 de longueur et de 0$^m$,012 de diamètre ;

2° Une petite capsule qui ferme l'une des extrémités du tube, le pénètre à frottement doux et reçoit le choc de la colonne liquide ;

3° La capsule est surmontée d'une tige entourée d'un ressort à boudin dont la résistance est connue, et cette

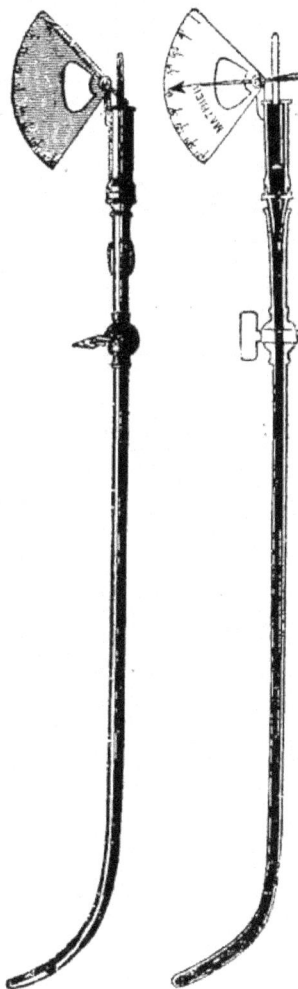

FIG. 3.

tige dépasse l'autre extrémité du tube d'une certaine quantité ;

4° Une goupille placée sur la tige à la sortie du tube s'arcboute au talon d'une aiguille, et lui communique les mouvements d'élévation de la tige en l'abandonnant au point extrême de sa course. Les divisions du cadran que parcourt la pointe de l'aiguille indiquent les divers degrés d'impulsion, et le point d'arrêt, la mesure de la plus grande force développée.

Pour se servir de l'instrument, il faut :

1° Placer le sujet dans le décubitus dorsal, dans la position qu'on lui donne pour pratiquer le cathétérisme.

2° Vider la vessie d'urine.

3° La remplir de 250 à 300 grammes d'eau à la température de l'urine.

4° Noter la quantité d'eau tiède injectée qui a déterminé la sensation du besoin d'uriner.

L'instrument est muni d'un embout qui permet de l'adapter à toutes les sondes; mais il est préférable de se servir d'une sonde à robinet, avec laquelle, en évitant toute déperdition de liquide, on obtient une mesure plus rigoureuse.

Les avantages que cet instrument a pour l'observation, sont les mêmes que ceux qu'elle retire déjà de l'emploi des divers dynamomètres de MM. Marey, Duchenne (de Boulogne), Mathieu, etc., pour le système musculaire de la vie de relation.

Il fera substituer peu à peu à des expressions vagues, telles que jet faible, urine en bavant, sur les bottes, etc., ou jet puissant, en arc, etc., des termes exacts et toujours comparables.

Il permet d'observer avec précision et de noter immédiatement les effets des divers excitants, l'eau froide, l'électricité, les injections, et de juger de l'influence de chacun de ces moyens sur les contractions vésicales.

Il sert à constater le rapport qui existe physiologiquement entre le système musculaire général et la puissance musculaire de la vessie ; et, par l'étude des variations de cette dernière, on arrive à des diagnostics et à des pronostics plus certains, qu'une longue expérience permet seule aujourd'hui de porter.

Nous avons depuis modifié cet instrument, en substituant au cercle de métal des cartons mobiles sur lesquels un crayon trace des arcs de cercles de différentes longueurs, proportionnels à la force d'impulsion communiquée à la tige du piston par la projection de l'urine ; on a ainsi pour chaque malade un terme de comparaison toujours présent et qui permet de juger à chaque séance, *de visu*, des progrès du traitement.

Si l'on devait s'en rapporter à ce que disent les auteurs qui conseillent les injections d'eau froide, *à priori*, dans le catarrhe vésical, on s'exposerait souvent à des accidents, et nous pourrions citer un certain nombre de faits à l'appui, de néphrites consécutives à une injection d'eau à 10 degrés. M. Trousseau assurait qu'il ne devrait être injecté dans la vessie que de l'urine ; en clinicien consommé qu'il était, il exprimait une pensée juste, à ne considérer que la température du liquide injecté, car la vessie est sensible à des variations de chaleur et de froid très-minimes ; il suffit pour s'en convaincre d'introduire de 60 à 80 grammes d'eau à 25° centigrades dans une vessie d'adulte à l'état physiologique, et préalablement vidée, pour obtenir des contractions énergiques et l'ex-

pulsion violente du liquide. A 20 degrés, 40 grammes
suffisent pour déterminer les mêmes actions, et en bais-
sant de 5 en 5 degrés la température, on arrive à 5 degrés

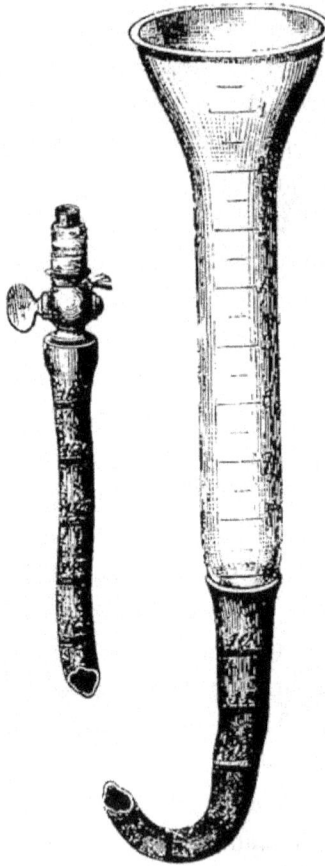

FIG. 4.

à faire contracter la vessie très-énergiquement sur 7 à
8 grammes d'eau. Nous avons répété cette expérience
sous une autre forme, en mettant à profit la propriété
des vases communicants par une sonde de gomme intro-

duite dans la vessie, et à l'extrémité de laquelle on fixe un tube de caoutchouc de 1 mètre de longueur et muni à son extrémité d'un petit entonnoir dont nous donnons la figure page 281.

Si par la sonde la vessie est préalablement vidée, et les deux extrémités du tube étant rapprochées à niveau, de l'eau est introduite dans l'entonnoir jusqu'à l'affleurement du liquide à l'autre extrémité du tube ; les deux doigts placés sur cette dernière servent à arrêter le liquide et à permettre de fixer le tube sur l'extrémité de la sonde : la moindre élévation de l'entonnoir qui termine le tube à l'autre bout suffit tout naturellement à faire pénétrer le liquide dans la vessie. La température du liquide étant voisine de l'urine, c'est-à-dire de 30 à 33 degrés, vous pouvez continuer à introduire ainsi 150 à 200 grammes d'eau. Ce moyen est excellent pour pratiquer des injections vésicales, et il offre sur les seringues l'avantage d'introduire doucement le liquide injecté, et surtout de juger, en abaissant le tube, si les contractions vésicales sont énergiques.

Dans une communication que nous avons faite à la Société de médecine pratique (séance du 2 mars 1865), nous sommes revenus sur ce sujet, que nous avions étudié en commun avec le docteur Beni-Barde.

Des deux effets de l'eau froide, le premier sédatif et calmant, le second excitant et révulsif, c'est le premier qu'on utilise surtout en applications externes, par des affusions, piscines, bains de siége, au moyen desquels on triomphe, dans un grand nombre de cas, des troubles de l'innervation motrice de la vessie liés à un défaut de concordance entre l'action des nerfs sensitifs et des nerfs moteurs. Le second s'applique tout particulièrement à réveiller la contractilité musculaire affaiblie ou éteinte, et c'est à lui surtout qu'on recourt dans l'inertie vésicale; mais il faut que l'excitation que l'on provoque dans cet organe ne puisse, par son exagération, retentir sur le rein et troubler ou arrêter l'excrétion urinaire.

La notion de la puissance vésicale est très-importante dans toutes les affections de la vessie, comme aussi dans toutes les opérations qui se pratiquent dans cet organe. Aucune lithotritie ne doit être entreprise sans la connaissance parfaite du degré de contractilité de la vessie, car les fragments seront expulsés plus ou moins rapidement et avec plus ou moins de danger, selon que la vessie sera plus ou moins puissante. Dans l'atonie vésicale, le pronostic peut s'établir en quelques jours, par le fait seul de l'observation de l'action de l'eau, à différentes températures, sur les contractions de la vessie ; l'impression perçue par le malade par les injections froides (10 degrés) permet d'apprécier si l'anesthésie est incomplète, de juger de la sorte le temps nécessaire à réveiller la sensibilité de l'organe et de porter un pronostic favorable. Il n'est aucun praticien familiarisé avec l'étude des maladies de la vessie qui n'ait noté tous ces faits, mais on n'a pas songé à les faire passer de l'empirisme dans le domaine de la science exacte ; on a négligé de déterminer les différents degrés de température de l'eau, lorsqu'on l'a conseillée pour les injections vésicales ; on a omis de dire qu'il faut commencer, dans le plus grand nombre des cas, par des injections à 25 ou 30 degrés, pour descendre successivement à 15, 10 et même 5 degrés, et que, lorsqu'au-dessous de cette température on

ne parvient pas à provoquer des contractions, il faut
conserver bien peu d'espoir de remédier, par quelque
moyen que ce soit, à l'atonie vésicale.

L'éloignement que les malades manifestent le plus
souvent pour le cathétérisme, et l'irritation qu'il provoque et qui s'ajoute à la maladie existante, ont fait
penser de tous temps à pratiquer des injections vésicales
sans le secours de la sonde. L'une des tentatives de ce
genre, la plus récente et qui résume d'ailleurs assez bien
celles qui l'avaient précédée, nous a été montrée dernièrement par un médecin italien, qui a communiqué
à l'Académie de médecine une description de son appareil ; il se résume en une poire de caoutchouc qui com-
prime de l'air sur de l'eau contenue dans un récipient
gradué. La pression de 20 atmosphères qu'il prétend
produire dans ce vase est assurément imaginaire, car les
parois d'une éprouvette ordinaire n'y résisteraient pas ;
toutefois elle est bien suffisante pour introduire l'eau
dans la vessie, lorsqu'une sonde enfoncée de 3 centimètres
seulement dans le méat est mise, au moyen d'un tube,
en communication avec l'éprouvette. Notre confrère
annonçait guérir la plupart des maladies de la vessie et
particulièrement les catarrhes vésicaux qui accompagnent
les paralysies plus ou moins complètes, au moyen d'injections diverses, balsamiques et aromatiques ; et parmi ces
dernières il en compose avec les essences de cannelle, de
girofle et de romarin, auxquelles il semblait attacher une
grande importance. Sans nous arrêter aux résultats qu'il
prétend avoir obtenus, nous trouvons dans son appareil
compliqué et coûteux l'occasion de lui opposer un moyen
bien simple, dont nous ne réclamons pas la priorité,

mais dont nous aurons au moins le mérite de donner l'explication satisfaisante.

L'idée d'utiliser la pesanteur pour les irrigations vésicales est très-ancienne, et les injections alcalines (Cloquet et Godard) longtemps continuées dans le but de dissoudre des calculs, ou de modifier la surface muqueuse du réservoir de l'urine, ont été pratiquées de cette façon qui est restée tout à fait usuelle, et que nous avons installée également depuis longtemps à notre clinique de la rue Christine. Il nous a paru intéressant de rechercher quel était le poids que doit avoir une colonne liquide pour pénétrer du méat, soit jusque dans la portion membraneuse de l'urèthre, soit même jusque dans la vessie, sans être conduite par une sonde. Nous nous sommes servi, pour cette expérience, d'un tube de caoutchouc, muni à l'une de ses extrémités d'un petit morceau de sonde de 1 centimètre 1/2 de longueur, et formant embout ou canule, et à l'autre extrémité d'un petit entonnoir de verre.

Le tube ainsi disposé et amorcé, ramenant à niveau les deux bouts, on place deux doigts sur le tube en arrière du morceau de sonde et l'on introduit celui-ci dans l'urèthre, en prenant soin d'appliquer, comme on le fait pour les injections uréthrales, deux doigts de la main gauche à la base du gland, et de veiller à ce que la canule se dirige vers la paroi inférieure de l'urèthre, pour éviter la valvule, qui existe dans le plus grand nombre des cas à la paroi supérieure, et qui ferait refluer l'eau vers le méat; levant alors les deux doigts destinés à fermer le tube de la main droite restée libre, on soulève la colonne liquide; 40 centimètres d'élévation du

tube rempli d'eau suffisent pour vaincre la résistance des
parois uréthrales et faire pénétrer le liquide jusque dans
la portion membraneuse ; ce que permet de constater facilement la plénitude du canal, sans qu'il soit nécessaire
de s'en rapporter aux sensations du sujet.

Une hauteur de 70 centimètres à 1 mètre fait toujours
arriver l'eau dans la vessie, plus ou moins vite toutefois,
selon les cas et diverses circonstances sur lesquelles nous
reviendrons. Pour connaître le poids de la colonne d'eau
nécessaire à développer l'urèthre et de celle qui réussit
à vaincre les résistances musculaires pour arriver dans
la vessie, il suffit de multiplier la section du tube par la
différence des niveaux de l'orifice de sortie à l'entonnoir
supérieur, en représentant par P le poids cherché, par
D le diamètre du tube et par H la différence des niveaux,
3,1416 étant d'ailleurs le rapport constant de la circonférence au diamètre :

$$P = 3,1416 \times \frac{D}{4} \times h.$$

Si l'on exprime D et H en centimètres, on aura en
grammes le poids cherché ; cette équation donne, pour
1 mètre 20 ou 120 centimètres de hauteur, 23 grammes
562 milligrammes.

Sur plus de trente malades auxquels nous avons fait
des injections vésicales par ce moyen, nous n'avons
jamais dû attendre plus de 8 ou 10 secondes pour voir
toute la colonne liquide pénétrer dans la vessie ; chez
presque tous, elle y tombe instantanément, et la résistance que l'on constate chez quelques-uns, résistance
toutefois qui ne dépasse pas le nombre de secondes que

nous venons de noter, s'explique de la manière suivante :
Les muscles extrinsèques de la portion profonde de
l'urèthre entrent en contraction sous l'influence de la
colonne liquide qui chemine d'avant en arrière ; mais
cette contraction, quelque énergique qu'elle soit, cède
rapidement à l'action du poids de 23 grammes, pour peu
que cette dernière se prolonge, et lorsqu'à la place de
l'entonnoir qui garnit l'extrémité du tube on adapte un
tube de verre de 30 centimètres de long, on peut suivre
pendant quelques secondes les oscillations de la colonne
liquide, refoulée par les mouvements spasmodiques de la
portion membraneuse de l'urèthre, et aussitôt que ces
mouvements ont cessé, la chute totale du liquide qui
montre la résistance vaincue.

Lorsqu'on fait l'expérience avec de l'eau à 30 degrés
centigrades, les phénomènes que nous venons de décrire
sont beaucoup moins marqués qu'avec de l'eau à
12 degrés, parce que l'excitant est plus faible. On savait
déjà que certaines injections uréthrales, poussées par de
petites seringues de verre qui ne développent guère
qu'une force de 8 à 10 grammes au dynamomètre,
pénétraient quelquefois dans la vessie. Bon nombre de
malades pensent même que c'est la règle et prennent
soin, pour appuyer sur le périnée et fermer l'urèthre,
de se placer sur le bord d'une chaise avant de se donner
une injection ; mais on peut constater expérimentalement que lorsqu'on pousse violemment le piston de la
seringue on a moins de chance de faire aller le liquide
jusque dans la vessie, et que lorsque, au contraire, on le
pousse très-doucement, on est alors dans des conditions
très-voisines de celles que réalise le tube de caoutchouc.

Indépendamment de ce que la physiologie peut retirer de ces observations, elles nous semblent devoir être également profitables à la thérapeutique : un tube de caoutchouc de 1 mètre 20 à 1 mètre 40 de long, muni à l'une de ses extrémités d'une sonde légèrement conique et fendue longitudinalement, au lieu d'avoir des yeux latéraux ou un œil unique antérieur, et un tout petit entonnoir de caoutchouc durci, doivent suffire à toutes les injections vésicales et uréthrales, et tandis que l'urèthre supporte malaisément le liquide qu'on y injecte trop vivement on peut le distendre graduellement en élevant lentement la colonne liquide et la lui faire conserver un temps assez long pour que les injections aient tout leur effet. Dans les uréthrites aiguës, on peut par ce moyen donner des injections émollientes de 2, 3, 4, 5 minutes et plus de durée, et dans les cystites aiguës consécutives aux uréthrites et aux prostatites, donner des injections vésicales en pénétrant de 2 centimètres seulement dans l'urèthre, en évitant la sonde toujours si douloureuse dans ces cas ; mais, de plus, le chirurgien met en quelques instants le malade ou son entourage en état de se passer de son intervention, ce qui permet de renouveler souvent ces applications émollientes, qui sont d'autant plus efficaces qu'elles sont plus fréquentes. Quelques préparations opiacées à l'intérieur, des applications émollientes à l'extérieur et des injections vésicales avec une décoction de guimauve et de tête de pavot, par le procédé sus-indiqué, constituent assurément le meilleur traitement de la cystite aiguë, ou des exacerbations de la cystite chronique sans stagnation.

Nous avons dit, dans la médication topique de l'urèthre, que le nitrate d'argent avait été le modificateur le plus fréquemment appliqué sur toutes les muqueuses et particulièrement sur celle de l'appareil génito-urinaire. Nous avons ajouté que, si nous blâmions l'usage des injections nitratées à dose élevée, nous étions, au contraire, partisans de l'emploi du topique lunaire, soit à l'état solide, mais en courte application, soit à l'état liquide, à dose minime. Nous avons insisté avec tout le monde sur ce fait, que c'était particulièrement une modification de surface qu'il fallait demander au sel argentique.

Les remarques que nous avons faites pour l'urèthre, à propos de ce médicament, sont également justes pour la vessie. On y a depuis longtemps injecté des solutions nitratées, depuis 10, 15, 20, 25 centigrammes jusqu'à 1, 2, 3 grammes et plus pour 100 d'eau, avec des résultats divers.

Lallemand et Serres (de Montpellier), au lieu de multiplier les injections, préféraient les hautes doses de nitrate et ils ont cité des cas de guérison; Civiale, au contraire, n'employait que 2 centigrammes 1/2 dans 120 grammes d'eau, et il laissait le liquide dans la vessie jusqu'à ce que le malade éprouvât le besoin de le rendre; il augmentait ensuite la quantité de sel par 2 centigrammes, de deux en deux jours, jusqu'à ce que la purulence de l'urine s'amendât et que la contractilité de la vessie se réveillât. M. Mercier, qui est l'un des chirurgiens qui ont le plus employé le nitrate en injections vésicales, préfère la dose de 1$^{gr}$,50 dans 30 grammes d'eau distillée, et il en injecte 60 ou 100 grammes à la fois, de manière à toucher tous les points de la muqueuse; après quelques minutes, il laisse sortir l'injection et il en pousse une seconde. Pour toutes, on fait précéder et suivre l'injection médicamenteuse d'une injection d'eau tiède, destinée à laver la vessie, à la débarrasser des mucosités et à atténuer la douleur constante qui succède à l'opération. On fait d'ordinaire, aussitôt après, mettre le malade dans un bain, et lorsque on a employé de hautes doses de nitrate, on prévient les envies trop fréquentes d'uriner soit par un lavement laudanisé à 15 gouttes, soit par un suppositoire morphiné. L'inflammation substitutive, que l'on provoque, dure en moyenne de deux à cinq jours et c'est vers le troisième jour que l'on doit commencer à donner des boissons émollientes et mucilagineuses abondantes et vers le septième ou huitième que l'on doit administrer l'infusion de bourgeons de sapin, l'eau térébenthinée et la plupart des balsamiques. Dans les vingt-quatre heures qui suivent l'injection, les alcalins et, notamment, les tartrates neutres, produisent de bons effets. Mais quels sont les cas de cystites chroniques généralisées ou de cystites subaiguës localisées au col, dans lesquelles il faut recourir à l'emploi du nitrate? Telle est la question que nous nous sommes adressée dans un mémoire resté manuscrit, et que nous devions lire à la *Société de médecine du département du Nord*. Nous y examinions précisément s'il y a une cystite du col, comme l'entendent la plupart des auteurs; nous nous y demandions s'il peut y avoir une sorte de cercle inflammatoire occupant le pourtour de l'orifice uréthro-vésical et ne dépassant pas un rayon de 1, 2 ou 3 centimètres; s'il est possible que l'inflammation superficielle se limite de la sorte, sans gagner les parties voisines, dont elle n'est séparée que d'une manière toute fictive et, en insistant il nous paraissait certain que nous devions embarrasser bon nombre de praticiens, en les priant de faire le diagnostic très-précis d'une cystite du col. Le moyen que l'on a parfois indiqué, d'introduire une bougie à boule dans l'urèthre et de constater qu'elle provoque de la douleur seulement dans la portion profonde et qu'elle cesse au contraire d'en produire lorsqu'on a franchi l'orifice vésical de l'urèthre, loin de prouver ce qui est en question, semble au contraire favorable à une toute autre interprétation ; quant à l'anatomie pathologique, elle est muette, car nous n'avons trouvé nulle part trace de la constatation cadavérique du processus inflammatoire qui constituerait, à proprement parler, la cystite du col sans envahissement des parties voisines. N'est-ce pas bien plutôt d'une inflammation superficielle de la muqueuse s'étendant de la portion membraneuse de l'urèthre jusque dans la vessie et gagnant, dans le plus grand nombre des cas, les orifices d'excrétion des canalicules prostatiques qu'il s'agit? Et ne vaudrait-il pas mieux ranger sous le nom d'uréthro-cystite muqueuse l'ensemble des symptômes, tels que : envies plus fréquentes d'uriner, épreintes qui succèdent à la miction, contracture douloureuse du sphincter externe, difficulté de résister à l'envie d'uriner, urines muqueuses charriant en plus grande abondance des débris épithéliaux, du muco-pus et parfois du pus, et s'accompagnant le plus souvent de prostatite légère, de constipation et, dans quelques circonstances, d'éjaculations involontaires et sanguinolentes ?

On a conseillé dans ces cas, et avec raison, l'application topique du nitrate ; on peut la faire avec une sonde en plomb, terminée en pomme d'arrosoir comme le sont les canules pour injections vaginales et introduite à 15 ou 16 centimètres dans l'urèthre, en poussant une solution de 25 centigrammes pour 120 grammes d'eau. Les orifices latéraux donnent issue à une partie du liquide qui touche les portions prostatique et membraneuse, tandis que l'orifice antérieur laisse pénétrer la plus grande partie de la solution caustique dans la vessie ; on peut se servir, de la même manière, d'une sonde à boule percée de trous au collet et dans laquelle on fait pénétrer goutte à goutte, au moyen de la seringue de Pravaz, une solution renfermant 50, 60 ou 75 centigrammes de nitrate pour 30 grammes d'eau.

Ce dernier procédé, en apparence plus précis, puisqu'il permet de doser goutte à goutte le caustique, ne nous a pas semblé offrir d'avantages sérieux sur le précédent et non plus même sur l'application du nitrate solide faite pendant un temps infiniment court, soit au moyen du porte-nitrate de Lallemand, soit, et mieux, de celui de M. Mercier, qui permet de toucher avec certitude la portion prostatique et le pourtour du col.

Si l'on était tenté d'utiliser l'endoscope dans cette occasion pour porter, au moyen d'un tampon, la solution caustique sur les points enflammés, on devrait se rappeler qu'à peine a-t-on franchi la portion membraneuse, on est exposé à voir la canule de l'endoscope envahie par un flot d'urine.

Sans nous étendre davantage sur toutes les considérations auxquelles pourrait donner lieu la question clinique que nous venons d'aborder brièvement, on peut affirmer

que les injections nitratées à faible dose (10, 15, 25,
30 centigrammes pour 120 grammes d'eau), sont tout à
fait indiquées dans l'uréthro-cystite muqueuse, que tout
l'obstacle à leur emploi est, d'une part, dans les douleurs
dont elles sont suivies et, d'autre part, dans la difficulté
de bien proportionner leurs effets, mais que leur action
substitutive est efficace dans le plus grand nombre des
cas.

On l'a toujours pensé et l'on ne s'est guère préoccupé
pratiquement que de rendre l'usage du nitrate moins
douloureux et plus précis.

Le docteur Delcroix et M. Barral, pharmacien, pour
atténuer l'action des sels d'argent, les ont associés à un
quart, un sixième, un huitième de nitrate de potasse très-
pur et très sec. Desmarres avait utilisé les mêmes préparations contre les conjonctivites, et c'est une pensée
tout à fait analogue qui nous a fait recourir, depuis quelque temps, à l'emploi de l'hyposulfite de soude et d'argent;
nous l'avons injecté en solution à la dose de 1 gramme
à 1 gr. 50 et 2 grammes dans 300 d'eau distillée; il ne
provoque pas, comme le nitrate, une douleur vive, des
envies très-fréquentes d'uriner, et non plus une inflammation substitutive aussi intense; cependant, il modifie
parfaitement les exsudats muqueux et purulents, et dans
les trois cas de cystite subaiguë où nous avons recouru
aux injections d'hyposulfite de soude et d'argent, à dose
moyenne, 1 gramme 50 pour 300 grammes, nous avons
obtenu, en quelques jours, la disparition presque complète du pus.

Civiale se servait des injections nitratées à faible dose,
2 centigrammes pour 100, en les réitérant tous les trois

ou quatre jours, pour réveiller la contractilité de la vessie, mais l'on s'en sert surtout avec grand avantage dans l'incontinence nocturne chez l'enfant, où nous l'avons vu plus souvent réussir que la cautérisation du col, conseillée dans les mêmes cas. Nous avons voulu expérimenter dans des circonstances analogues la solution d'hyposulfite de soude et d'argent pour remédier, chez une jeune fille de dix-huit ans, à une stagnation urineuse qui atteignait parfois 60 ou 80 grammes et qui déterminait de l'incontinence nocturne. Deux injections, l'une de 1 gramme 50 pour 300 d'eau, et l'autre de 3 grammes pour 300, répétées à cinq jours d'intervalle, n'ont amené aucun résultat; mais, revenant alors aux injections nitratées à dose double de celles que Civiale a préconisées, nous n'avons pas été plus heureux, bien que l'état général du sujet fût satisfaisant. Nous avions déjà eu l'occation d'expérimenter le caustique lunaire dans la parésie vésicale, bien que nous sachions que Civiale y eût renoncé, et ce nouvel insuccès n'a fait que nous confirmer dans l'opinion que nous nous étions formée précédemment.

Notre conclusion sur l'emploi des sels d'argent est que, si on peut les considérer comme les modificateurs par excellence des inflammations des muqueuses, ils réussissent d'autant mieux que le processus inflammatoire occupe seulement les épithéliums en atteignant à peine les couches sous-muqueuses, mais que sitôt que ces dernières sont envahies, l'efficacité des applications nitratées s'atténue ou cesse. On trouve la preuve de ce fait dans le succès des injections abortives, qui réussissent d'autant mieux que la blennorrhagie est plus récente, mais on la trouve surtout dans l'examen des observations qui ont été publiées sur le traitement des catarrhes vési-caux par les injections de nitrate d'argent.

En les analysant, on voit que tous les succès s'ap-pliquent à des phlegmasies superficielles, mais que toutes les fois, au contraire, que le pus, cessant d'être fourni par l'épithélium, l'est entièrement par le tissu conjonctif et que l'hyperplasie des cellules plasmatiques, augmentant de volume par l'apparition de noyaux de nouvelle for-mation, tuméfie de plus en plus la partie irritée, on rencontre de moins en moins de chances d'obtenir un heureux résultat par le moyen dont nous parlons. C'est donc la durée et la cause du catarrhe vésical qu'il faut discuter avant d'injecter des solutions nitratées ou de pratiquer, comme Lallemand l'avait préconisé, la cauté-risation de la vessie tout entière avec le nitrate d'ar-gent solide ; on y procédait après avoir vidé la vessie au moyen d'un porte-caustique courbe d'un gros volume, dont la cuvette occupait l'extrémité antérieure et que l'on promenait sur toute la surface interne de la vessie. Ce moyen violent a été abandonné par des raisons que justifient suffisamment les considérations précédentes et l'intensité de l'inflammation dont était suivie une pareille application. Lorsqu'on veut cautériser le col de la vessie seulement, on peut se servir, comme nous l'avons dit au chapitre de la médication topique de l'urèthre, d'une bougie emplastique dont l'extrémité est roulée dans la poudre fine de nitrate et qu'on laisse quelques instants dans la profondeur de l'urèthre, pour permettre à la cire de fondre et au caustique d'exercer son action. Nous l'avons conseillée pour cautériser la portion prostatique,

Civiale lui accordait la préférence sur les autres procédés; toutefois, le porte-caustique coudé de M. Mercier est d'un facile emploi et permet, surtout dans les cas de barrière prostatique, de toucher le pourtour du col dans sa portion intra-uréthrale avec la plus rigoureuse exactitude; après avoir renversé le coude de l'instrument dans la vessie et accroché, en quelque sorte, la lèvre inférieure du col, il suffit, comme on sait, de faire faire un demi-tour au mandrin qui porte la cuvette de l'instrument, pour découvrir le nitrate.

Dans quelques cas de polypes muqueux de la vessie au pourtour du col, on se servirait avec avantage de ce même porte-caustique, mais dont la cuvette, au lieu d'être dans la portion droite, se trouverait dans la portion coudée. La rotation est alors obtenue, soit par une chaîne à la Vaucanson, comme dans le porte-caustique de Leroy d'Étiolles père, soit par une sorte de genou placé à l'angle de la sonde ; cette modification peut être avantageusement utilisée.

Tout ce que nous venons de dire des injections nitratées à haute dose, dans le catarrhe vésical qui accompagne la parésie vésicale ou l'hypertrophie et l'induration des parois du réservoir de l'urine, peut s'appliquer aux injections iodées que M. Mercier et M. Boinet ont pratiquées dans les mêmes circonstances et auxquelles ils ont renoncé. Elles ne doivent être faites qu'à dose très-minime, et la formule dont nous nous servons est alors la suivante :

```
Eau. ........................... 100 gram.
Teinture d'iode................... 4  —
Iodure de potassium . . .......... 1  —
```

50, 60 ou 80 grammes de ce liquide constituent une excellente injection, légèrement modificatrice et antiputride, que nous employons souvent dans les catarrhes anciens et dans lesquels la purulence de l'urine n'est pas très-considérable; nous y ajoutions autrefois 1 gramme d'extrait de belladone, mais nous n'avons pas vu que cette addition diminuât la douleur, légère d'ailleurs, et nous avons cru remarquer qu'elle n'était pas favorable à l'action de l'iode.

L'acide phénique, qui a été très-vanté en injection vésicale dans le catarrhe, ne peut agir que sur la fétidité de l'urine et sur la production du pus; il ne change donc en rien les conditions des tissus, mais, dans la limite indiquée, il rend de véritables services. Les proportions dans lesquelles il entre dans les solutions sont : 1 gramme, 2 grammes, 3 grammes, 4 grammes pour 300 grammes d'eau, avec addition de quelques grammes d'alcool. Pour nous, ce sont les doses inférieures que nous préférons dans le plus grand nombre des cas ; nous avons également essayé, il y a quelques années, une autre injection antiputride qui renfermait :

Hyposulfite de soude.............. 1 gram.
Eau........................... 100 —

Pour une injection par jour, et nous la recommandons.

Nous avons employé, dans trois cas de catarrhes vésicaux anciens avec purulence extrême de l'urine, une injection de permanganate de potasse, dans la proportion d'une cuillerée à café, d'abord, d'une solution de permanganate au $10^{me}$ dans 200 grammes d'eau et, deux jours après, une cuillerée à soupe de cette même solution dans cette même quantité d'eau.

La décoction de suie, préconisée autrefois dans le même but, est justement tombée dans l'oubli ; mais l'eau de goudron, à des degrés de concentration différente, est l'une des injections vésicales les plus employées ; elle est, comme les précédentes, antiputride et, de plus, tonique ; la dose peut varier de 40 grammes à 200 grammes, et le mieux est de commencer par les petites quantités, en prenant soin de chauffer légérement. L'eau d'Arnold, qui se fait à Soultzmatt (voy. EAUX MINÉRALES, chap. VII), et qui n'est autre qu'une macération de bourgeons de sapin dans l'eau de Soultzmatt, constitue également une excellente injection vésicale. Lorsque nous nous servons de l'infusion de bourgeons de sapin pour le même usage, nous la faisons très-légère et nous y ajoutons parfois, lorsque le catarrhe est abondant, un peu de sulfate de zinc, 10 centigrammes pour 100 gram. d'infusion de bourgeons de sapin. Nous n'avons eu que peu d'occasions de nous servir de l'eau de chaux mêlée à l'eau simple, et nous pensons, d'ailleurs, que pour la majorité des chirurgiens, elle a été remplacée par les injections phéniquées ou saponinées. Ces dernières surtout, dont nous nous sommes servies dans 15 cas de catarrhes vésicaux anciens, nous ont paru mériter de rester dans la pratique ; elles sont composées avec une cuillerée à café de saponine dans 150 grammes d'eau, à injecter tous les deux jours.

Il nous est arrivé également, dans un certain nombre de cas, de faire avec grand avantage des injections à base de phénoléine Renaux ; elles sont composées de :

Acide phénique cristallisé, 1 gramme pour 30 grammes d'alcool à 80 degrés dans 300 grammes de véhicule que l'on peut diluer dans 1000 grammes d'eau. Elles ont les mêmes usages que les précédentes.

Le baume de copahu (Devergie, cité par Favre, thèse de Paris, 272, année 1835) que, par extension, on a injecté dans la vessie, est un irritant trop énergique, sans action spécifique et dont presque personne, que nous sachions, se sert aujourd'hui. L'eau de Baréges, mêlée à l'eau d'orge, dans la proportion d'un quart, d'un tiers ou de moitié, détermine des douleurs vives, et dans les trois cas où nous y avons recouru, il s'agissait de catarrhes vésicaux anciens qui ne semblaient se rattacher à aucune lésion organique et que nous attribuions à de l'herpétisme; le peu de succès que nous en avons obtenu ne nous a pas décidé à y revenir. Cependant, les eaux sulfureuses guérissent certains catarrhes vésicaux, témoin le malade que nous avait présenté le docteur Ordoñez et qui fut guéri, par une saison à Baréges, d'une cystite intense, qui remontait à dix ans, bien que le malade n'en eût que trente, et après que la plus grande partie des moyens les plus habituellement efficaces avaient été inutilement employés.

Le docteur Valdès, à Bagnères-de-Luchon, le docteur Dejeane, à Bagnères-de-Bigorre, et plusieurs autres médecins près des stations thermales sulfureuses, nous ont cité un certain nombre de faits analogues, et nous pensons qu'en effet les injections d'eau sulfureuse très-légère, faites concurremment avec le traitement général hydriatique, douches et bains, ont toutes chances de produire de meilleurs résultats que ceux que nous avons obtenus en les pratiquant isolément.

Le docteur Valdès attribue ces effets à la matière gélatineuse amorphe, onctueuse au toucher, qu'on désigne sous les noms de *glairine* et de *barégine*, qui ne serait autre qu'un zoophyte, mais dont l'action sur les muqueuses et sur la peau est très-remarquable.

La pensée des injections vésicales acides est celle qui se présente le plus naturellement, lorsqu'on est en présence d'une précipitation de phosphates. Dans une observation qui nous est personnelle et qui fut recueillie par notre regretté confrère le docteur Benoist, sous les yeux de M. le professeur Tardieu, le malade, pris de délire maniaque au cours d'une lithotritie, présenta au plus haut degré cette circonstance de la coïncidence, indiquée par G. Bird, Beale, Byasson et d'autres, de l'élimination abondante des phosphates avec les troubles nerveux, et rendue, dans ce cas, d'autant plus sensible que le sujet déjà atteint d'une paralysie vésicale, il fallut enlever cette masse de phosphates, 3 grands verres à pied, dans les cuillers du brise-pierre ; on comprend qu'en pareil cas l'on doive tenter de remédier à l'alcalinité de l'urine qui arrive dans la vessie, par des injections faites avec de l'eau aiguisée de quelques gouttes d'acide nitrique ou de quelques gouttes de citron, qu'Amussat conseillait dans le pansement des plaies menacées de pourriture d'hôpital, et qui nous a donné en injections vésicales, dans le cas que nous citons, d'excellents résultats.

Nous indiquons dans les formules une injection de sulfate de zinc et d'extrait d'opium dont nous faisons grand

usage dans la cystite chronique avec exsudations sanguinolentes et douleurs vives succédant à la miction. Le
sulfate de zinc est considéré, avec juste raison, comme
l'un des meilleurs astringents que l'on puisse appliquer
sur les muqueuses; il coagule l'albumine, mais sans
bien savoir s'il redissout, dans la vessie par exemple,
le coagulum d'abord formé, nous rejetons, comme
M. Mialhe le conseille, son emploi à haute dose sur la
muqueuse génito-urinaire, et nous ne dépassons guère
jamais 30, 35 et 40 centigrammes au plus dans
200 grammes d'eau distillée; nous ne prescrivons donc
jamais des injections uréthrales renfermant 2 grammes
de sulfate de zinc pour 20 grammes d'eau distillée de
roses, bien que nous ne pensions pas qu'on doive leur
attribuer une aussi grande part dans la formation des
rétrécissements, comme le pensent quelques médecins
et un préjugé populaire très-répandu. Mais seulement
nous professons que mieux vaut revenir à des applications plus fréquentes et à petite dose. Ce qui est vrai
pour l'urèthre l'est tout autant pour la vessie. Ce sont
des injections de 50 à 60 grammes de véhicule, infusion
de matico ou eau de roses, pour 10 ou 15 centigrammes
de sulfate de zinc, et 40 ou 50 centigrammes d'extrait
d'opium, que nous pratiquons dans le catarrhe chronique
sans stagnation urineuse, mais avec diminution de la
capacité de la vessie, réduite, comme l'on sait, dans
quelques cas, à ne contenir que 80 ou 100 grammes
d'urine. Il faut prendre soin de faire chauffer l'injection
au bain-marie ou de l'allonger d'un peu d'eau tiède,
pour l'amener à 25° centigrades environ, sous peine de
la voir rejeter presque aussitôt.

Nous avons dit plus haut que les injections de sulfate de zinc réussissaient dans les catarrhes vésicaux accompagnés d'un peu d'hématurie, mais elles seraient impuissantes à en arrêter de plus abondantes, provoquées par un calcul, un angiome villeux, ou par le développement des réseaux veineux sous-muqueux, véritables varices qui laissent exsuder le sang sous l'influence des contractions de la vessie. C'est alors que les hémostatiques proprement dits, tels que le perchlorure de fer, les eaux hémostatiques de Pagliari, de Tisserand et de Brocchieri, trouvent leur emploi.

La dose de perchlorure de fer que l'on peut donner en injections vésicales varie de 7 à 8 gouttes à 1 gramme 50 d'une solution marquant 40 à 45° B⁴ dans 200 gram. d'eau. Mais il faut, en général, commencer par les petites doses et faire suivre l'injection médicamenteuse d'une seconde injection calmante à 15 ou 20° centigr. On recourt très-peu à ce moyen dans les hématuries déterminées par la présence d'un calcul, car, dans ces cas, une sonde à demeure, des applications froides sur le ventre, des lavements froids et le perchlorure de fer en potion, suffisent presque toujours à arrêter l'hémorrhagie. Nous avons vu Phillips injecter dans l'urèthre 2 grammes de perchlorure de fer pour 100 d'eau, pour arrêter une hémorrhagie qui menaçait de devenir rapidement mortelle, après une uréthrotomie. C'est une pratique que nous ne conseillons pas; indépendamment des douleurs atroces qu'éveillait l'injection, elle ne réussit pas à arrêter le sang, et l'on dut recourir aux applications d'eau glacée et à la compression sur la sonde.

Les eaux de Brocchieri, de Léchelle, de Pagliari et

de Tisserand, dont nous avons donné la composition au
chapitre des balsamiques, peuvent être utilisées dans les
hématuries qui ne sont pas liées à la présence d'un calcul.
Nous n'avons eu l'occasion que d'employer l'eau de
Pagliari, dans trois cas de fongosités vésicales, notamment chez un malade de Santander, que nous avons vu
avec M. Nélaton, et dont toutes les émissions d'urine
étaient suivies d'une hémorrhagie répondant à peu près
à une cuillerée à café de sang; nous avons réussi, à plusieurs reprises, pendant trois semaines ou un mois, à
arrêter cet accident.

On n'a, le plus généralement, recours à ces moyens que
dans des circonstances assez rares, et c'est tout d'abord
à l'eau froide que l'on s'adresse. Nous avons parlé de son
usage externe à propos de l'hydrothérapie ; mais il est
utile d'y revenir. Les injections froides doivent être
poussées lentement et commencer toujours par 20 degrés
environ, pour n'arriver que successivement à 5, sinon l'on
s'expose, en provoquant des contractions énergiques, à
augmenter les accidents auxquels on voulait remédier.

On a parlé d'un cas où la teinture d'iode en injection
avait fait merveille contre l'hématurie; malheureusement,
il ne fut point porté de diagnostic, et nous ne sachions
pas qu'on y soit revenu, car les injections iodées, à petite
dose, ne sont préconisées que dans le catarrhe vésical.

L'énumération des divers moyens hémostatiques employés dans l'hématurie nous conduit à citer les injections alcalines que l'on a vantées pour dissoudre les
caillots qui se sont produits dans la vessie ou pour les
empêcher de s'y former. C'est à la potasse, à la soude,
dans la proportion de 2, de 4 et 6 pour 100 et jusqu'à

10, que l'on a eu recours, mais sans résultats favorables, par la raison que, lorsqu'une hémorrhagie vésicale se produit, on ne réussit plus à faire tolérer que de très-petites quantités d'eau, encore augmentent-elles les angoisses et l'anxiété qui accompagnent toujours l'hématurie un peu abondante. Au lieu donc de tenter inutilement de mettre à profit les effets fluidifiants des alcalins, nous nous servons, après beaucoup d'autres, du moyen suivant :

Une sonde de gomme, ouverte aux deux bouts, introduite dans la vessie, nous fixons à son extrémité externe une seringue dont le piston réussit à faire le vide aussi exactement que possible dans le corps de pompe, et nous parvenons de la sorte à tréfiler des caillots assez volumineux ; nous n'avons jamais eu recours, que dans un cas, au fil de fer dont a parlé Rigal (de Gaillac) et qui ne nous a pas paru mériter l'éloge que l'on en a fait.

Les algies vésicales qui accompagnent les hypertrophies de la prostate et celles des parois du réservoir de l'urine, suscitent certainement l'une des difficultés pratiques que l'on rencontre le plus souvent chez les vieillards atteints de rétention complète et qui doivent se sonder plusieurs fois par jour. La douleur succède surtout au cathétérisme et l'un des moyens les plus simples, qui nous a le plus souvent réussi pour la calmer, consiste en une injection composée d'une décoction de têtes de pavot et de guimauve dans les proportions d'une pincée de guimauve et une demi-tête de pavot dans 300 grammes d'eau, que l'on fait réduire de moitié et dont on injecte 20 à 25 grammes aussitôt que la dernière goutte d'urine a été rendue par la sonde.

A propos des alcalins, nous avons dit qu'en voulant administrer l'acide carbonique par une potion effervescente composée de bicarbonate de soude, de potasse et de jus de citron, c'était en réalité des alcalins que l'on prescrivait; mais on espérait surtout agir sur la gravelle par l'acide carbonique. Priestley s'était expérimentalement confirmé dans la pensée que l'air fixe contenu dans notre nourriture peut être entrainé avec le sang dans le courant de la circulation et arriver à imprégner ainsi l'urine; il en trouvait la preuve dans l'acide carbonique qui se dégage de l'urine chauffée, et comme après cette opération il se déposait au fond du vase une quantité considérable de sédiments blanchâtres, « c'était, « ajoutait-il, probablement quelque matière calcaire « avec laquelle l'air fixe avait été combiné, et grâce à cet « air fixe la matière calcaire qui autrement aurait formé « une pierre ou de la gravelle, a pu être maintenue en « dissolution. C'est pourquoi de l'eau chargée d'air fixe « et ingérée dans l'estomac peut, en imprégnant l'urine, « la rendre capable de dissoudre les matières calcaires « plus facilement qu'elle ne l'eût fait sans cela; l'emploi « de cette eau peut donc être considéré comme un « moyen de prévenir la formation de la pierre dans la « vessie et d'en opérer la dissolution, ainsi que l'a pro- « posé mon ami le docteur Percival. »

Dans la seconde moitié du XVIII° siècle, cette question de la dissolution des concrétions urinaires était la pierre philosophale de tous les chimistes, et l'ami de Priestley avait institué des expériences dans lesquelles il avait soumis un calcul du poids de 52 grains à un courant d'eau fortement chargée d'acide carbonique;

au bout de quarante-huit heures le calcul, devenu plus friable, ne pesait plus que 49 grains; un calcul de même composition et du poids de 42 grains, placé dans un courant d'eau non chargée d'acide carbonique, avait conservé son poids, sa texture et sa consistance après quarante heures; enfin, exposant directement un calcul à un dégagement d'acide carbonique, le poids fut augmenté d'un grain et demi, mais sa friabilité était telle, que certaines portions se désagrégeaient et tombaient en poussière.

C'est à cette époque que le remède de Hulme, qui consistait dans l'administration d'une solution d'alcali végétal, que l'on faisait suivre de 3 ou 4 onces d'eau acidulée avec quelques gouttes d'acide sulfurique, fit grand bruit. Dobson, qui fit l'autopsie du seul malade guéri par Hulme, et qui trouva dans la vessie une foule de petits calculs et quelques autres fragments, n'approuve pas autant l'injection directe du gaz dans la vessie que son introduction dans la circulation par les boissons effervescentes. L'eau de Seltz, indiquée dans cette pensée, est restée dans le traitement de la gravelle, mais comme un moyen digestif et non plus comme un agent de dissolution. L'idée d'injecter de l'acide carbonique dans la vessie n'est donc pas nouvelle; mais c'est en se plaçant à un tout autre point de vue qu'on y est revenu depuis une vingtaine d'années.

Les expériences de M. Rotureau sur l'action de l'acide carbonique sur la peau et les muqueuses, le livre de M. Demarquay, *Essai de pneumathologie médicale*, les applications du gaz acide carbonique au pansement des plaies, aux cancers ulcérés, aux maladies des appa-

reils respiratoire et uro-poiétique, ont fixé l'attention
sur le gaz acide carbonique comme anesthésique, et
c'est à ce titre seulement que nous nous en occupons.

Mis en contact avec des surfaces pourvues d'un épithélium rudimentaire ou caduc, il en diminue la sensibilité,
ce que White avait déjà remarqué au siècle dernier ;
ainsi s'explique son action dans les catarrhes vésicaux
douloureux, où la muqueuse est dépouillée de son épithélium, et où il a été utilisé ; aux exemples cités par
M. Broca, à ceux que M. Demarquay a rapportés dans son
livre, nous en ajouterons qui sont empruntés à notre
pratique personnelle.

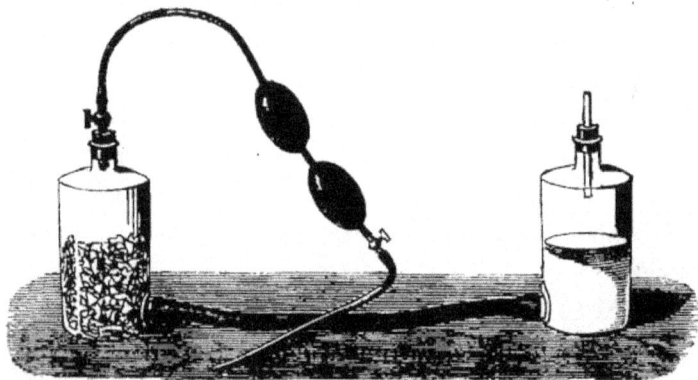

FIG. 5.

Il y a huit ou dix ans que nous avons commencé à
faire usage du gaz acide carbonique à notre clinique ;
pour le produire, nous nous sommes servi d'un appareil très-simple, qui a déjà été cité par le docteur
Lebon, *Traité pratique des maladies des organes génito-
urinaires* (voy. figure 5). Il se compose de deux flacons
tubulés reliés entre eux par un tube de caoutchouc ;

l'un des flacons renferme du marbre en morceaux, mélangé à du verre pilé, et l'autre de l'eau acidulée par de l'acide chlorhydrique; la tubulure du premier flacon est fermée par un bouchon que traverse un petit tube de verre sur lequel s'adapte un tube de caoutchouc, auquel font suite les deux boules de l'appareil de Richardson et une sonde de caoutchouc. Lorsqu'on exerce des pressions sur la première poire, on fait le vide dans le flacon qui renferme le marbre, et le liquide de l'autre flacon s'y précipite aussitôt ; on ferme alors le robinet qui est placé entre la seconde poire et la sonde, et en continuant à presser sur la première on emmagasine l'acide carbonique dans la seconde poire, qui est enveloppée d'un filet pour augmenter sa résistance.

Si l'on introduit alors la sonde jusque dans la vessie, il suffit d'ouvrir le robinet pour que l'acide carbonique la remplisse; ce temps de l'opération exige la surveillance de la paroi abdominale, dont on peut au besoin pratiquer la percussion ou le palper pour s'assurer qu'elle n'est pas le siège d'une intumescence exagérée. Toutefois, l'adjonction des deux poires de l'appareil Richardson rend beaucoup plus difficile, sinon impossible, cet accident ; nous l'avons vu se produire dans un cas où l'on faisait passer directement l'acide carbonique de l'appareil dans la vessie, surdistendue au point d'atteindre l'ombilic.

Des quinze observations que nous avons relevées de l'emploi de l'acide carbonique, huit se rapportent à des catarrhes vésicaux anciens et douloureux, véritables cystalgies, trois à des névralgies du col et quatre à des contractures du sphincter externe. Dans trois cas de catarrhe vésical, 5 injections d'acide carbonique ont suffi

pour calmer les douleurs ; quatre autres cas ont exigé
12 injections pour arriver au même résultat. Un seul
malade n'a pas obtenu de soulagement après 12 injections ; dans deux observations, l'injection d'acide carbonique a amené une légère hématurie, dans les autres
elle a été très-bien supportée sans provoquer aucun
accident. Les névralgies du col que nous avons soumises
aux douches d'acide carbonique ont été, les unes amé-
liorées et une guérie ; mais l'obscurité qui plane toujours sur le diagnostic de ce genre d'affections, nous
fait attacher moins d'importance à ce succès qu'à ceux
que l'on obtient dans le catarrhe vésical, où l'action
topique de l'acide carbonique est non-seulement certaine, mais peut être rendue évidente par des expériences
directes. Les cas de contracture du sphincter externe, qui
avaient été diagnostiqués avec grand soin par l'exploration directe avec la bougie à boule et dans lesquels
l'acide carbonique a donné d'excellents résultats, nous
paraissent militer en faveur des douches gazeuses dans
l'urèthre, d'abord contre cette dernière où elles nous ont
réussi , ensuite contre les névralgies proprement dites,
et enfin comme agent anesthésique local destiné à prévenir la douleur du cathétérisme. Il faut alors se servir
d'une sonde ouverte aux deux bouts que l'on introduit à
1 centimètre ou 2 dans l'urèthre, avec la précaution de
maintenir par deux doigts le pénis fortement fixé sur
la sonde. Une pareille injection répétée tous les jours,
pendant trois ou quatre jours, nous a permis de pratiquer facilement, sans douleurs vives, le cathétérisme chez
des névrosiques qui offraient de l'hyperesthésie locale.

Dans la séance de l'Académie de médecine du 27 décembre 1864, Foucher communiqua à l'Académie une note sur le traitement de la rétention d'urine par inertie de la vessie et du catarrhe vésical :

« Rendre, disait-il, aux parois vésicales leur contractilité et modifier la muqueuse enflammée chroniquement, telle est la double indication que je parviens à remplir au moyen des douches capillaires intravésicales et des injections de liquide pulvérisé.

« La douche capillaire intravésicale se pratique au moyen d'une sonde dont l'extrémité présente un orifice capillaire, et sur lequel se visse un appareil à pulvérisation.

« On obtient ainsi un jet très-fin, mais très-énergique, qui vient frapper avec force les parois de la vessie en produisant une sensation de froid assez intense, et de cette double façon il excite la contractilité de la vessie. Mais les douches capillaires intravésicales n'ont d'effet que sur l'inertie.

« Dans le but d'agir à la fois sur toute l'étendue de la muqueuse, au moyen d'un liquide se pulvérisant dans la vessie, j'ai fait construire par MM. Robert et Collin une sonde spéciale qui remplit très-bien le double but que je me propose.

« Cette sonde est munie de deux conduits, dont l'un s'ouvre en avant du talon de la sonde et est pourvu d'un robinet ; à ce conduit peut s'adapter une boule de caoutchouc qui sert à pousser de l'air dans la vessie.

« L'autre conduit se termine à son extrémité par deux petits tubes capillaires inclinés l'un vers l'autre et masqués dans l'extrémité de la sonde.

« En adaptant l'appareil à pulvérisation, ou même

une seringue ordinaire à cette sonde, on obtient deux
jets capillaires qui se brisent l'un contre l'autre, et se
pulvérisent d'autant plus facilement, qu'on a au préalable
rempli la vessie d'air.

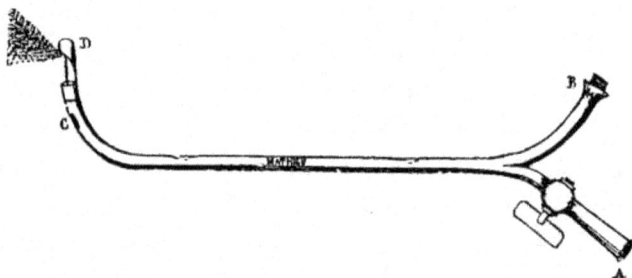

FIG. 6. — Sonde à double courant; l'extrémité D, qui correspond au conduit
B, amène l'eau qui est projetée en poussière dans la vessie; cette eau est
chassée en dehors par le deuxième conduit CA ; la pulvérisation s'obtient au
moyen du pulvérisateur à levier.

« Le fonctionnement de cet appareil est rendu évident
par l'expérience suivante : on fixe une vessie de porc
à l'extrémité de la sonde, on la distend avec de l'air,
puis on y pousse un liquide coloré en rouge.

« On voit aussitôt, à travers les parois transparentes, le
liquide former dans la vessie une sorte de poussière rosée
qui se dépose sur toute la face interne.

« Chez un vieillard de quatre-vingt-quatre ans, atteint
d'inertie vésicale, et qui depuis quinze jours n'avait pas
uriné une seule fois sans sonde, quatre douches à l'eau
froide ont suffi pour ramener la contractilité de la vessie
et la miction spontanée. Depuis cette époque, c'est-à-dire
depuis un an, ce vieillard n'a plus eu d'accidents.

« Un homme de quarante-cinq ans, chez lequel l'inertie
était la conséquence d'une distension extrême de la vessie,
et qui, depuis vingt jours, n'urinait que très-incomplète-

ment, a été guéri par les douches intravésicales faites deux fois par jour pendant trois jours.

« Un paraplégique dont la rétention d'urine était complète, a pu uriner, quoique incomplétement, après l'usage des injections d'eau froide pulvérisée.

« L'eau de goudron pulvérisée a modifié rapidement l'état de la muqueuse vésicale dans six cas de catarrhe chronique. L'urine est devenue plus claire et a été expulsée plus facilement. Ces malades ont quitté l'infirmerie, et depuis n'y ont plus reparu.

« Toutes les fois qu'il sera utile de faire un lavage de la vessie sans fatiguer l'organe, les injections de liquide pulvérisé rempliront l'indication mieux que tout autre moyen.

« Ce mode de traitement n'entraîne aucune douleur ; le malade accuse seulement une sensation de froid dans la région hypogastrique. Ainsi :

« 1° La rétention d'urine causée par l'inertie de la vessie peut être guérie rapidement par les douches intravésicales faites au moyen de la sonde à pulvérisation des liquides.

« 2° Les injections de liquide pulvérisé (eau, eau de goudron, eau de feuilles de noyer, eau de Baréges, eau de Buchu) constituent un traitement immédiat et efficace du catarrhe chronique de la vessie. »

Nous nous empressâmes, dans l'année qui suivit la communication précédente, d'expérimenter le moyen préconisé par Foucher, et nous devons avouer qu'il ne nous a pas paru mériter les éloges que lui avait accordés notre regretté confrère.

Dans les six cas où nous eûmes l'occasion de l'em-

ployer, deux étaient des atonies très-simples et où la
stagnation n'excédait pas 30 grammes, et chez des
hommes n'ayant pas dépassé la cinquantaine; trois applications de la douche vésicale filiforme ont suffi pour
amener une amélioration voisine de la guérison; mais
nous pensons que des injections diverses et le cathétérisme auraient produit le même résultat dans un temps
aussi court. Dans deux autres cas, nous n'avons réussi,
après .7 ou 8 douches filiformes, qu'à diminuer bien
légèrement la stagnation urineuse et consécutivement le
catarrhe; mais il s'agissait, dans ces exemples, d'induration des parois vésicales, avec épaississement considérable,
chez des sujets âgés de plus de soixante ans, et qui sont
rebelles, il faut bien l'avouer, à tous les traitements.

Chez un cinquième, la seconde douche a été suivie
d'une hémorrhagie qu'avait provoquée la surdistension
de la vessie; le sixième cas n'a pas été suivi, mais il
nous est resté cette conviction que la pulvérisation des
liquides dans la vessie était d'abord d'un emploi assez
difficile et un peu douloureux; que, de plus, elle offrait
cet inconvénient, bien plus que l'acide carbonique, de
surdistendre brusquement le réservoir de l'urine, circonstance qui peut être sans danger chez des sujets
jeunes, mais qui en offrirait parfois de réels chez des
sujets plus âgés; qu'enfin on ne peut pas lui attribuer
une supériorité tellement marquée sur d'autres moyens
de traitement tels que l'électricité, injections diverses,
hydrothérapie, etc., qu'elle doive leur être absolument
préférée, et que si elle doit rester dans la pratique, c'est
à titre de moyen exceptionnel. Il semble, du reste, que
notre avis ait été partagé, car nous n'avons pas entendu

dire que l'on fît un fréquent usage des douches filiformes dans le catarrhe consécutif à de l'atonie.

En résumé, on peut dire que l'on se propose toujours
l'un des trois buts principaux suivants, en pratiquant
une injection vésicale :

1° Modifier la surface muqueuse, substituer une inflammation thérapeutique à une inflammation pathologique : les sels d'argent, le nitrate d'argent associé aux
alcalins et à l'hyposulfite de soude, sont les moyens par
excellence pour obtenir ce résultat ; viennent après : la
teinture d'iode, les sels d'étain, le bichlorure de mercure, etc.

2° Atténuer la production du pus, modifier et arrêter
la décomposition ammoniacale et consécutivement la
fétidité de l'urine : on y réussit par des injections d'eau
tiède, d'acide phénique, de permanganate de potasse,
d'Eucalyptus, de phénoléine, d'eau de chaux, de sulfate
de zinc, d'eau de goudron, d'eau chlorurée, etc.

3° Réveiller la contractilité de la vessie, sa tonicité,
pour lui permettre de se débarrasser naturellement de
son contenu : on fait des injections d'eau à différentes
températures, depuis 30 degrés centigrades jusqu'à 5,
des injections argentiques à petite dose et souvent
répétées ; des injections avec quelques gouttes de teinture de cantharides, au seigle ergoté, et l'on donne la
douche vésicale filiforme de Foucher.

Il peut se rencontrer encore d'autres applications,
mais elles sont toutes particulières ; telles sont : celles
qui exigent des injections hémostatiques, ferrugineuses
ou astringentes, et celles qui sont destinées à dissoudre
un corps étranger, comme l'huile de naphte, que

MM. Nélaton et Dumas ont employée pour liquéfier un bâton de cire tombé dans la vessie.

Nous avons indiqué plus haut de quelles injections on usait le plus souvent dans la pratique ; nous complétons nos indications par une nomenclature de la plus grande partie de toutes les formules dont on s'est successivement servi.

FORMULES

## INJECTIONS MODIFICATRICES ET SUBSTITUTIVES.

### Nitratée N° 1 (*Civiale*).

Eau distillée...................... 120 gram.
Nitrate d'argent. ... ... . .... 20 à 40 centig.

Mêlez.

### N° 2 (*Serres*).

Nitrate d'argent cristallisé.......... 1 décigr.
Eau distillée ................... 250 gram.

### N° 3.

Eau ...................'............ 80 gram.
Nitrate d'argent.... ... ...... 20, 30, 40 centigr.
Teinture de jusquiame............. 6 gram.

On peut porter la dose de nitrate d'argent jusqu'à 1 et 2 grammes.

Cystite.

### N° 4.

Eau................... 60 gram.
Nitrate d'argent......... 1, 1 gr. 50, jusqu'à 3 gr.

Pour une injection.

Mercier, qui l'emploie souvent, élève parfois la proportion d'eau, de manière à faire pénétrer le liquide dans les petites cellules et les moindres dépressions de la muqueuse du réservoir de l'urine.

### A l'hyposulfite de soude et d'argent
(*Mallez*).

Hyposulfite de soude et d'argent.. 1 gr. 2,50 et 3 gram.
Eau distillée ........................ 300 —

L'hyposulfite de soude et d'argent provoque moins de douleurs que le nitrate, et dans quelques cas d'atonie vésicale nous avons pu en injecter jusqu'à 2 grammes, dans 250 grammes d'eau, sans déterminer la cuisson et la douleur extrêmes qui suivent les injections nitratées. Nous pensons que l'hyposulfite de soude et d'argent trouvera son application toutes les fois qu'on devra rechercher le moyen de modifier la muqueuse vésicale lentement, mais à des intervalles rapprochés. Il nous paraît devoir, dès maintenant, remplacer le nitrate d'argent dans le plus grand nombre des cas où ce dernier sel a été employé, parce que l'action substitutive de l'hyposulfite de soude et d'argent est moins énergique et sera beaucoup plus facilement graduée.

L'hyposulfite de soude et d'argent a pour formule :

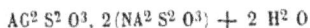

$$AC^2 S^2 O^3, 2(NA^2 S^2 O^3) + 2 H^2 O$$

On obtient ce sel en versant goutte à goutte, jusqu'à formation d'un précipité stable, une dissolution de nitrate d'argent dans une dissolution d'hyposulfite de soude, qu'il faut avoir soin d'agiter continuellement. Comme il y a un excès d'hyposulfite alcalin, pour obtenir le sel double il faut additionner la liqueur d'alcool fort. L'hyposulfite d'argent et de sodium se dépose en lamelles brillantes qu'il faut laver avec de l'alcool.

C'est M. le docteur Delioux de Savignac qui, le premier, a préconisé l'emploi de ce sel pour remplacer dans certains cas le nitrate d'argent.

### Caustique alcaline (*Delcroix et Barral*).

Nitrate d'argent.................... 1 gram.
Nitrate de potasse............. 2, 3, 4 —

Mêlez.

La proportion du sel de potasse peut varier à l'infini, et l'on a par là un moyen excellent de graduer tous les effets du nitrate d'argent, en provoquant moins de douleurs.

### Iodurée.

Eau distillée..... ............. 1000 gram.
Alcool à 90° cent................. 50 —
Teinture d'iode................. 5 —
Iodure de potassium............. 5 —

### Détersive (*Mallez*).

Teinture d'iode..................... 3
Iodure de potassium...... ........... 1
Eau distillée..................... 300

F. dissoudre. Dose : 100 grammes pour une injection dans la cystite chronique.

### Détersive et calmante (*Mallez*).

Teinture d'iode................ ⎫
Iodure de potassium....... ...... ⎬ aa   1
Extrait de belladone............. ⎭
Eau........................... 300

F. D.

Cystite chronique.

### Anthelminthique.

Iodure de potassium .............. 2 gram.
Eau......................... 200 —

Mêlez.

On s'en est servi pour tuer les helminthes descendus du rein dans la vessie, et dans ces cas on la fait alterner avec des injections d'huile de fougère mâle, qui ont pour but de provoquer des contractions énergiques et de favoriser l'expulsion des entozoaires.

Huile de fougère mâle..... 30 cent. à 1 gram.

On pourrait injecter de la même manière et dans le même but une infusion de kousso ou d'absinthe.

Dans ces cas on a donné la térébenthine, la jusquiame. le genièvre, le quassia à l'intérieur (John Harley).

L'efficacité des injections iodées et iodurées, dans la cystite chronique, pourrait bien tenir à l'action des iodures sur les microzoaires, et notamment sur les vibrions qui se développent rapidement dans le pus de l'urine stagnante.

### Injection.

Chloroplatinate de sodium cristallisé... 2 gram.
Décoction de têtes de pavot.......... 250 —

Mêlez.

Employée d'abord dans la blennorrhée, on s'en est servi par extension dans le catarrhe chronique muqueux.

### Au calomel (Bretonneau).

Calomel en suspension............. 0,05 cent.
Eau gommée................... 125 gram.

On peut remplacer l'eau gommée par l'eau de goudron.

M. Bretonneau a porté la dose de calomel jusqu'à 2 grammes.

Cystite aiguë.

## INJECTIONS ALCALINES.

### N° 1.

Eau. . . . . . . . . . . . . . . . . . . . . . . . . . . . . .     80 gram.
Nitrate de potasse . . 20, 30, 40 cent. et jusqu'à      2  —

F. s. a.

Cystite simple et cystite cantharidienne.

### N° 2 continue alcaline.

Potasse . . . . . . . . . . . . . . . . . . . . . . . .     1 gram.
Eau . . . . . . .  . . . . . . . . . . . . . . . . .     1000  —

F. s. a. une solution destinée à faire des injections continues dans la vessie avec une sonde à double courant.

M. Cloquet, dont le nom se rattache particulièrement à cette pratique, l'employait dès 1829, et il faisait traverser la vessie par 30 et 40 litres d'eau alcalinisée, soit comme dissolvant de certains calculs uriques, soit pour combattre le catarrhe vésical ancien. M. Godard (de Pontoise) y a eu également recours, paraît-il, avec de bons résultats.

### N° 3 lithontriptique.

Bicarbonate de soude . . . . . . . . . . . . . . . . . . . .     1
Savon blanc . . . . . . . . . . . . . . . . . . . . . . . .     15
Eau . . . . . . . . . . . . . . . . . . .  . . . . . . . . .     90

Tentatives de dissolution des calculs uriques.

### N° 4.

| | |
|---|---|
| Bicarbonate de soude............... | 5 gram. |
| Savon blanc...................... | 50 — |

F. dissoudre dans :

| | |
|---|---|
| Eau distillée...................... | 500 |

### N° 5 (Ber).

| | |
|---|---|
| Bicarbonate de soude ............ | 4 gram. |
| Eau distillée................... | 1000 — |

Mêlez.

Employée comme dissolvante, elle peut être surtout utilisée avec avantage dans les cystites aiguës qui accompagnent certains empoisonnements ; telle est, par exemple, la cystite cantharidienne.

### N° 6.

| | |
|---|---|
| Eau.............................. | 500 |
| Borate de soude................... | 5 |

Mêlez.

### N° 7 (Ure).

| | |
|---|---|
| Carbonate de lithine........... | 4, 6, 8 gram. |
| Eau........................ | 500 — |

Mêlez.

## INJECTIONS ANTIPUTRIDES.

### Antiseptique (E. Delpech).

| | |
|---|---|
| Eau distillée d'Eucalyptus......... | 1000 gram. |

### Autre (E. Delpech).

| | |
|---|---|
| Alcoolature d'Eucalyptus........... | 20 gram. |
| Eau distillée d'Eucalyptus......... | 1000 — |

Nous pensons devoir expliquer ainsi l'action désinfectante et antiseptique de l'*Eucalyptus*. C'est l'essence qui
donne ses propriétés à l'alcoolature et à l'eau distillée.
Si l'on se reporte à la composition chimique de l'eucalyptol, $C^{24}H^{20}O^2$, on voit qu'elle participe à la fois de la
composition des huiles essentielles et des camphres. Or
on sait que les camphres et les essences s'opposent au
dédoublement des substances organiques fermentescibles
et putrescibles, et cela par une simple action de présence.
L'essence d'*Eucalyptus* agit de la même manière, en
arrêtant, par son contact avec les produits organiques
coagulables, tout travail de fermentation. Le pus est
comme enveloppé en quelque sorte dans une atmo-
sphère qui s'oppose à sa décomposition, et cela aussi
longtemps que la matière putrescible est à côté de
l'essence ou des corps qui tiennent l'eucalyptol en solution.

### Phéniquée.

Eau .......................... 500 gram.
Alcool.........................    10   —
Acide phénique............ 2,50, 3 et 5   —

Dans le catarrhe chronique avec purulence abondante
et fétidité de l'urine.

### Antiputride (*Van den Corput*).

Permanganate de potasse...............    1
Eau distillée .........................  100

F. dissoudre. Dose 100 grammes, pour une injection,
à renouveler une ou plusieurs fois chaque jour.
Mêmes usages que la précédente.

### Autre (Renaux).

Phénoléine........................ 1 part.
Eau ............................ 3 —

### Chlorurée.

Chlorure de Labarraque.. ....... .. 10 gram.
Eau distillée...... ............ 1000 —

Mêlez.

### Désinfectante.

Glycérine ................... .... 30 gram.
Eau de laurier rose. ............... 38 —

F. s. a.

La glycérine, qui sert de véhicule à quelques injections uréthrales, a été également, mais moins souvent,
injectée dans la vessie.

### Eau de chaux.

On l'obtient en mettant dans un grand bocal 1 partie de
chaux hydratée, et on l'agite avec 40 ou 50 fois son poids
d'eau, afin de lui enlever la potasse qu'elle pourrait contenir, dans le cas où la chaux aurait été préparée au feu
de bois ; on laisse déposer, on décante, on rejette le
liquide, *eau de chaux première*, et l'on verse sur la poudre
qui reste, 100 fois son poids d'eau de fontaine ; on agite
de temps en temps, on laisse ensuite reposer, et au bout
de quelques heures la liqueur décantée constitue l'*eau de
chaux seconde*. On la conserve dans des flacons bien
bouchés.

## INJECTIONS ASTRINGENTES.

### Au sulfate d'alumine.

Sulfate d'alumine.............. 1 ou 2 gram.
Eau........... .............. 300 —

F. dissoudre.
Dans l'hématurie (Basham).

### Alunée camphrée.

Alun...................... 10 gram.
Eau camphrée,................ 60 —
Eau distillée .................. 1000 —

Dans l'hématurie avec contraction spasmodique.

### Au sulfophénate.

Sulfophénate de manganèse.............. 2
Extrait de belladone................... 1
Tannin........... ...... ......... 1
Eau..................... ......... 150

Mêlez.
Astringente et calmante.

### Au tannin.

Tannin...................... 10 gram.
Eau d'*Eucalyptus*................ 200 —
Eau distillée simple .. .......... 800 —

Mêlez.
Astringente et antiputride.

Les **sels insolubles d'Étain** employés par le docteur Calvo en injections uréthrales, l'ont été également

par nous dans la vessie, sous les formules suivantes, qui
sont celles de notre excellent confrère :

```
Eau de roses.....................  100 gram.
Oxychlorure d'étain...............   8  —

Eau de roses.....................  100 gram.
Phosphate d'étain.................   6  —

Eau de roses.....................  100 gram.
Tannate d'étain..................   6  —
```

### Vineuse.

```
Vin rouge généreux................  1000
Roses de Provins..................    60
```

F. chauffer jusqu'à l'ébullition, retirez du feu, laissez
infuser une heure, passez avec expression.

### D'arnica.

```
Teinture mère d'Arnica montana...  20 gouttes.
Eau.............................  200 gram.
```

C'est une injection que nous avons employée quelquefois après l'opération de la lithotritie ; lorsque la
séance a été laborieuse et que nous croyons devoir vider
la vessie, nous remplaçons son contenu par une injection d'eau additionnée de quelques gouttes d'arnica,
comme topique, sur la surface enflammée.

### Astringente et calmante.

```
Feuilles de stramonium...........    15
Eau bouillante...................  1000
```

Ajoutez :

```
Alun............................    15
```

Fongosités douloureuses ; cancer de la vessie.

### A l'acétate de plomb.

Eau distillée . . . . . . . . . . . . . . . . . . . . . . . .   100
Gomme arabique. . . . . . . . . . . . . . . . . . . .    16
Acétate de plomb cristallisé . . . . . . . . . . . .   0,50

Cystite chronique subaiguë.

60 grammes dans la vessie, pendant 5 à 10 minutes.

Thompson recommande beaucoup l'emploi de l'acétate de plomb dans la forme de cystite, dite hémorrhagique.

### Au sulfate de zinc opiacé.

Eau. . . . . . . . . . . . . . . . . . . . . . . . . . . . .   300 gram.
Sulfate de zinc . . . . . . . . . . . . . . . . . .     1,50   —
Extrait d'opium . . . . . . . . . . . . . . . . .     2,00   —

Excellente formule à laquelle nous recourons souvent, et qui nous réussit dans la première période du catarrhe vésical qui accompagne la stagnation d'urine commençante.

### Au perchlorure de fer.

Perchlorure de fer à 30° . . . . . . . . .     20 gram.
Eau distillée. . . . . . . . . . . . . . . . . . .   1000   —

Mêlez.

Lorsqu'on injecte le perchlorure de fer dans la vessie, contre l'hématurie, il faut se rappeler qu'en remédiant à l'écoulement du sang on détermine la formation rapide des caillots qui constituent une autre difficulté du traitement; il est préférable de l'administrer en potion, comme l'a indiqué M. Vigla : 12 grammes de solution pour 200 grammes d'eau; et, pour notre part, ce n'est que dans quelques circonstances assez rares que nous l'avons injecté dans la vessie.

### Autre.

| | |
|---|---|
| Eau hémostatique de Pagliari . . . . . . . | 200 gram. |
| Eau distillée . . . . . . . . . . . . . . . . . . | 1000 — |

On peut remplacer l'eau de Pagliari par celles de Brocchieri, de Léchelle, de Tisserand, en conservant les mêmes quantités.

### Au kino.

| | |
|---|---|
| Kino . . . . . . . . . . . . . . . . . . . . . . . . | 10 gram. |
| Eau bouillante . . . . . . . . . . . . . . . . | 1000 — |

F. infuser.

### A l'extrait de ratanhia.

| | |
|---|---|
| Eau . . . . . . . . . . . . . . . . . . . . . . . . . | 500 gram. |
| Extrait de ratanhia . . . . . . . . . . . . . . | 10 — |

Mêlez.

Nous avons autrefois beaucoup employé cette injection dans la cystite que détermine la stagnation commençante, mais nous lui préférons aujourd'hui le sulfate de zinc, dont l'action est plus précise et plus certaine dans les mêmes circonstances.

### INJECTIONS BALSAMIQUES.

### Au copahu.

| | |
|---|---|
| Copahu . . . . . . . . . . . . . . . . . . . . . . | 10 gram. |
| Miel . . . . . . . . . . . . . . . . . . . . . . . . . | 10 — |
| Gomme arabique . . . . . . . . . . . . . . . | 2 — |
| Eau . . . . . . . . . . . . . . . . . . . . . . . . . . | 100 — |

### Autre (*Souchier de Romans*).

Baume de copahu............  60 à 120 gram.
Eau d'orge......................  120  —

Catarrhe vésical.

Le docteur Legrand (*Gaz. méd.*, 1837) attribue à Dupuytren la première idée des injections de copahu dans le catarrhe vésical, chez les sujets dont l'estomac ne tolérait pas les balsamiques ; M. Devergie la rapporte à M. Souchier (de Romans).

### A l'eau de goudron.

Eau de goudron du Codex...........  1000 gram.

C'est l'une des injections les plus usitées ; elle l'est un peu dans tous les cas et sans distinction, mais on doit surtout la faire dans les catarrhes chroniques qui exigent une injection vésicale chaque jour, sorte de lavage antiputride.

### Autre.

Huile de naphte....................  q. s.

Donnée par M. Nélaton, sur l'avis de M. Dumas, pour dissoudre un long cylindre de cire à cirer les parquets, qui était tombé dans la vessie.

### INJECTIONS CALMANTES.

### Mucilagineuse.

Semences de lin .................  3 gram.
Eau..........................  100

F. bouillir pendant quelques minutes ; passez.

### Autre.

| | |
|---|---|
| Décoction de têtes de pavots........ | 1 tête. |
| Racines de guimauve............... | 25 gram. |

Mêlez.

Dans la cystite chronique, et pour calmer les douleurs qui suivent le cathétérisme, dans certaines formes d'hypertrophie prostatique et d'induration des parois vésicales, on injecte, avant de retirer la sonde, 20 ou 25 grammes de ce liquide qu'on laisse dans la vessie. C'est à M. Rayer que nous devons d'avoir usé de ce moyen pour la première fois, et depuis il nous a été d'un grand secours dans les cas dont nous parlons, dans lesquels les préparations opiacées et tous les calmants épuisent rapidement leur action.

### Autre (*F. H. M.*).

| | |
|---|---|
| Alcoolé d'extrait d'opium .......... | 1 gram. |
| Infusion émolliente...... ........ | 100 — |

M.; la dose d'opium peut être augmentée.

### Autre (*Codex fr.*).

| | |
|---|---|
| Feuilles sèches de morelle.. ...... | 50 gram. |
| Eau bouillante................. | 1000 — |

F. infuser pendant une heure; passez, exprimez.

### Anodine.

| | |
|---|---|
| Opium pur................. ... | 3 gram. |

Faites dissoudre dans :

> Eau distillée....... ........... 1000 —

Filtrez.

### Autre (*Trousseau*).

> Feuilles de belladone.......... }
> — stramonium ....... } aa.. 15 gram.

F. bouillir dans 1200 grammes d'eau jusqu'à réduction de 1000 grammes.

Passez et ajoutez :

> Laudanum de Rousseau...... ....... 1 gram.

### Sédative.

> Décocté de lin................ 1000 gram.
> Extrait d'opium.... ..... ...... 50 cent.

Mêlez.

Dans la cystite aiguë.

### Au tannin et à la belladone.

> Extrait de belladone....... ...... 4 gram.
> Tannin................... :..... ... 5 —
> Eau distillée ................ 1000 —

Mêlez.

Dans les cystalgies.

### Narcotique.

> Feuilles de morelle.......... }
> Têtes de pavots,........... } aa. 50 gram.
> Eau bouillante................. 1000 —

F. infuser une heure, passez et exprimez.

## INJECTIONS EXCITANTES.

### A la cantharide (*Swédiaur*).

| | |
|---|---|
| Teinture de cantharides . . . . . . . . . . . . | 5 gram. |
| Eau . . . . . . . . . . . . . . . . . . . . . . . . . . . | 200 — |

Mêlez.

Trajets fistuleux anciens.

On s'est servi de cette même formule dans le catarrhe vésical, en diminuant la dose de teinture de cantharides.

### A la Nicotine (*Pavési*).

| | |
|---|---|
| Nicotine . . . . . . . . . . . . . . . . . . . . . . | 60 centigr. |
| Eau distillée . . . . . . . . . . . . . . . . . . | 360 gram. |
| Mucilage . . . . . . . . . . . . . . . . . . . . . | 30 — |

15 grammes, puis 30 grammes par jour de ce mélange, en injection contre la paralysie de la vessie. Très-peu employée.

### A l'ergotine.

| | |
|---|---|
| Ergotine. . . . . . . . . . . . . . . . . . . . . | 10 gram. |
| Eau distillée . . . . . . . . . . . . . . . . . . | 1000 — |

Contre l'hématurie atonique et la paralysie vésicale, dans les mêmes cas où les préparations à l'ergot sont prescrites à l'intérieur.

### A la strychnine.

| | |
|---|---|
| Sulfate de strychnine . . . . . . . . . . . . | 1 centigr. |
| Eau . . . . . . . . . . . . . . . . . . . . . . . . . | 100 gram. |

F. dissoudre.

On donne cette quantité en une seule injection; elle peut être renouvelée et l'on peut augmenter le sulfate de strychnine selon les effets obtenus.

Incontinence d'urine, paralysie de la vessie. On injecte rarement les sels de strychnine dans ces deux affections, mais on les donne toujours soit en pilules, soit en solution. Les deux formes sous lesquelles nous prescrivons la noix vomique sont : la poudre et la teinture. La poudre associée au fer, au quinquina, à la magnésie chez les sujets anémiés, débilités, avec des dyspepsies acides ; la teinture à la dose de 4, 6 et 10 gouttes, matin et soir, quelques minutes avant les repas. Les préparations de strychnine et de noix vomique ont l'avantage de stimuler l'estomac et l'intestin, et de provoquer des digestions et des selles plus faciles, en même temps qu'elles déterminent des contractions vésicales; mais elles ne doivent guère être employées dans ce dernier but que dans les cas où la parésie n'est pas liée à une altération totale des parois de l'organe ; car il arrive alors parfois qu'elles déterminent de la rétention.

### Sulfureuses.

Eau de Baréges coupée de moitié, deux tiers, trois quarts, quatre cinquièmes d'eau de son, ou d'eau d'orge, selon l'effet que l'on veut obtenir dans les catarrhes vésicaux liés à un vice herpétique.

On injecte de la même manière et dans les mêmes circonstances l'eau d'Enghien et presque toutes les eaux sulfureuses.

On a également injecté dans la vessie la plupart des eaux

minérales que l'on donne en boissons, dans les maladies des voies urinaires, comme on l'a fait pour les balsamiques ; mais les plus employées ont été Balaruc, chlorurée sodique ; Contrexéville, Vichy, Vittel, Pougues, Cransac, Évian, etc.

**L'eau amidonnée** nous a servi, dans deux cas de fistule vésico-intestinale, pour déterminer la hauteur à laquelle était situé l'orifice de communication. Portant dans le rectum, aussi haut que possible, une sonde de caoutchouc vulcanisé, avec une bougie flexible pour mandrin, nous avons injecté une solution iodée très-étendue, en même temps que, par une sonde placée dans la vessie, nous introduisions 20 ou 30 grammes d'eau amidonnée. Aussi longtemps que l'eau iodée a bleui l'eau amidonnée, nous avions dépassé le point de communication, mais en retirant successivement la sonde rectale, au moment où le changement de coloration de l'amidon a cessé de se produire, l'extrémité de la sonde se trouvait placée au-dessous de l'orifice. que nous avons trouvé, par ce moyen, dans un cas, à 20 centimètres de l'orifice anal. L'eau amidonnée trouverait également d'autres applications dans l'exploration du trajet fistuleux de la région prostatique. et servirait au besoin à en préciser nettement le point de départ.

# CHAPITRE IX

## LAXATIFS

———

On a pu voir déjà combien souvent nous avons insisté sur la nécessité des évacuations alvines dans toutes les maladies de la vessie et de l'urèthre ; à propos des alcalins et particulièrement des sels neutres à acides organiques, tartrates, citrates et malates, et presque à chacune des eaux minérales que nous avons citées ; nous y revenons encore, car nous considérons avec tous les praticiens les exonérations intestinales régulières comme l'une des indications capitales, dans les affections de l'appareil urinaire.

La liberté du ventre, en effet, est la condition absolue d'un traitement efficace dans l'atonie vésicale, où la vessie se vide, surtout dans la défécation, par l'action des muscles de l'abdomen ; dans la prostatite aiguë et subaiguë, dans la prostatorrhée, que l'amas des matières fécales dans le rectum provoque parfois et entretient toujours, par un rapport de voisinage ; dans les pertes séminales involontaires que produisent les garderobes difficiles ; dans la blennorrhée, beaucoup plus rebelle à tous les traitements chez les sujets habituellement constipés ; dans la gravelle et la goutte dans lesquelles, comme nous l'avons déjà dit, les évacuations alvines

334 THÉRAPEUTIQUE DES MALADIES DE L'APPAREIL URINAIRE.

abondantes doivent toujours être recherchées; dans la cystite aiguë ou chronique, dans la néphrite et la résorption urineuse et au moindre signe d'état saburral de la langue, qui s'observe si souvent après le cathétérisme le plus simple.

L'abondance des purgatifs semble, au premier abord, rendre cette indication facile à remplir; mais c'est à les éviter, au contraire, ou tout au moins à n'en user qu'avec une extrême réserve et dans quelques occasions seulement, que l'on doit s'attacher.

Nous étions arrivés depuis quelques années à cette conclusion, lorsque lors de notre dernier séjour à Londres, nous avons été heureux de voir que la plupart des médecins des hôpitaux considéraient comme de bonne pratique d'éviter les purgatifs pour combattre la constipation habituelle dans les grandes villes. Le *British medical Journal* a consacré, en juillet 1871, un article à ce sujet, article qui a été traduit par MM. Félix Alland et Louis Bermond, pour le *Lyon médical*.

C'est aux moyens de l'hygiène que l'on donne la préférence, à Londres, et peut-être est-ce le cas de faire remarquer qu'il est plus facile de les faire accepter des Anglais, dont les habitudes sont si différentes des nôtres, et, sous ce rapport, si supérieures.

Pour ne parler que de l'exercice recommandé par tout le monde pour combattre la constipation, celui du cheval, si répandu en Angleterre dans les classes élevées, l'est très-peu chez nous, et il constitue l'un des meilleurs moyens d'entretenir la liberté du ventre; il en faut dire autant de la promenade, que nous faisons bien moins et d'une façon bien différente de nos voisins. L'alimentation

entre aussi pour une part très-considérable dans les
résultats que les médecins anglais obtiennent par l'hygiène, les stimulants aromatiques, certains mets tout
spéciaux à ce pays, telles que les confitures et les tartes
à la rhubarbe ; les pains bis, de son, de gruau ; les fruits
que nous y expédions et qu'on y consomme en si grande
quantité ; les prunes, les figues que l'on mange avec
du beurre à presque tous les repas ; la bière et le soda-
water en boissons, concourent également au résultat que
nous recherchons, et il nous arrive souvent d'ordonner
ici le même régime que 'nous 'avons vu réussir en Angleterre. Toutefois, il n'est pas toujours suffisant, et c'est
alors qu'il faut appeler à son aide les laxatifs, et parmi
ceux-ci, choisir les plus doux, en essayant la susceptibilité
intestinale, si différente pour chaque malade ; car ce
n'est que par l'étude attentive des habitudes que l'on parvient à obtenir la régularité journalière des selles.

On y aide par un verre d'eau froide pris le matin
à jeun, un verre d'eau de Birmenstorf ou de Vacqueiras,
en ayant soin de donner un demi-verre, un verre ou
un verre et demi, de manière à n'obtenir toujours qu'une
seule selle par jour ; par les Sedlitz-powders, dont les
Anglais font grand usage, mais qui provoquent, le
plus souvent, deux et trois selles pour une dose ; leur
effet est déjà bien voisin de celui des purgatifs, et il
faut éviter d'en faire un fréquent usage ; par la rhubarbe pilée, que le docteur Habershon, de Guy's Hospital, donne avec un peu de carbonate de soude aux
repas, et qui peut être dosée de manière à ne procurer
qu'une seule selle, le matin ou le soir ; ou encore avec
de l'extrait aqueux d'aloès que l'on mélange à un peu

de noix vomique ou de strychnine. Nous n'omettons jamais, pour notre part, d'associer la noix vomique et la strychnine aux laxatifs, employés pour combattre la paresse intestinale qui accompagne presque toujours la parésie vésicale, et il nous est arrivé de voir parfois la noix vomique seule produire le résultat désiré.

A London's Hospital, le docteur Ramskill ajoute à l'extrait aqueux d'aloès du savon médicinal et de l'antimoine, chez les pléthoriques, mais toujours en prenant soin de n'arriver à mener les malades qu'une fois par our. A King's College Hospital, le docteur Kelly paraît donner davantage la préférence au séné et au soufre ; la meilleure manière de prendre ce dernier, c'est de l'agiter dans une tasse de lait chaud, comme le conseille le docteur Nevins, de Liverpool.

A Midlessex Hospital, le docteur Robert Liveing combat la constipation des personnes âgées par des pilules d'aloès de 4 à 6 grains ; mais tous, sans exception, manifestent de l'éloignement pour les purgatifs violents et notamment pour les drastiques. Nous ne voyons guère, dans toute la pathologie urinaire, qu'une circonstance où ces derniers soient indiqués ; c'est, lorsqu'après une manœuvre opératoire dans la vessie ou dans l'urèthre une néphrite se déclarant et s'accompagnant d'anurie relative et de constipation opiniâtre, il y a indication formelle à vider complétement l'intestin et à congestionner les hémorrhoïdales inférieures par un drastique énergique ; on y réussit par des préparations de jalap, de scammonée que nous avons indiquées aux formules.

En France, comme nous l'avons dit, au chapitre de la médication hydriatique, on prescrit trop souvent les

eaux minérales purgatives telles que Pullna, Friedrichshall, Birmenstorf, etc., ou les limonades purgatives au
citrate de magnésie, souvent infidèles, et l'on se préoccupe
moins que chez nos voisins de l'hygiène et du régime.
Nous avons exprimé l'espoir de voir la consommation
des eaux allemandes diminuer et les nôtres prendre tout
à fait leur place, mais nous voudrions encore que l'on
revînt plus souvent à des laxatifs très-commodes et dont
on ne fait plus usage, parce que l'on oublie de plus en
plus de formuler.

Nous entendons les laxatifs, non pas comme Barbier
et Cullen qui appliquaient ce mot à des substances auxquelles ils prêtaient une action relâchante sur la surface
interne des intestins, par opposition aux purgatifs, qui
ont des effets irritants, mais nous rangeons, au contraire, sous cette désignation, comme on le faisait autrefois, toutes les substances qui mènent doucement, qui
n'ont pas, par conséquent, l'inconvénient de déterminer
de la constipation pendant les 36 ou 48 heures qui
suivent leur administration. Ce qu'il faut rechercher
par-dessus tout, c'est à se rapprocher des selles naturelles abondantes et régulières, en y aidant par des
laxatifs légers lorsque les moyens de l'hygiène sont in-
suffisants.

Nous ne suivrons pas les divisions établies dans les
matières médicales et les formulaires à propos de la
médication évacuante, et nous nous en tiendrons, placés
au point de vue spécial où nous sommes, à énumérer
les formules dont nous nous sommes servis et celles
qui ont été le plus souvent recommandées dans les maladies des voies urinaires.

## FORMULES

### Bouillon purgatif.

Sulfate de soude................. 42 gram.
Bouillon aux herbes.............. 250 —

F. dissoudre. Prendre en deux fois à une demi-heure
d'intervalle.

### Poudre toni-purgative (*H. d'Amer.*).

Sulfate de magnésie...........} aa  24 gram.
Quinquina.................. }

Mêlez, divisez en quatre paquets. En prendre un
toutes les deux heures.

En Angleterre et en Amérique, on associe presque toujours, et avec raison, les purgatifs soit à des toniques,
comme le quinquina ou le fer, soit à des excitants,
comme la cannelle, la menthe et le gingembre.

### Mixture de séné composé (*H. d'Angl.*).

Séné...................} aa  30 gram.
Menthe verte...........}
Eau bouillante .............. 1000 —

Infusez et ajoutez :

Sulfate de magnésie............. 190 —

M. Dose : 8 à 16 grammes.

### Poudre de rhubarbe composée (*H. d'Angl.*).

Rhubarbe..............} aa  4 gram.
Carbonate de potasse. ..}
Colombo ................. 8 —

M. Dose : 5 décigr. 5 à 1 gramme 10 centigr. deux
ou trois fois par jour.

### Eau purgative (*Bouchardat*).

Phosphate de soude . . . . . . . . . . . . . .      50 gram.
Eau chargée de cinq fois son volume
    d'acide carbonique . . . . . . . . . . . .      6,90  —

F. s. a.

Au lieu d'employer de l'eau chargée d'acide carbonique, M. Bouchardat ajoute à l'eau simple :

Acide citrique. . . . . . . . . . . . . . . . . . .      6 gram.
Bicarbonate de soude. . . . . . . . . . . . .      4  —

A prendre par verres jusqu'à effet laxatif.

Cette eau est moins désagréable que l'eau de Sedlitz et elle mène très-bien.

### Potion purgative au café.

Séné. . . . . . . . . . . . . . . . . . . . . . . . . .      5 gram.
Sulfate de soude . . . . . . . . . . . . .  . .  . . .     15  —
Sirop de nerprun. . . . . . . . . . . . . . . . .     30  —
Infusion de café. . . . . . . . . . . . . . . . .     15  —
Eau bouillante. . . . . . . . . . . . . . . . . .    140  —

F. s. a. A prendre en une fois le matin à jeun.

Le **tartrate de potasse et de soude, ou sel de Seignette**, se donne à la dose de 8 à 12 grammes dans un véhicule aqueux comme laxatif.

### Poudre (*Fordyce, H. d'Angl.*).

Tartrate de potasse et de soude. . . . . .      50 centigr.
Rhubarbe. . . . . . . . . .  . . . . . . . . . . .      30  —

Mêlez, pour un paquet.

### Boisson laxative.

Tartrate de potasse. . . . . . . . . . . . . .      15 gram.
Infusion de chicorée sauvage. . . . . . .    1000  —

F. dissoudre et ajoutez :

Miel blanc...................... q. s.

Mêlez. A prendre par verre dans les vingt-quatre heures.

La **magnésie calcinée**, qui est employée dans les aigreurs de l'estomac à la dose de 75 centigrammes à 1 gramme 25, purge légèrement à 3 et 4 grammes. Hoffman l'avait indiquée comme lithontriptique ; Brande et Horn ont plus récemment démontré expérimentalement que, prise à la dose de 75 centigrammes à 1 gramme par jour, la magnésie calcinée s'opposait à la formation de l'acide urique. Elle ne procure cet effet qu'en détruisant l'acidité des premières voies et surtout comme absorbant, et elle n'agit pas directement contre la diathèse urique.

Le **tartrate neutre de potasse** (*tartrate soluble*) s'administre seul à la dose de 15 grammes, comme purgatif ; c'est un léger cathartique qu'on associe aux purgatifs drastiques, et nous avons l'habitude de le prescrire à la dose de 6 à 8 grammes par jour, dans un véhicule aqueux abondant, pour obtenir tout à la fois une action diurétique et une augmentation des produits séro-muqueux de l'intestin.

**Eau laxative** (*Schützenberger*).

| | | |
|---|---|---|
| Feuilles de séné............ ..⎱ aa | 15 gram. |
| Raisins de Corinthe............⎰ | |
| Racines de polypode.............. | 1 gram. |
| Semences de coriandre............ | 50 — |
| Bitartrate de potasse ......... .... | 2 — |

Infusez dans l'eau bouillante :

Pour colature .................... 100 —
F. dissoudre manne............... 30 —

**Poudre gazogène laxative; Sedlitz powder's**
(*Cod. fr.*).

Bicarbonate sodique pulvérisé ......... 2 gram.
Tartrate de potasse et de soude pulv..... 6 —

F. un paquet bleu :

Acide tartrique pulv................. 2 —

F. un paquet blanc.

F. dissoudre d'abord le paquet de bicarbonate sodique et le tartrate de potasse et de soude, ajoutez l'acide tartrique dans un demi-verre d'eau au moment de faire avaler le mélange au malade.

Purgatif léger excellent, dont les Anglais usent fréquemment en voyage. Nous l'avons très-souvent indiqué, et en recommandant de n'y recourir qu'aux moments opportuns, nous avons réussi chez beaucoup de malades à régulariser les fonctions de l'intestin.

**Potion saline purgative** (*H. de la Mat.*).

Tartrate de potasse et de soude....... 12 gram.
Émétique..................... 1 centig.
Eau de fleur d'oranger............. 8 gram.
Sirop de miel....... ............ 32 —
Eau.. .. .................... 64 —

M. par cuillerées à des intervalles variables, comme axatif.

### Limonade tartro-boratée (Walm.).

| | |
|---|---|
| Crème de tartre soluble............ | 15 gram. |
| Limonade citrique.............. | 300 — |

F. dissoudre.

Préparation agréable qui purge doucement.

### Électuaire de soufre composé (H. d'Angl.).

| | |
|---|---|
| Crème de tartre................... | 15 gram. |
| Fleurs de soufre.................. | 30 — |
| Thériaque....................... | 90 — |

Mêlez. Dose : une cuillerée à café, une ou deux fois par jour.

La fleur de soufre, prise isolément comme purgatif, se donne à la dose de 10 à 15 grammes dans une tasse de lait.

### Limonade à la crème de tartre (F. H. P.).

| | |
|---|---|
| Crème de tartre soluble.......... | 16 gram. |
| Eau bouillante................. | 1000 — |

F. dissoudre.

A prendre, dans la journée, comme laxatif tempérant.

### Poudre d'élatérium composée (Bright).

| | |
|---|---|
| Élatérium................ ...... | 2 décigr. |
| Tartrate de potasse............... | 5 gram. |
| Gingembre .... ................. | 1 — |

Div. en douze paquets. En prendre 1 tous les quarts d'heure, jusqu'à effet laxatif.

### Infusion de séné composée.

| | |
|---|---|
| Feuilles de séné...... ............ | 15 gram. |
| — de chicorée.... ........... | 10 — |
| Semences d'anis................... | 4 — |
| Sulfate de soude................. | 20 — |
| Citron....... ................. | n° 1 |
| Eau bouillante................... | 1 litre. |

Coupez le citron par tranches, ajoutez les feuilles de
séné et de chicorée et les semences d'anis; faites infuser pendant deux heures, passez, exprimez légèrement
et ajoutez le sulfate de soude.

### Infusion de séné (*H. d'Angleterre*).

| | |
|---|---|
| Séné......... .............. | 30 gram. |
| Gingembre.................... | 4 — |
| Eau bouillante ................. | 500 — |

F. infuser à vase clos pendant une heure, et passez.
Dose : 32 à 74 grammes.

### Sirop de manne et de séné (*Ph. Lond.*).

| | |
|---|---|
| Séné......................... | 75 gram. |
| Semences de fenouil.............. | 40 — |
| Eau bouillante.................. | q. s. |

Pour obtenir 300 grammes d'infusé.

### Potion émulsive (*H. de Paris*).

| | |
|---|---|
| Manne en larmes................. | 60 gram. |
| Amandes douces................. | 15 — |
| Sirop de fleurs de pêcher.......... | 30 — |
| Eau de fleur d'oranger............ | 15 — |
| Infusion de réglisse.............. | 125 — |

Mêlez. A prendre, par cuillerées, tous les quarts
d'heure. C'est une préparation très-commode à administrer.

**Bouillon de veau avec le tamarin** (*H. de Paris*).

| | |
|---|---|
| Pulpe de tamarin............... | 64 gram. |
| Bouillon de veau............... | 1000 — |

### Poudre de rhubarbe et de magnésie.

| | |
|---|---|
| Rhubarbe ...................... | 4 gram. |
| Magnésie...................... | 8 — |

Dose : 5 décigr. à 1 gramme 30.

Ces poudres, dont on fait usage chez les sujets anémiés, qui présentent presque toujours de la constipation, peuvent être remplacées toutes les fois qu'il y a des accidents nerveux hystériformes par les pilules suivantes :

| | |
|---|---|
| Noix vomique.................. | 5 centigr. |
| Extrait d'aloès................ | 5 — |
| Asa fœtida.................... | q. s. |

F. s. a. une pilule. En prendre 1, 2 ou 3 par jour.

### Pilules purgatives calmantes (*Ramskill*).

| | |
|---|---|
| Belladone...................... | 1 centigr. |
| Rhubarbe...................... | 5 — |
| Sulfate de quinine............. | 5 — |

F. s. a. une pilule. En prendre 2 ou 3 par jour.

Elles sont recommandées par le docteur Ramskill, chez les personnes pâles et grasses dont les chairs manquent de fermeté et dont le ventre est mal soutenu.

### Poudre de rhubarbe et de carbonate de soude
(*Docteur Kelly*).

| | |
|---|---|
| Rhubarbe . ................... | } aa PE. |
| Carbonate de soude ........... | |

### Poudre de rhubarbe et de calomel.

Rhubarbe........................  125 gram.
Calomel.......................... } aa   4 —
Gingembre ....................  )

M. Dose : 5 décigr. 5 à 1 gramme 30.

### Mixture saline ferrugineuse (*H. d'Angl.*).

Sulfate de magnésie ......... }  aa   20 gram.
    — de soude........... )
    — de fer................  1 décigr.
Eau bouillante.................  1000 gram.

M. Dose : 125 à 250 grammes deux fois par jour.

Excellente préparation, qui se rapproche beaucoup de certaines eaux minérales naturelles ferrugineuses, purgatives.

### Poudre de rhubarbe ferrugineuse (*Sachs*).

Limaille de fer porphyrisée. ..... ¡  aa   4 gram.
Poudre de rhubarbe........... ¡
Sucre blanc.. ...................  8 —

M. F. une poudre divisée en 12 prises. Dose : 1 prise par jour, et successivement 3 ou 4.

### Pilules laxatives fébrifuges.

Sulfate de quinine........... ....  5 centigr.
Rhubarbe.......................  15 —

A prendre à des heures indifférentes dans la journée, en laissant toutefois un intervalle d'une heure et demie à deux heures après le repas.

### Poudre toni-purgative.

Extrait de noix vomique........... 1 centigr.
Aloès ......................... 20 —
Fer........................ ..... 25 —

### Pilules de belladone et de rhubarbe.

Extrait de belladone................... 0,50
Extrait de rhubarbe......... ......... 0,50
Guimauve pulvérisée................. q. s.

Pour 20 pilules.

Une pilule trois heures avant le repas du soir. Contre
l constipation habituelle.

### Infusion de rhubarbe (*Hôtel-Dieu*).

Rhubarbe concassée............. 32 gram.
Eau bouillante................. 1000 —

F. infuser et passez. Dose : une petite tasse de temps
à autre.

Tonique et légèrement purgative.

### Potion avec la rhubarbe et la manne (*H. Milit.*).

Rhubarbe..................... 2 gram.
Eau........................... 15 —

F. bouillir quelques minutes ; passez et ajoutez :

Manne........................ 60 gram.

Mêlez. Dose à prendre en plusieurs fois.

### Potion (*Hôp. de la Charité*).

Huile de ricin............... } aa 60 gram.
Sirop de nerprun............. }
Eau de menthe........... ... .... 30 —

Mêlez. A prendre en deux ou trois fois.

### Potion laxative (*Hôtel-Dieu*).

| | |
|---|---|
| Huile de ricin | 25 gram. |
| Oxymel scillitique | 15 — |
| Sirop de nerprun | 35 — |

Mêlez. A prendre en une seule fois.

### Poudre d'élatérine (*Bright*).

| | |
|---|---|
| Élatérine (feuille d'élatérium) | 1 décigr. |
| Crème de tartre | 20 gram. |

Pulvérisez, mêlez, faites trente paquets. Dose : 1 paquet toutes les deux ou trois heures pour obtenir une purgation continue sans coliques.

Néphrite albumineuse.

### Pilules purgatives (*Debreynes*).

| | | |
|---|---|---|
| Scammonée | } | aa 5 centigr. |
| Aloès pulvérisé | } | |
| Sirop de nerprun | | q. s. |

F. s. a. Une pilule. Dose : 3 à 6 pilules par jour, en deux ou trois fois.

### Pilules purgatives (*Trousseau et Blondeau*).

| | | |
|---|---|---|
| Podophylline | | 2 centigr. |
| Extrait de belladone | } | aa 1 — |
| Racine de belladone pulvérisée | } | |

Pour une pilule. Dose : 1 à 2 pilules par jour. Purgatif très-efficace.

# CHAPITRE X

## LAVEMENTS

Comme nous l'avons fait pour les injections vésicales, nous rassemblons dans un même chapitre toutes les injections rectales. En les pratiquant, on se propose toujours ou de vider l'intestin, et nous commençons par les lavements destinés à cet effet, pour les rapprocher des laxatifs; ou l'on est réduit à faire pénétrer par cette voie les substances qui ne sont pas tolérées par l'estomac ou la vessie; tels sont, par exemple, le copahu, le cubèbe, le sulfate de quinine, etc.; ou enfin l'on cherche à produire une révulsion dérivative ou à calmer, par une action de voisinage, les douleurs de la vessie ou de l'urèthre.

Nous citerons donc les lavements laxatifs, balsamiques excitants, antispasmodiques et calmants.

### Adoucissant (H. de la Mat.).

| | |
|---|---|
| Casse | 65 gram. |
| Eau | 300 — |

F. bouillir et passez.

### Émollient (F. H. P.).

| | |
|---|---|
| Lavement émollient | n° 1 |
| Miel de mercuriale | 60 gram. |

On peut remplacer le miel mercurial par du gros miel ou de la mélasse.

C'est le lavement que nous prescrivons avant l'opération de la taille.

### Au séné (*Hôtel-Dieu*).

| | |
|---|---|
| Espèces émollientes.............. | 64 gram. |
| Séné........................ | 2 — |
| Eau ..................... .... | 1000 — |

F. bouillir ; passez et ajoutez.

| | |
|---|---|
| Sulfate de soude................ | 8 gram. |

Mêlez.

Dans le catarrhe vésical avec constipation.

### Autre.

| | |
|---|---|
| Feuilles de séné... ............. | 10 gram. |
| Sulfate de soude.................. | 5 — |
| Eau bouillante .................. | q. s. |

F. s. a.

En élevant la quantité de sulfate de soude on a le lavement purgatif du Codex.

### Au savon (*H. d'Italie*).

| | |
|---|---|
| Savon médicinal................ | 45 gram. |
| Miel.................... ..... | 25 — |
| Décoction d'orge................ | 200 — |

Faites dissoudre. Dose pour un lavement.

### A l'aloès (*Aran*).

| | | |
|---|---|---|
| Alcès du Cap................. | | |
| Savon médicinal.... .......... | aa | 2 à 10 gram. |
| Eau bouillante.. ......... ....... | | 100 — |

Mêlez.

Catarrhes utérin et vésical.

### Huileux (F. H. P.).

```
Lavement émollient...............  n. 1
Huile blanche...........  ......  65 gram.
```

Mêlez.

### Oxymellé.

```
Oxymel simple.......  .........  125 gram,
Eau.........................  500  —
```

M.; on l'emploie comme tempérant et légèrement laxatif.

### Savonneux.

```
Eau savonneuse,.....................  q. s.
```

Cette eau doit être poussée, aussi loin que possible, dans le gros intestin, soit au moyen d'une sonde de gomme ou d'une sonde de caoutchouc vulcanisé, dans laquelle on place comme mandrin, une baleine ou une très-petite bougie de plomb, qui permet de porter l'injection anale à 30 ou 40 centimètres de profondeur.

Dans un cas de fistule entéro-vésicale, nous avons réussi à rétablir le cours naturel des matières fécales, suspendu depuis plus de deux mois et détourné dans la vessie, en faisant alterner des irrigations continues de décoction de guimauve, auxquelles on ajoutait une cuillerée de gros miel par demi-litre de véhicule, avec des irrigations d'eau savonneuse.

Dans un certain nombre de cas où les balsamiques, malgré leur association à la noix vomique ou aux alcalins, ne peuvent être introduits par la bouche, et non plus en injections, et où cependant leur indication est formelle, on les prescrit en lavements. Mais on ne doit jamais oublier que l'action de ces médicaments est toujours plus efficace lorsqu'ils sont introduits dans l'estomac et que leur résine peut ainsi traverser le rein et modifier l'urine.

### Térébenthiné (*Hôtel-Dieu*).

| | |
|---|---|
| Essence de térébenthine........... | 30 gram. |
| Jaune d'œuf .................... | n° 1 |
| Décoction de pavots............ .... | 250 — |

Mêlez.

Catarrhe vésical et dans quelques cas de spermatorrhée produits par des ascarides vermiculaires.

### Autre.

| | |
|---|---|
| Térébenthine.................... | 4 gram. |
| Jaune d'œuf........ ....... .... | n° 1 |

Broyez et ajoutez :

| | |
|---|---|
| Thériaque .................. ..... | 16 gram. |

Délayez le tout dans :

| | |
|---|---|
| Lait chaud....... .............. | 125 gram. |

### Au copahu (*Ricord*).

| | |
|---|---|
| Copahu...................... | 25 gram. |
| Jaune d'œuf.................. | n° 1 |
| Extrait gommeux d'opium........ | 5 centigr. |
| Eau......................... | 200 gram. |

### Autre (*Velpeau*).

| | |
|---|---|
| Copahu...................... | 15 gram. |

Mêlez avec :

> Jaune d'œuf.................... n° 1

Ajoutez peu à peu :

> Décoction de guimauve............ 300 gram.
> Laudanum de Sydenham.......... 1 —

Augmenter successivement la dose du copahu.

### Autre (*H. de la Pitié*).

> Baume de copahu................ 16 gram.

Délayez dans un jaune d'œuf et ajoutez :

> Copahu....................... 2 décigr.
> Extrait aqueux d'opium........... 5 centigr.
> Eau de gomme....  .............. 125 gram.

M.; écoulements blennorrhagiques aigus ou chroniques.

*Nota.* — Ce lavement doit être gardé; il convient d'administrer préalablement 1 ou 2 lavements simples.

### Au cubèbe (*H. de la Pitié*).

> Poudre de cubèbe......  .. ...... 24 gram.
> Décoction de guimauve.  .......... 192 —

M.; pour un lavement.

Indiqué dans les envies fréquentes d'uriner et les cystites aiguës, dans les mêmes circonstances où se prescrit le cubèbe à doses fractionnées.

### Autre (*Velpeau*).

> Cubèbe en poudre................ 25 gram.

Délayez dans :

Décoction de graine de lin............... 300 —

Ou mieux :

Saccharure de cubèbe............... 15 gram.
Eau de guimauve ou de graine de lin.. 300 —

### Autre (*Clarck*).

Copahu....................... 2 gram.
Huile d'olive.................... 56 —
Jaunes d'œufs................ 1, 2, 3
Décoction de pavots...... ........ 280 —
Teinture d'opium (anglaise)..... ... 3,60 —

Mêlez.

Recommandé dans le catarrhe vésical.

### A l'Eucalyptus (*E. Delpech*).

Eau distillée d'Eucalyptus.......... 300 gram.
Extrait alcoolique d'Eucalyptus...... 4 —

### Autre.

Eau distillée d'Eucalyptus.......... 300 gram.
Essence pure d'Eucalyptus.......... 5 —
Jaune d'œuf................. ... n° 1.

### Au camphre.

Infusion de valériane.... .. .......... 200,0
Camphre....................... 0,5
Asa fœtida..................... 1,0
Jaune d'œuf..................... n° 1

On mélange l'asa fœtida avec le camphre, on ajoute le jaune d'œuf, puis on fait infuser.

Contre les spasmes douloureux de la vessie.

### A l'asa fœtida.

Asa fœtida......... ..................   5,0
Jaune d'œuf.........................   nº 1
Décocté de guimauve................   250,8

Contracture du sphincter externe.

### Fétide (H. d'Angl.).

Asa fœtida.....................   8 gram.
Décoction d'avoine...............   320 —

M. en triturant.

Dans les névroses qui se compliquent d'algies vésicales et les affections nerveuses hystériformes.

### Au musc.

Musc .............................   1,0
Jaune d'œuf.......................   nº 1/2
Décocté de graine de lin..............   250,0

En ajoutant à ce lavement de 5 décigr. à 2 grammes de camphre, on a le lavement musqué camphré.

Excellent dans tous les états névralgiques du col vésical et du sphincter externe.

### Au sulfate de quinine.

Sulfate de quinine.................   1 gram.
Décoction de pavot...............   150 —

Ajoutez acide sulfurique alcoolisé, quelques gouttes pour dissoudre le sulfate.

Ce lavement est à conserver le plus longtemps possible.

## A la belladone.

Feuilles sèches de belladone....... 65 centigr.
Eau bouillante ................. 190 gram.

Faites infuser.

Conseillé pour combattre certaines contractions spasmodiques auxquelles on attribue la difficulté du cathétérisme.

Ce lavement ne donne véritablement de bons résultats que dans la cystalgie et les spasmes de la vessie.

## Huileux morphiné.

Huile d'olive................. 60 à 80 gram.
Chlorhydrate de morphine....... 1 centigr.

Mêlez.

Nous remplaçons quelquefois les suppositoires par ce lavement, qui a l'avantage d'être facilement et rapidement préparé, tandis que les suppositoires exigent une manipulation plus longue, et que tous les pharmaciens n'exécutent pas également bien.

Il s'ordonne contre la strangurie et contre toutes les douleurs vésicales que l'on combat par des préparations opiacées.

## Autre.

Eau de lin.................... 200 gram.
Chlorhydrate de morphine..... 1 jusqu'à 2 centigr.

Mêlez.

## Autre glycériné.

Eau ....................... 100 gram.
Glycérine ................. 100 —
Chlorhydrate de morphine .......... 1 centigr.

Mêlez.

## Émollient.

Décoction de têtes de pavot........ ⎫
    —     de guimauve ........... ⎬ aa 120 gram.

Mêlez.

Pour un lavement à conserver.

### Au bromure d'ammonium.

Eau............................ 125 gram.
Bromure d'ammonium............ 1,50 centigr.

Mêlez.

Pour un demi-quart de lavement.

Indiqué dans tous les états douloureux de la vessie qui accompagnent les catarrhes vésicaux, surtout chez les vieillards qui font constamment usage de la sonde.

### Au chloral.

Chloral hydraté................. 2 à 5 gram.
Eau .......... ................. 200 —

Mêlez.

Pour un lavement qui devra être gardé.

### Antispasmodique (*Righini*).

Camomille...................... 10,0
Pavot ......................... 10,0
Semences de jusquiame ............. 2,0
Eau............................ 250,0

Mêlez.

### A l'eau de lin.

Lin,................... ........ 10 gram.

Faites bouillir dans une quantité d'eau suffisante pour obtenir un demi-litre de produit, et passez.

### Laudanisé anodin.

| | |
|---|---|
| Eau de lin ou eau de guimauve..... | 80 gram. |
| Laudanum de Sydenham........... | 5 à 25 gouttes et plus. |

Contre toutes les douleurs vésicales; dans l'hématurie et particulièrement dans celle qui est causée par un calcul, après une séance de lithotritie ou une exploration vésicale, pour calmer les épreintes qui succèdent aux manœuvres opératoires.

### Opiacé camphré.

| | |
|---|---|
| Camphre...................... | 5 décigr. |
| Extrait d'opium................ | 3 cent. |
| Jaune d'œuf................... | n° 1 |
| Eau.......................... | 200 gram. |

Usité pour combattre les érections, ce lavement est moins un anaphrodisiaque qu'un calmant.

### Au camphre (*H. de la Mat.*).

| | |
|---|---|
| Camphre...................... | 8 gram. |
| Jaune d'œuf.................. | n° 1 |
| Décoction de guimauve........... | 1000 — |

Mêlez.

Fièvre adynamique, douleurs névralgiques.

### Au valérianate de quinine.

| | |
|---|---|
| Valérianate de quinine ........ .... | 5 décigr. |
| Eau. ....................... | 200 — |

F. s. a.

### Rafraîchissant.

Nitre ........ ..... .......... 4 à 12 gram.
Décoction de gruau............. 230 —

Faites dissoudre et ajoutez.

Oxymel simple......... ... ....... 64 gram.

Mêlez.
Pour une dose.

### Diurétique.

Digitale............... ...... } aa 0,75
Scille ................... }
Eau......................... 400,0

Faites bouillir 10 minutes, passez et ajoutez :

Laudanum de Rousseau ........... 6 gouttes,

### A la cire.

Cire jaune..................... 25 gram.
Savon de soude................ 5 —
Eau......... ................ 60 —

Faites chauffer sur un feu doux, versez dans un mortier, et ajoutez-y, par trituration :

Sirop de sucre................. 60 gram.
Décoction de guimauve... .. ..... 500 —

F. s. a.

### Astringent (*Bretonneau* et *Trousseau*).

Extrait de ratanhia.............. 6 gram.
Alcool...................... q. s. p. le ramollir.
Eau. .......... ............. 125 gram.

Le malade doit garder ce lavement, mais on doit lui

administrer préalablement un lavement émollient. Trousseau le considère comme un véritable spécifique contre les fissures à l'anus, qui déterminent si souvent de l'uréthralgie. On administre aussi parfois ce même lavement, dans certaines rectorrhées qui accompagnent l'hypertrophie prostatique.

### Chloruré (*Hôtel-Dieu*).

Chlorure de soude liquide à 18°..... 24 gouttes.
Décoction de guimauve...... .... 500 gram.

Mêlez.

L'hypochlorite de potasse ou eau de Javelle jouit des mêmes propriétés, et peut remplacer le précédent.

### Au seigle ergoté (*Foy*).

Seigle ergoté pulvérisé........... 4 à 8 gram.
Eau bouillante................. 375 —

Mêlez.

On peut remplacer le seigle ergoté par l'extrait aqueux ou ergotine de Bonjean, à la dose de 1, 2, 3, 4 grammes et plus.

Dans l'hématurie avec atonie vésicale.

---

Une remarque qui s'applique à tous les lavements médicamenteux trouve ici sa place; c'est qu'il faut toujours faire précéder leur administration d'un lavement simple, destiné à vider l'intestin, si l'on veut être assuré de leur efficacité.

---

# CHAPITRE XI

--- -

### CYLINDRES VAGINAUX

Voici les suppositoires que nous avons essayés, et ceux dont on se sert le plus généralement.

La formule de celui que nous appliquons le plus souvent est la suivante :

| | |
|---|---|
| Chlorhydrate de morphine.......... | 2 milligr. |
| Poudre de datura stramonium........ | 4 centigr. |
| Beurre de cacao.... ............. | q. s. |

Ce suppositoire était très-souvent employé par Delcroix.

Nous en avons obtenu les meilleurs résultats, dans la cystite chronique, contre les douleurs qui l'accompagnent ordinairement, surtout aux moindres exacerbations aiguës. Nous le prescrivons également dans l'affection calculeuse, soit avant l'opération, soit après, lorsque la vessie est encore irritable et enflammée par les manœuvres de la lithotritie. La proportion de morphine peut être portée à 3, 4, 5 milligr. et plus. Malheureusement le beurre de cacao n'est pas toujours employé à l'état de pureté, et de plus, quelquefois on ajoute, pour hâter la solidification, un peu de stéarine qui a le grand inconvénient de rendre les suppositoires très-durs et peu fon-

dants. Il nous est arrivé de voir un officier, auquel nous
avions prescrit un suppositoire de cette formule, le rendre
à peine diminué 36 heures après son introduction. On
comprend ce que la présence d'un corps étranger dans
le rectum peut avoir de fâcheux, indépendamment de
l'absence de toute action médicamenteuse.

Un certain nombre de malades supportent malaisément les suppositoires, et nous leur faisons alors prendre
des lavements composés d'eau de lin et de glycérine
avec addition de morphine, de décoction de pavot et de
guimauve (voy. chap. X).

L'iodure de potassium, qu'on administre à l'intérieur
contre l'engorgement de la prostate et qui réussit dans
quelques cas, a été essayé localement sous forme de
pommades, dans ces mêmes hypertrophies, on a pensé
également à le porter sur la prostate par l'urèthre, mais
on a dû bien vite renoncer à cette voie et c'est par le
rectum qu'il est le plus souvent introduit et avec le plus
de chances de succès.

On fait un suppositoire composé de :

| | |
|---|---|
| Chlorhydrate de morphine | 2 milligr. |
| Iodure de potassium | 2 centigr. |
| Beurre de cacao. | q. s. |

M., et F. s. a.

Il est très-rare que l'usage puisse en être journalier, car
on provoque une inflammation rectale qui oblige vite à en
suspendre l'emploi ; dans la plupart des observations, au
nombre de vingt, que nous avons recueillies, on ne pouvait
introduire les suppositoires iodurés que de deux jours l'un
et donner des lavements émollients les jours intercalaires ;

il est parfois difficile de savoir nettement si l'on a obtenu un résultat bien notable, quoique l'on prenne soin de faire, comme l'a recommandé Tripier, l'exploration rectale avec le doigt tous les sept ou huit jours, et de tracer ensuite sur le papier les mesures approximatives fournies par cet examen. Ce sont seulement, comme on pouvait le prévoir *à priori*, les hypertrophies glandulaires qui ont paru se modifier sous l'influence des applications iodurées ; dans quelques cas même le mouvement atrophique a été assez prononcé pour être tout à fait concluant ; mais dans les déformations prostatiques, exclusivement fibreuses et musculaires, il nous a paru que l'iodure de potassium était un irritant mal supporté, à l'emploi duquel nous avons dû renoncer.

Tous les chirurgiens qui ont pratiqué souvent le toucher rectal, distinguent assez nettement ces deux sortes d'hypertrophies que constate l'anatomie pathologique.

### A l'iodoforme (*Ch. Maître*).

Beurre de cacao. . . . . . . . . . . . . . . . . 5 gram.
Iodoforme. . . . . . . . . . . . . . . . . . . . . . 4 décigr.

F. fondre pour un suppositoire calmant.

M. Demarquay porte la dose de l'iodoforme à 1 gramme, dans le suppositoire vaginal ou rectal contre les douleurs du cancer utérin.

Nous avons eu l'occasion d'employer dans 4 cas les suppositoires à l'iodoforme contre les douleurs rectales qui accompagnent certaines hypertrophies considérables de la prostate, et nous n'avons obtenu qu'un effet insignifiant. Il faut reconnaître que, comme il s'agit là d'une compression exercée par un organe qui a 8 ou 10 fois son volume primitif, la plupart des moyens sont impuissants à calmer les douleurs qu'elle provoque ; mais les suppositoires à l'iodoforme nous ont paru réussir particulièrement chez les sujets atteints d'ulcérations de la portion prostatique de l'urèthre, et chez lesquels la douleur qui accompagne la miction et qui lui succède est parfois si vive.

### Autre (*Moretin*).

Beurre de cacao.................. 30 gram.
Iodoforme............ ........... 1,20

F. fondre le beurre de cacao au bain-marie, ajoutez ensuite l'iodoforme.

Ce suppositoire se prescrit dans les engorgements douloureux de la prostate, les hémorrhoïdes indurées, les ulcérations syphilitiques.

### Porte-remède Reynal.

La substance emplastique qui forme les suppositoires Reynal est, comme celle des bougies, un composé de gomme, de glycérine et de gélatine, auquel on incorpore de la belladone, de l'opium, de l'atropine, du bichlorure de mercure, de l'iodure de potassium, de l'iodoforme, etc.

Les suppositoires porte-remède Reynal sont rectaux ou vaginaux, et ils ont, au même degré que les bougies, l'avantage de fondre en un temps qui varie de trois quarts d'heure à une heure et demie ; ils n'offrent pas, comme la plupart des suppositoires au beurre de cacao, l'inconvénient de graisser et de fondre par la grande chaleur, et d'être extrêmement durs à basse température.

Les suppositoires porte-remède Reynal se trempent quelques secondes dans l'eau, avant l'introduction.

Extrait d'opium... .... .....    0,03 centigr.

Pour un suppositoire.

Extrait de belladone............    0,03    —

Pour un suppositoire.

Extrait de ratanhia ...........    0,05    —

Pour un suppositoire.

Bichlorure de mercure.........    0,004 milligr.

Pour un suppositoire.

Chlorhydrate de morphine de 0,005 à    1 centigr.

On peut incorporer de même de l'acétate de plomb, de l'extrait thébaïque, etc.

Les suppositoires vaginaux ou cylindres vaginaux porte-remède sont d'un excellent effet pour calmer les douleurs de la cystite chez la femme, soit que cette inflammation précède ou suive l'époque des règles, soit qu'elle accompagne l'antéflexion et l'antéversion utérine ; c'est à la morphine et à la belladone que nous avons donné la préférence, et lorsqu'un écoulement vaginal se joint à la maladie précédente, on prescrit un suppositoire à la ratanhia ou au sulfate de zinc.

Les suppositoires rectaux à la ratanhia nous ont donné de bons résultats dans les fissures anales.

### Cylindres vaginaux au beurre de cacao et à la glycérine (*Moussous*).

Coulez dans un moule spécial, d'étain, un cône creux en beurre de cacao de 7 centimètres de longueur, de 2 centimètres de diamètre ; la cavité intérieure a 12 millimètres de diamètre et les parois ont 4 millimètres d'épaisseur. C'est comme un gros étui en beurre de cacao.

Versez dans la cavité des solutions de divers médicaments dans la glycérine ; par exemple :

| | |
|---|---|
| Glycérine............................ | 10 |
| Tannin.............................. | 4 |

Ou bien :

| | |
|---|---|
| Glycérine............................ | 10,00 |
| Morphine............................ | 0,05 |

etc., selon les indications à remplir.

Ensuite, bouchez l'orifice libre du suppositoire, en coulant sur la glycérine une quantité suffisante de beurre de cacao fondu. En raison de la différence de densité, celui-ci ne se mêlant point à la glycérine forme, en se figeant, une sorte de bouchon hermétique.

Vous obtenez ainsi un suppositoire dont les parois en beurre de cacao, suffisamment résistantes pour l'introduction dans le vagin, contiennent un glycérolé quelconque.

Peu après l'introduction, la chaleur animale fait entrer les parois en fusion ; mais le bouchon, plus massif, obture le vagin, qui reste baigné par le glycérolé médicamenteux.

On fait aussi des capsules closes moulées en beurre de cacao, du volume et de la forme d'une olive et remplies de médicaments variés selon les indications, et qu'on introduit dans le vagin ou dans l'anus. Ces capsules se rapprochent des suppositoires.

### Cylindres vaginaux (*Goudriot*).

| | |
|---|---|
| Chlorure de zinc liquide à 36° B°..... | 5 goutt. |
| Sulfate de morphine................ | 25 milligr. |
| Mucilage de gomme adragant......... | 6 gram. |
| Sucre pulvérisé ................... | 3 — |
| Amidon................. ......... | 9 — |

M.; pour faire une pâte que vous moulerez en forme d'un ovoïde aplati, creux, de 3 centimètres de long sur 2 de large, dont les parois auront environ 2 millimètres d'épaisseur ; faites sécher.

Introduisez un suppositoire matin et soir au delà de l'anneau vulvaire ; retenez-le au moyen d'une bande rattachée en avant et en arrière à une ceinture.

Les sécrétions vaginales déterminent la fusion du suppositoire, dont les principes actifs se trouvent en contact permanent avec la muqueuse.

### Autres (*Paillasson*).

Ils sont composés, comme les injections isolantes du même auteur, dont nous avons parlé chapitre IV, d'un glycérolé d'amidon dans lequel on introduit les médicaments ; mais ce glycérolé, au lieu d'être contenu dans un petit appareil, comme la vessie à couleur des peintres, est renfermé dans une baudruche, sorte de condom qui se déchire lorsqu'on l'a introduit dans le vagin ;

malheureusement, le glycérolé s'écoule aussitôt que les cuisses sont rapprochées, et ces suppositoires sont sans aucune action.

### Suppositoire à l'aloès.

Aloès........................... 1 gram.
Muriate de soude.................. 1 —

Pulvérisez ensemble, incorporez dans miel commun q. s. F. cuire et coulez en supp. dans un moule conique en papier; laissez refroidir.

### Autre (*Codex Fr.*).

Aloès pulvérisé.................. 5 décigr.
Beurre de cacao ................. 5 gram.

F. fondre le beurre de cacao; lorsqu'il sera à demi refroidi, incorporez l'aloès par trituration; coulez dans le moule.

Propre surtout à rappeler les flux hémorroïdaux, comme le font tous les purgatifs qui congestionnent les veines hémorroïdales par leur action élective sur la portion inférieure extrême du gros intestin.

### Laxatif (*H. d'Italie*).

Savon médicinal .................. 64 gram.
Sel de cuisine.................... 32 —
Miel épaissi.................. . q. s.

M.; F. un cône de grosseur convenable qu'on introduit dans l'anus.

### A la belladone.

Beurre de cacao.................... 4
Extrait de belladone... ............. 1

F. s. a. un suppositoire.

Il est de beaucoup le plus souvent prescrit, mais nous l'avons vu bien souvent infidèle, et, dans d'autres cas, l'atropisme qu'il déterminait fréquemment nous font préférer les suppositoires à la morphine et au datura stramonium.

### Calmant (*Hôp. d'Amérique*).

| | |
|---|---|
| Opium... | 1 décigr. |
| Savon médicinal... | 4 gram. |

M. intimement.

### Autre (*Richard*).

| | |
|---|---|
| Beurre de cacao | 8 gram. |
| Extrait d'opium | de 10 à 20 centigr. |
| Extrait de stramonium | de 10 à 20 — |

Pour deux suppositoires.

Introduisez un de ces suppositoires dans le rectum, au moment du coucher, pour calmer les douleurs provoquées par les hémorrhoïdes.

### Au sulfate d'atropine (*J. J. Cazenave*).

| | |
|---|---|
| Beurre de cacao | q. s. |
| Sulfate d'atropine | 1 milligr. |

Pour un suppositoire.

Pendant dix jours, on introduit tous les soirs, au moment du coucher, ce suppositoire. On augmente la dose du sulfate d'atropine d'un demi-milligramme par suppositoire, et l'on recommence l'introduction pendant dix autres jours, et ainsi de suite en augmentant encore la dose d'un demi-milligramme par période de dix jours.

On peut cependant, ayant commencé par la faible dose d'un milligramme par suppositoire, ne pas attendre la période de 10 jours et augmenter chaque jour d'un demi-milligramme, car les narcotiques agissent immédiatement et non pas à long terme.

Très-bonne préparation que nous avons également introduite dans le vagin contre les cystalgies chez la femme, cystalgies si rebelles, et qui s'accompagnent parfois de troubles nerveux hystériformes.

### Émollient.

Beurre de cacao..................⎫
Cérat solide..........................⎬ aa  p. e.

M. faites une masse conique.

Nota. — On fait souvent des suppositoires avec le beurre de cacao seul.

Lorsque le beurre de cacao est très-pur, son introduction est favorable dans tous les cas où les selles franchissent péniblement les sphincters; il en est de même contre l'irritation péri-anale et intra-rectale qui détermine des douleurs vives dans la miction par la contracture des muscles extrinsèques de la portion membraneuse de l'urèthre.

### A l'Eucalyptus (*E. Delpech.*)

Beurre de cacao....................  30 gram.
Poudre de feuilles d'Eucalyptus.......   1   —

F. s. a. 6 suppositoires.
Antispasmodiques.

MALLEZ ET DELPECH.                              24

### Autre.

| | |
|---|---|
| Beurre de cacao.................. | 30 gram. |
| Essence pure d'Eucalyptus.......... | 2   — |

F. s. a. 6 suppositoires.

### Autre.

| | |
|---|---|
| Beurre de cacao.................. | 30 gram. |
| Extrait alcoolique d'Eucalyptus....... | 4   — |
| Essence pure d'Eucalyptus.......... | 12 gouttes. |

F. s. a. 6 suppositoires.

### Au copahu (*Colombat.*)

| | |
|---|---|
| Copahu solidifié ............... } aa  5 gram. | |
| Beurre de cacao................. } | |
| Extrait d'opium ................. | 2 centigr. |

Pour un suppositoire, contre les blennorrhées et les leucorrhées chroniques.

Dans les quelques cas où il nous a été donné d'employer cette formule, elle nous a paru surtout indiquée lorsque l'écoulement blennorrhagique prend son point de départ dans une folliculite prostatique.

### Au bromure de potassium (*Legrand du Saulle.*)

| | |
|---|---|
| Beurre de cacao......   .......... | 10 gram. |
| Bromure de potassium ............. | 2   — |

Pour un suppositoire.

Ténesme vésical, uréthrite suraiguë, priapisme.

### Antispasmodique.

Poudre de castoréum............... 2 gram.
Beurre de cacao.................. 10 —

Pour un suppositoire.
Névralgies vésicales.

### A l'extrait de ratanhia (*Codex fr.*)

Extrait de ratanhia...................... 1
Beurre de cacao ........................ 4

F. fondre le beurre de cacao ; lorsqu'il sera à demi
refroidi ; incorporez l'extrait par trituration ; coulez dans
le moule.

Fissures anales, bourrelets hémorrhoïdaux.

### Au sulfate de quinine.

Sulfate de quinine... ............... 1 gram.
Beurre de cacao... . ............ . 6 —

Incorporez :

M. Boudin emploie ce suppositoire quand l'estomac ne
supporte pas le sulfate de quinine, et que le rectum rejette
le lavement.

Mais il faut ajouter que, lorsqu'on en est réduit à administrer le sulfate de quinine sous cette forme par le rectum, l'absorption de ce médicament n'est pas toujours
assez considérable pour agir efficacement contre les accès
pernicieux de la fièvre urineuse.

### Autre (*Laborde.*)

Miel........................... 6 gram,

F. cuire jusqu'à ce qu'il se prenne en masse par le refroidissement ; ajoutez :

> Sulfate de quinine.. ..... 5 décigr. à 1 gram.

Mêlez au miel fondu, coulez dans un moule huilé.

### Fortifiant (Reuss.)

> Poudre de tormentille.. ... .... )
> — de chêne................ ) aa 10 gram.
> Miel........ ................ q s.

F. s. a. dix suppositoires.

Dans la chute du rectum, la faiblesse de cet intestin et après les hémorrhagies (Bouchardat).

### Irritant.

> Coloquinte...................... 2 gram.
> Sel de cuisine................ ...... 4 —
> Miel épaissi .................. . . 32 —

On en forme un cône qu'on introduit dans le rectum.

Employé pour combattre les écoulements vaginaux chez les petites filles, et aussi l'incontinence ; on a également vanté un lavement à la coloquinte dans les mêmes circonstances.

### Hydrargyrique belladoné.

> Onguent napolitain............ 1 gram. et plus.
> Extrait de belladone .......... 1 —
> Beurre de cacao............... q. s.

Ulcérations spécifiques, hypertrophie prostatique.

# CHAPITRE XII

## MÉDICATION SÉDATIVE ET ANALGÉSIQUE

### STUPÉFIANTS, NARCOTIQUES ET CALMANTS

Nous rangeons sous ce titre les substances qui, par leur action, diminuent ou éteignent la sensibilité ou la motricité. Parmi celles qui s'adressent à la sensibilité, il en est quelques-unes, l'acide carbonique par exemple, dont nous avons déjà parlé, chapitre IX, et que nous avons cru devoir placer à côté des injections vésicales ; il en est d'autres, comme le chloroforme et l'éther, que nous avons simplement mentionnées à propos d'une tentative d'anesthésie périnéale. Ces deux sédatifs de la sensibilité, l'éther et le chloroforme, peuvent être utilisés en frictions contre les états spasmodiques et l'uréthralgie, comme dans le cas cité par M. Costes (*Revue thérapeutique du Midi*, 1859, n° 17), où la guérison a été obtenue en six jours par un mélange composé de chloroforme 1 partie, et de glycérine 2 parties, 3 ou 4 frictions par jour sous le périnée et au-dessus de la verge. C'est dans des cas analogues que nous associons le chloroforme à l'huile de jusquiame dans la proportion des deux tiers de la seconde pour un tiers du premier ; 2 frictions par jour au périnée, sur les lombes et sur l'hypogastre. On peut également, comme l'a fait M. Caudmont, se servir d'un mélange d'acide carbonique et de chloroforme.

**Opiacés.** Sydenham disait que si on lui enlevait l'opium et le calomel, il renoncerait à pratiquer la médecine. Les médecins anglais, fidèles à la tradition, n'ont pas oublié cette parole de leur illustre devancier, et il faut avouer qu'ils manient l'opium et le calomel, dans un grand nombre de circonstances, avec non moins de hardiesse que de bonheur.

Pour ne parler que de l'opium, ils l'emploient couramment dans la rétention d'urine et ils en tirent souvent un excellent parti.

Dans un cas rapporté par la *Lancet* et dans lequel le cathétérisme était rendu impossible par un rétrécissement, le chirurgien n'a pas hésité à donner 35 centigr. de morphine associé à 28 grammes de bicarbonate de soude. Ces doses énormes ont été administrées en vingt-quatre heures par paquets, de demi-heure en demi-heure, et la vessie se vida spontanément.

Le fait est intéressant, et la pratique des chirurgiens anglais mériterait d'être imitée. Toutefois il est nécessaire de mieux préciser les indications de l'administration des opiacés dans la rétention d'urine. Si, séduit par le résultat que nous venons de citer, il arrivait qu'on prescrivît la morphine en telle quantité à un vieillard mis dans l'impossibilité d'uriner par une atonie vésicale ou une déformation de la prostate, on s'exposerait à aggraver les accidents, et l'on obtiendrait tout au plus la disparition de la douleur ; si, au contraire, appelé près d'un malade frappé subitement de rétention d'urine, après une course en voiture ou un voyage en chemin de fer, comme cela a souvent lieu dans les cas de calculs ignorés, on prescrit 3 centigrammes de morphine, à prendre en neuf doses, associé comme précédemment avec le bicarbonate de soude ; on réussit le plus souvent à faire uriner le malade et toujours à rendre les tentatives ultérieures de cathétérisme moins pénibles.

Il en sera de même dans les rétrécissements, mais dans certains seulement : dans les rétrécissements inflammatoires, les spongites proprement dites, qui provoquent si rapidement de la rétention, et c'est probablement à un cas de ce genre que notre confrère anglais a eu affaire.

C'est précisément dans la rétention par rétrécissement que le docteur Hamilton prescrit 50 centigrammes de calomel avec 2 grammes d'opium, à répéter au bout de 6 heures, si aucun effet n'a été obtenu, et il paraît qu'il est rarement obligé de donner une troisième dose. Est-ce le calomel qui agit comme dérivatif et spécifique dans ce cas, où n'est-ce au contraire que la haute dose d'opium ? le docteur Hamilton semble incliner vers la première opinion, mais il aurait dû, pour la confirmer, administrer le calomel isolément.

Les préparations de morphine, dans ces circonstances, n'agissent pas autrement que les bromures alcalins, elles émoussent, comme eux, la sensibilité générale, et elles détruisent localement la contraction tétanique des muscles de la portion profonde de l'urèthre que détermine l'inflammation d'un point du canal. Nous observons précisément en ce moment, deux faits analogues tout à fait concluants ; il s'agit, dans l'un et dans l'autre cas, de jeunes hommes, l'un de vingt et l'autre de vingt-quatre ans, qui, dans le cours d'une blennorrhée, ont été à diverses reprises atteints de rétention ; chez tous deux on n'a pas pratiqué le cathétérisme pour cet accident : chez l'un, celui de vingt ans, le bromure a été employé à la dose de 3 grammes par jour ; chez l'autre, la morphine a été donnée à la dose de 15 milligrammes par jour, en 3 pilules, en même temps qu'il prenait des boissons alcalines, et ces exemples ne sont pas rares, on en pourrait citer un grand nombre. Avant donc d'indiquer les opiacés dans la rétention, il faut d'abord discuter et préciser la cause de cette complication de presque toutes les maladies de l'urèthre. Toutefois, si l'on doit user des préparations de morphine ou d'opium, il faut toujours se rappeler qu'elles déterminent de la constipation et que pour la combattre on doit les associer avec le calomel ou donner quelques laxatifs légèrement salins.

Quant à la pensée de les faire servir à émousser la sensibilité générale, nous avouerons que, dans ce but, les bromures alcalins leur sont préférables.

Le laudanum et l'opium trouvent d'autres applications, nous en avons déjà parlé dans les injections uréthrales et vésicales comme calmants. C'est à ce titre qu'ils entrent dans la composition des lavements, et de 5 à 25 gouttes de laudanum dans 80 ou 100 grammes d'eau de guimauve ou d'eau de lin constituent l'un des moyens que l'on indique le plus souvent après une manœuvre opératoire dans la vessie, pour atténuer l'irritation et la douleur qui lui succèdent ; il en est de même du cataplasme de farine de lin, arrosé de 20 ou 30 gouttes de laudanum et appliqué, soit sur l'hypogastre, soit au périnée, pour diminuer le ténesme vésical et les ardeurs

de la miction; il en faut dire autant du liniment laudanisé, qui trouve son application dans les mêmes circonstances et dans les coliques néphrétiques, ou encore de la
préparation suivante (*Kennard*) :

| | | |
|---|---|---|
| Sulfate de morphine........... | } aa 50 centigr. | |
| Vératrine. ................. | | |
| Axonge.. ................. | 30 — | |

Faire 3 fois par jour des frictions sur le périnée dans
l'incontinence d'urine.

La **belladone** qui, comme l'opium, peut produire
la rétention, est également employée pour la combattre,
et les Anglais l'ont administrée dans ce but à haute dose
comme l'opium ; toutefois l'antagonisme de ces deux
substances semble se continuer jusque dans cette application toute spéciale ; et tandis que l'opium atteint particulièrement la sensibilité et la motricité du corps de la
vessie, la belladone ne fait que relâcher les sphincters ;
cette apparence d'action élective n'a encore été malheureusement jusqu'ici qu'entrevue, et nous nous en tenons
seulement à la signaler

La belladone entre dans la composition des suppositoires dans la proportion de 1 gramme d'extrait sur
4 grammes de beurre de cacao ; ce suppositoire, qui est
le plus souvent prescrit, ne nous a pas paru mériter toujours la confiance qu'il inspire à presque tous les praticiens : il est le plus souvent infidèle et il a l'inconvénient
de déterminer des troubles de la vision qui inquiètent
généralement les malades, et nous préférons les suppositoires composés de datura stramonium et de mor-

phine dont nous avons donné la formule ( voy. chapitre xi).

L'extrait de belladone sert aussi à faire une pommade
belladonée au dixième, mêlé avec de l'axonge ou associé par parties égales avec la pommade mercurielle
double, et que l'on prescrit en frictions sur le ventre dans
la cystite aiguë, au périnée, dans toutes les inflammations de la portion profonde de l'urèthre, et sur le testi-
cule tout à fait au début de l'épididymite, ou encore
associé à l'opium, aux iodures de plomb et de potassium
dans les proportions que voici :

| | |
|---|---:|
| Axonge........................ | 45 gram. |
| Iodure de plomb.................. | 5 — |
| Iodure de potassium .............. | 2 — |
| Extrait de belladone............ ..... | 2 — |
| — d'opium................... | 0,50 |

Mêlez, faire une pommade homogène employée en
frictions sur les testicules et le long du canal de
l'urèthre.

Comme laxatif, la belladone trouve son emploi contre
la constipation qui accompagne la plupart des maladies
de la vessie et de l'urèthre ; Bretonneau et Trousseau
s'en servaient, dans ce but, à la dose, pour un adulte,
de 2, 3 et 5 centigrammes à prendre à jeun dans de
l'eau fraîche ; mais c'est tout particulièrement contre
l'incontinence nocturne d'urine chez l'enfant que l'on
administre la poudre et l'extrait de belladone, à la dose
de 1 à 4 centigrammes qui peut être portée, dans les cas
rebelles, à 15 et 20 centigrammes en une seule fois.

**Pilules** (*Trousseau.*)

Poudre de belladone . . . . . . . . . . . . .     10 centigr.
Extrait de belladone . . . . . . . . . . . . . .     5    —

F. s. a. 10 pilules.

En prendre, la première semaine, 1 chaque soir, 2 la seconde et 3 pendant la 3ᵉ semaine. Après la guérison, en reprendre de loin en loin au moment du coucher, en même temps que l'on fait pratiquer sur l'hypogastre des frictions avec une mixture aqueuse d'extrait de belladone.

Ce mode de traitement de l'incontinence nocturne dans l'enfance a dû à la grande et légitime autorité de Trousseau d'être généralement adopté dans la pratique; mais il nous a toujours semblé qu'il s'appliquait surtout aux cas faciles. Trousseau l'avoue lui-même, en reconnaissant que chez les adolescents l'usage de la belladone doit être continué pendant deux ans, et que, trop souvent encore, on est exposé à la récidive; il aurait pu ajouter que chez bon nombre de sujets les préparations de belladone, quel que soit leur mode d'action, affaiblissement de la contractilité des fibres du corps de la vessie, ou relâchement du col, n'ont que l'effet éphémère des stupéfiants, et que l'on doit, pour obtenir une guérison durable, employer les moyens locaux tels que : la cautérisation du col ou celle de la vessie, ou des applications électriques avec le courant discontinu, en même temps que l'on donne à l'intérieur de l'huile de foie de morue, comme le voulait Mondière, qui attribuait tout simplement l'incontinence au lymphatisme, et qui prescrivait le fer, la noix vomique, avec un traitement reconstituant général.

Notre observation nous porterait plutôt à considérer la belladone, dans l'incontinence, comme un premier moyen dont il faut user, mais sans s'y arrêter aussi longtemps que l'a conseillé Trousseau.

Quant aux propriétés anaphrodisiaques de la belladone qui ont été signalées par plusieurs auteurs et confirmées par M. Heustis, elles lui sont communes avec beaucoup de stupéfiants, et on les met à profit, dans un certain nombre de cas, pour combattre les érections au début de la blennorrhagie, soit par une pommade, soit par un suppositoire belladoné.

On s'est également servi, dans le même but, d'une solution d'atropine au centième pour pratiquer une injection hypodermique à la racine des corps caverneux ; mais indépendamment de la douleur que cause cette petite opération, ce sont maintenant les bromures alcalins qui se prescrivent de plus en plus dans ces cas.

La **ciguë** *officinale ou grande ciguë* (OMBELLIFÈRES SMYRNÉES) a pour principe actif la *cicutine*, qui est l'un des stupéfiants les plus énergiques que l'on connaisse ; comme la strychnine, elle porte son action sur le centre spinal, mais à l'inverse de ce dernier alcaloïde elle éteint totalement la force excito-motrice de la moelle, et la mort qu'elle détermine, est précédée de la paralysie des muscles respiratoires et abdominaux, du ralentissement du pouls et de la cyanose.

La cicutine, comme anesthésique et stupéfiant, a peu reçu d'applications aux maladies de l'appareil urinaire, et il est probable qu'elle a chance d'être plus employée localement, en injections hypodermiques, ou avec la préparation connue sous le nom de baume de Devay et Guilliermond.

La ciguë nous intéresse davantage, car elle jouit de la propriété d'augmenter la proportion des urines, qui, au dire de Storck, laisseraient déposer sous l'influence de la ciguë un sédiment épais, glaireux, exhalant une odeur nauséabonde ; elle agirait en favorisant le mouvement de dénutrition par les glandes; mais c'est tout particulièrement comme calmant qu'on y a recours, soit en cataplasme fait avec les feuilles fraîches, réduites en pâte dans un mortier; en poudre, en teinture, en extrait alcoolique, à la dose de 5 centigrammes à 1 gramme par jour, en pilules, en injections contre les cancers de la prostate et de la vessie.

La **stramoine** ou **pomme épineuse**, *Datura stramonium* (SOLANACÉES) est une espèce indigène qui renferme un alcaloïde, la *daturine*, analogue à l'atropine et à l'hyoscyamine.

Le datura, comme ses analogues la belladone et la jusquiame, émousse la sensibilité, soulage la douleur, dilate la pupille et trouble la vue. Il procure aussi de la diurèse ou un peu de sueur, et, à dose élevée, des hallucinations, de la soif, de la constriction de la gorge, de la dysphagie, et parfois la diminution des urines avec des mictions plus fréquentes.

Ses propriétés physiologiques en font un calmant de toutes les algies périphériques ou viscérales, et un antispasmodique que l'on a vanté contre la nymphomanie et le priapisme. On a vu qu'il avait été introduit dans des suppositoires à la dose de 4 centigrammes de poudre associée à la morphine ; les préparations opiacées étant considérées comme ses antagonistes, peut-être n'est-ce qu'à cette circonstance que nous devons d'avoir observé bien moins souvent de la mydriase avec les suppositoires renfermant du datura et de la morphine qu'avec ceux qui ont pour base la belladone seule. Quoi qu'il en soit, nous tenons pour excellente la formule de suppositoire, morphine, datura et beurre de cacao, que nous avons donnée et qui nous a réussi dans un si grand nombre de cas.

La **jusquiame**, *Hyoscyamus niger*, *Hyoscyamus albus* (SOLANACÉES).

C'est la jusquiame noire qui est employée, et le Codex n'indique que les feuilles. L'alcaloïde de la jusquiame est l'*hyoscyamine*.

L'effet physiologique de la jusquiame est de calmer la douleur et de porter au sommeil, et elle ne détermine des coliques, de l'irritation cutanée, du pharyngisme, de l'enrouement et de la faiblesse de la voix, qu'à dose toxique ; comme l'atropine et la daturine, elle est mydriatique.

Elle se prescrit dans les spasmes du col de la vessie, de l'urèthre et du sphincter anal ; en poudre de feuilles à la dose de 20 centigr. à 2 grammes par jour, en infusion et en décoction de 2 à 4 grammes de feuilles pour 500 grammes d'eau ; l'extrait aqueux se donne en pilules de 20 centigr. à 1 gramme et au delà ; l'extrait alcoolique de 5 à 30 centigr. seulement, la teinture alcoolique de 1 à 4 grammes.

C'est l'extrait aqueux que nous avons le plus souvent employé en pommade à la dose de 3 grammes pour 30, le long de l'urèthre contre les algies qui accompagnent souvent la blennorrhée.

La **nicotiane**, *Nicotiana tabacum* (SOLANACÉES). L'alcaloïde du tabac est la *nicotine*. C'est à son action dépressive sur le système nerveux et à ses effets relâchants sur le système musculaire, que le tabac et son alcaloïde doivent d'avoir été employés contre les spasmes musculaires simples et tétaniques, et conséquemment contre la dysurie ; c'est un médicament auquel nous n'avons jamais eu recours et que nous ne faisons que citer à côté de ses analogues qui lui sont préférables.

La **morelle**, *Solanum nigrum* (SOLANACÉES). Ses baies renferment un alcaloïde, la *solanine*.

On ne retrouve qu'à un faible degré dans cette plante les propriétés narcotiques et stupéfiantes de la famille des solanées. On ne l'emploie guère qu'à l'usage externe en décoction, en lavements, en injections vaginales, en cataplasmes. C'est en décoction pour bains que nous la prescrivons, presque exclusivement, soit seule, à la dose de 50 à 100 grammes, soit mêlée à la guimauve.

Le **hachisch**, *Cannabis indica* (CANNABINÉES). Produit du chanvre indien, exhilarant, hypnotique, narcotique et légèrement mydriatique, a dû à ses propriétés antispasmodiques, hypocinétiques, et à son action sédative sur les contractions spasmodiques, d'être essayé dans la contracture des muscles de la portion profonde de l'urèthre.

L'**hydrate de chloral** dont l'action physiologique a été indiquée par Oscar Liebreich en 1869, est un hypnotique et un anesthésique dont les propriétés chimiques et thérapeutiques ont été très-bien étudiées par MM. Byasson et Follet. Ce corps mérite assurément d'être placé

au premier rang comme agent soporifique, et s'il modifie
moins complétement la sensibilité que ne le fait le chloroforme, son action semble être de plus longue durée.
Toutefois, il y aurait danger à vouloir atteindre avec
l'hydrate de chloral l'anesthésie complète, telle qu'on
l'obtient avec le chloroforme, car la mort est survenue
chez tous les animaux auxquels on a administré de l'hydrate de chloral jusqu'à l'insensibilisation absolue.

Les expériences de MM. Byasson et Follet en font un
asphyxiant, dont les effets sont les suivants :

1er degré. Action soporifique faible et sédation légère
du système nerveux sensitif.

2e degré. Action soporifique énergique et impérieuse
avec diminution de la sensibilité.

C'est la période de sommeil proprement dite, et celle
qui a été utilisée en l'entretenant par des doses successives du médicament.

3e degré. Action anesthésique complète avec perte de
la sensibilité générale et résolution musculaire ; la mort
survient souvent dans cette période.

L'hydrate de chloral a reçu de nombreuses applications
depuis quelques années dans le tétanos traumatique,
dans l'éclampsie puerpérale, etc., dans les affections
des voies urinaires, dans l'incontinence d'urine à la dose
de 15 grains (William Tonson, *Gaz. méd. italienne
lombarde* n° 10), dans les pollutions nocturnes à la
dose de 75 centigram. (docteur Brodbury). Pour nous,
qui ne l'avons administré que dans les algies vésicales et
uréthrales, et contre la colique néphrétique, c'est
presque toujours en sirop que nous l'avons indiqué.
Ce sirop contient 1 gramme d'hydrate de chloral dans

20 grammes de sirop de tolu. Il serait peut-être préférablement uni aux sirops à acides végétaux qui ren-
draient son absorption plus facile. Cette préparation,
exactement dosée, est prise sans dégoût par les malades,
et elle nous a donné de bons résultats ; tout récemment
encore, nous avons pu, grâce à elle, calmer chez une
jeune femme une cystalgie rebelle à tous les autres
moyens de traitement. La dose peut être de 1 à 8 grammes par jour, par conséquent une cuillerée à soupe, et
jusqu'à 8, données à des intervalles de trois heures.

On peut également l'administrer à l'état solide, sous la
forme de dragées telles que celles que nous a présentées
M. Limousin à la *Société de médecine pratique*, ou en
capsules éthérolées comme celles que fait M. Follet.

Pour l'usage externe, on prépare un glycérolé dans la
proportion de 5 grammes d'hydrate de chloral pour
20 grammes de glycérine ; on le prescrit en lavement, à
la dose de 2 à 4 gram. dissous dans l'eau et émulsionné
dans un jaune d'œuf, mais il est difficilement supporté
sous cette forme.

Les injections sous-cutanées se font avec la solution
suivante :

> Hydrate de chloral ................ 10 gram.
> Eau distillée.................... 30 —

Il faut noter qu'elles offrent l'inconvénient de devoir
être répétées trop souvent si l'on veut en obtenir quelques effets appréciables.

---

# CHAPITRE XIII

## MÉDICATION EXCITANTE

Bien qu'il n'entràt pas dans notre cadre de nous occuper du traitement de l'impuissance, nous ne pouvons, à propos de la cantharide et du phosphore, ne pas parler des applications fréquentes que l'on a faites de ce dernier médicament comme excitant génésique.

L'un des cas les plus communs de la pratique est certainement celui des malades qui, dans le cours d'une blennorrhée de longue durée, se plaignent de la diminution et de l'absence des érections; on fait même un peu partout de cet accident une conséquence de la blennorrhée, et les malades le considèrent comme un signe de la spermatorrhée, qui devient l'objet de leurs constantes préoccupations.

C'est à la plupart de ces malades que l'on administre les préparations de phosphore, et lorsqu'on les prescrit d'emblée, sans traitement préalable, on a toutes chances de les voir échouer. Voici au contraire la manière de procéder, méthodiquement et sûrement; presque tous ces sujets sont des névrosiques qui ont des troubles cardiaques; il faut, en leur imposant d'abord la continence pendant deux ou trois mois, les soumettre à l'usage des calmants sédatifs : la digitale, les bromures alcalins, les antispasmodiques, l'asa fœtida, la valériane, les valérianates et les stupéfiants, toutes les substances, en un mot, qui sont régulatrices des mouvements du cœur et celles qui sont considérées comme modératrices du système nerveux.

En même temps, on dirige contre la blennorrhée tous les moyens indiqués à la médication topique de l'urèthre, chap. IV ; mais ce n'est qu'après un temps plus ou moins long, et lorsque tout accident nerveux a disparu, que l'on peut et que l'on doit administrer le phosphore ; c'est alors, mais alors seulement, qu'il a chance d'être un aphrodisiaque efficace, surtout si l'on prend soin, en donnant deux capsules, par exemple, d'huile phosphorée, d'inviter le malade à la confiance dans ses forces.

On peut donner le phosphore sous les formes suivantes :

1, 2 et 3 milligrammes de phosphore dissous dans de l'huile d'olive ou d'amandes douces, et émulsionné dans une potion gommeuse :

| | |
|---|---|
| Julep gommeux . . . . . . . . . . . . . . . . . . | 125 gram. |
| Huile . . . . . . . . . . . . . . . . . . . . . . | 24 goutt. |
| Phosphore . . . . . . . . . . . . . . . . . . . | 1 milligr. |

En prendre 5 cuillerées à bouche par jour, ou encore en pilules.

| | |
|---|---|
| Phosphore . . . . . . . . . . . . . . . . . . . . . | 0,05 |
| Huile . . . . . . . . . . . . . . . . . . . . . . . | 20 goutt. |
| Magnésie . . . . . . . . . . . . . . . . . . . . . | q. s. |

Pour 50 pilules gélatinées, dont chacune contient 1 milligramme de phosphore, 1 pilule par jour.

Ou par les gouttes excitantes.

Phosphore.............. ............... 0,1
Éther sulfurique....................... 4,0
Huile animée de Dippel ............... 6,0

F. s. a.

En prendre 15 à 25 gouttes, toutes les deux heures, dans une infusion de mélisse.

Citons encore la formule des pilules de phosphore de Mandl.

Phosphore.. ....................... 0,05
Sulfure de carbone................... q. s.

Pour dissoudre le phosphore :

Poudre inerte...................... 1,25

Mêlez et divisez en 50 pilules qui, une fois faites, seront exposées à l'air chaud, de manière à faire évaporer tout le sulfure de carbone.

Et les suivantes :

Phosphore pulvérisé............. ..... 0,050
Mie de pain frais.................... 1,250

Mêlez et divisez en 50 pilules à prendre comme les précédentes, c'est-à-dire 1 à 5 par jour, en augmentant la dose avec précaution.

Ou encore :

Phosphore ..................... 0,05
Huile........................ 20 goutt.
Magnésie..................... q. s.

F. s, a. 50 pilules gélatinées dont chacune contient 1 milligramme de phosphore.

Mais la forme la plus commode, à notre avis, est celle de capsules analogues aux perles de Clertan et contenant chacune 1 milligramme de phosphore dissous dans de l'huile ou du chloroforme, et au nombre de 1, 2, rarement 3 par jour. Ce mode d'administration, indiqué par M. Dujardin-Baumetz, est le plus simple et réalise la forme sous laquelle le phosphore est le mieux accepté.

Le phosphore n'a pas seulement été employé comme aphrodisiaque, il l'a été également pour prévenir ou arrêter la précipitation des phosphates dans la phosphurie ou phosphaturie, gravelle blanche.

En présence de la quantité considérable d'acide phosphorique excrété du sang par les reins, dans le cours de vingt-quatre heures, et qui en se combinant avec quatre bases, la soude, l'ammoniaque, la chaux et la magnésie, forment le phosphate ammoniaco-sodique, le phosphate de magnésie et le phosphate de chaux, on comprend aisément que l'on ait songé à administrer l'acide phosphorique pour le combiner avec les bases en excès. Golding Bird, pour ces cas, l'a prescrit comme suit :

Acide phosphorique étendu ............. 1,80
Infusion d'Uva ursi ................. 56,00

Pour une dose.

La limonade phosphorique du Codex français peut être indiquée dans le même but.

Acide phosphorique............... 2 gram.
Eau.......................... 900 —
Sirop de sucre .................. 100 —

Malheureusement la précipitation des phosphates terreux, véritable gravelle de formation secondaire, se produit toujours, en dehors des troubles nerveux, sous l'influence d'une action catalytique sur l'urine contenue dans son réservoir; c'est tantôt un peu de mucus, un corps étranger venu du dehors ou descendu du rein, la moindre quantité d'urine stagnante, un exsudat inflammatoire, qui d'effet devient cause, et dont on trouve la trace dans l'examen cadavérique par de petits bourgeons qui parsèment la muqueuse vésicale, et qui ont par leur présence provoqué, d'une manière incessante, la dissociation des éléments de l'urine.

L'acide phosphorique, ingéré par les premières voies, ne peut que bien difficilement atteindre cet état et le modifier; c'est donc presque toujours inutilement qu'il est administré dans ces occasions, et c'est plutôt aux injections acides portées dans la vessie et à un traitement destiné à modifier les conditions de séjour de l'urine qu'il faut recourir.

Enfin, l'acide phosphorique a encore reçu deux autres applications. M. Guibourt, en l'incorporant au sirop simple dans la proportion de 1 milligramme pour 66 grammes de sirop, le recommande comme dissolvant de la gravelle urique, et probablement qu'il n'agit alors qu'en activant les combustions organiques.

Quant aux pilules de Wutzer contre la spermatorrhée :

| | |
|---|---|
| Acide phosphorique...................... | 4,0 |
| Camphre .......... ................ ...... | 1,2 |
| Quinquina pulvérisé.................... | 4,0 |
| Extrait de cascarille.................... | q. s. |

F. des pilules de 1 décigramme;

Prendre 5 pilules trois fois par jour;

nous ne saurions trop engager à n'y pas recourir, car elles nous semblent formellement contre-indiquées dans cette affection.

La **cantharide** que nous avons déjà signalée comme diurétique est également un excitant des organes urinaires et génitaux. On l'administre :

En poudre à la dose de 25 milligrammes jusqu'à 10 centigrammes et davantage ;

En pilules ou en pastilles dans un liquide doux et mucilagineux ;

En teinture alcoolique à la dose de 5, 15 et 20 gouttes.

La cystite dite cantharidienne, que l'on détermine si facilement par l'application d'un vésicatoire à la cantharide, a dû depuis longtemps faire songer à cette inflammation thérapeutique dans la paresse vésicale et même aussi dans la blennorrhagie (Robertson d'Edimbourg) on obtient cette substitution par la teinture administrée à l'intérieur aux doses ci-dessus, ou encore par la poudre appliquée localement sur l'hypogastre et par des injections vésicales (chap. VIII).

L'irritation cantharidique a servi également contre l'incontinence d'urine ; Samuel Lair a conseillé d'enduire le bec de la sonde de teinture de cantharides pour exciter le col de la vessie chez la femme, et la portion prostatique de l'urèthre chez l'homme. Mais indépendamment de ce qu'on est exposé à laisser l'agent irritant dans la portion antérieure du canal, on a à sa disposition, pour produire le même effet, d'autres moyens plus simples et plus commodes, tels que le porte-nitrate et la sonde à électrolyse.

A l'intérieur, la cantharide a été donnée contre toutes les incontinences sans distinction, par conséquent avec de nombreux mécomptes, et l'inconvénient de l'excitation génitale et des érections pénibles.

C'est pour cette dernière action qu'elle entrait dans la composition de tous les philtres destinés à rendre une puissance évanouie ; nous avons dit plus haut, à propos du phosphore, comment il fallait entendre le traitement de l'impuissance, et nous avons ajouté que lorsque la cantharide, comme le phosphore, devait être administrée, ce ne devait être qu'après un traitement calmant préparatoire, et toujours à des doses minimes.

### Mixture à la cantharide.

| | | |
|---|---|---|
| Teintures de cantharides............ | 3 gram. | |
| Sirop de canelle ............... ) | | |
| — de gomme ..... ........ ) | aa | 100 — |

Mêlez.

Prendre une cuillerée à café le soir en se couchant. On augmentera progressivement la dose.

### Autre (*Rayer*).

| | |
|---|---|
| Solution de gomme............... | 125 gram. |
| Teinture de cantharides..... ...... | 12 gouttes. |
| Laudanum de Sydenham.......... | 10 — |

A prendre par cuillerée, en deux heures, dans les cas de paralysie de la vessie.

### Potion cantharidée

*Émulsion de cantharide de Van Mons.*

| | |
|---|---|
| Huile de cantharides par infusion......... | 6,0 |
| Jaune d'œufs...................... | n° 1 |
| Miel.............................. | 30,0 |
| Gomme arabique.................... | 8,0 |
| Eau distillée de genièvre............... | 90,0 |

F. s. a. une émulsion.

Cette préparation est avec les capsules d'huile phosphorée citées plus haut, l'une des plus convenables pour
combattre efficacement la perte des érections.

### Autre (*Grégory.*)

| | |
|---|---|
| Teinture de cantharides (anglaise)... | 2 gouttes. |
| Teinture de jusquiame    — ..... | 0,20 centigr. |
| Eau .... ..................... | 36 gram. |

A prendre en 4 fois.

Contre l'incontinence d'urine passagère, qui n'est liée
par conséquent à aucun trouble organique du col de la
vessie ou à une lésion spinale ayant déjà produit de la
paraplégie.

### Autre (*Néligan.*)

| | |
|---|---|
| Cantharides en poudre........... | 0,60 centigr. |
| Amandes douces............ ... | 28 gram. |
| Sucre...................... | 14  — |

F. une pâte très-fine.

Ajoutez :

| | |
|---|---|
| Eau tiède................ ..... | 280 gram. |

Une cuillerée toutes les trois heures.

Dans les cas les plus simples d'inertie de la vessie, et
lorsqu'elle n'est pas la conséquence d'une lésion organique.

## Vin cantharidé.

| | |
|---|---|
| Cantharides....... ............ | 1 gram. |
| Vin blanc généreux.............. | 500 — |

F. s. a. 16 à 32 grammes dans un verre d'eau sucrée.

L'application de la cantharide à l'extérieur se fait surtout au périnée sous forme de vésicatoire appliqué le long de l'urèthre ou sur l'hypogastre et les cuisses à titre de révulsif, comme agent irritant, et se trouve au chapitre xiv qui comprend tous les topiques externes.

Le **seigle ergoté** ou **ergot**, *charbon du seigle, blé cornu, seigle noir—Sclerotium clavus, Clavicep, purpureus,* Tulasne. *Secale clavatum* (CHAMPIGNONS S PHÆRIACÉES) — est un poison énergique convulsivant, dont l'absorption toxique se manifeste par des nausées et des vomissements, des évacuations alvines et des douleurs intestinales; de la soif et de la sécheresse de la gorge, de l'engourdissement, des vertiges, de la dilatation des pupilles, de l'assoupissement et de la stupeur avec une diminution de fréquence des contractions cardiaques. Selon Gubler, « les effets de l'ergot se feraient surtout sentir sur les « fibres de noyaux et généralement sur les fibres ou « même les cellules contractives de la vie organique, y « compris les parois en apparence anhistes, mais active- « ment rétractiles des capillaires sanguins ».

C'est sur les tuniques musculaires du tube digestif et de ses annexes, sur le système musculaire et particuliè- rement sur les capillaires sanguins des centres nerveux aussi bien que sur les fibres contractiles de l'extérieur que l'ergot exerce son action tonique et motrice. Brown-Séquard a reconnu que l'ergot entraînait la diminution de la force excito-motrice de la moelle, comme le fait la belladone; mais son effet le plus général est de convulser tous les éléments contractiles d'ordre inférieur, et d'agir sur le centre de l'innervation vaso-motrice.

C'est par une analogie d'action très-facile à concevoir que l'on a été conduit à donner empiriquement l'ergot dans l'hématurie, l'incontinence, la spermatorrhée, et cela bien avant que la physiologie expérimentale eût aussi clairement expliqué son action élective; mais comme cette dernière est d'autant moins puissante que les organes sont pauvres en éléments contractiles, on ne voit point se produire sur la vessie et sur son col les phénomènes convulsifs si nets et si parfaitement accusés dont l'utérus est le siége après l'ingestion de l'ergot; toutefois il peut rendre de véritables services dans les hématuries capillaires de cause asthénique, qui se produisent sans qu'on puisse les rattacher, soit à un polype, à un fongus ou à un corps étranger, et qui rappellent singulièrement les hémorrhagies utérines passives qu'on observe chez certaines femmes anémiées. L'ergot de seigle, dans ce cas, se donne en poudre mêlée à du sucre par 25 à 50 centigrammes jusqu'à 1 gramme, en rapprochant les doses selon l'intensité de l'écoulement sanguin, ou en infusion :

| | |
|---|---|
| Ergot de seigle.............. ...... ...... | 4 gram. |
| Eau bouillante................... | 500  — |

A prendre par tasse de 2 en 2 heures ou de 4 en 4 heures.

Pour nous, c'est l'extrait aqueux ou ergotine de Bonjean à la dose de 4 grammes pour 400 de véhicule, à prendre par cuillerées à bouche toutes les heures, que nous prescrivons. Dans le cas cité par Phillips, où M. Rayer prescrivit l'ergot sans succès; il s'agissait précisément d'un état fongueux de la vessie qui le contre-indiquait, et c'est au compte de l'exploration incomplète qu'il faut porter l'inefficacité du médicament qui ne s'applique qu'à la seule circonstance que nous venons de citer, mais qui devient inutile et dangereux lorsqu'on risque de faire contracter la vessie sur la cause provocatrice de l'hématurie.

Dans l'incontinence, particulièrement dans l'incontinence nocturne, le seigle ergoté est souvent administré sous forme de dragées (Grimaud).

| | |
|---|---|
| Limaille de fer pur................ | 2,50 |
| Ergot de seigle pulvérisé........... | 30 centigr. |
| Sucre pour envelopper............. | q. s. |

F. s. a. 10 dragées. En prendre 2 à 4 par jour.

M. le docteur Meillet les fait prendre par 5 le matin et 5 le soir.

Ou en électuaire (Grimaud).

| | | |
|---|---|---|
| Cannelle pulvérisée ..... ............. | | 375 |
| Limaille de fer...................... | | 1000 |
| Ergot de seigle...................... | | 140 |
| Sucre.. ....................... | aa. | 1000 |
| Miel............................. | | |

Mélangez. En prendre 1 gramme matin et soir.
Ou encore en pilules.

| | |
|---|---|
| Naphtaline cristallisée............... | 8 gram. |
| Seigle ergoté ..................... | 1 — |
| Extrait de belladone............... | 1 — |
| Fleurs de zinc .................... | 0,50 |

F. s. a. des pilules de 25 centigr.

En prendre 3 matin et soir.

L'ergot, lorsqu'on l'associe au fer, constitue chez les sujets lymphatiques un bon moyen contre l'incontinence, et qui réussit dans la très-grande majorité des cas simples. Nous ne pourrions pas le recommander autant dans l'uréthrite, où Desruelles le prescrivait, et il est infiniment plus probable que ses bols sédatifs composés de :

| | |
|---|---|
| Seigle ergoté...................... | 1 gram. |
| Extrait de jusquiame. .............. | 5 centigr. |
| Nitrate de potasse................. | 1 gram. |
| Camphre ........................ | 15 centigr. |

F. s. a. 40 bols, en prendre 2 toutes les heures, ont été surtout efficaces dans les prostatites avec prostatorrhée qui sont si fréquentes dans les blennorrhées qui gagnent la portion profonde de l'urèthre. C'est par son action sur les fibres musculaires de la prostate qu'il agit efficacement contre les pollutions nocturnes et certaines spermatorrhées. Nous en avons vu dernièrement quatre cas concluants ; dans deux il s'agissait de pollutions nocturnes fréquentes, et dans deux autres de spermatorrhée bien constatée après plusieurs examens microscopiques. Les pollutions se rattachaient à une blennorrhée ancienne, et le seigle ergoté associé à la térébenthine et à la jusquiame a bien réussi à les faire cesser.

Les deux spermatorrhées, au contraire, s'observaient chez des sujets anémiés et névrosiques ; l'un d'eux surtout, ouvrier typographe, âgé de vingt-quatre ans, amputé de la jambe droite, présentait au plus haut degré les signes d'affaiblissement unis à des troubles nerveux.

Les poudres de sous-carbonate de fer et d'ergot dans la proportion de 20 centigrammes de ce dernier pour 60 centigrammes de fer par jour, ont arrêté en 8 jours la spermatorrhée; on n'est pas toujours aussi heureux, mais la pratique ne manque pas de cas de ce genre où l'ergot est utilisé avec grand avantage. Nous n'avons jamais administré le seigle ergoté, comme l'ont recommandé Boudin et d'autres, dans le but d'aider à l'expulsion de petits calculs vésicaux et uréthraux; indépendamment des moyens chirurgicaux, il en est tant d'autres, et parmi eux, le plus simple, les boissons à haute dose, lorsque le gravier ou le fragment est petit ou bien engagé, que nous ne voyons guère de raisons pour recourir à l'ergot.

Dans la paralysie ou l'atonie de la vessie, au contraire, l'indication de son administration est précise, car nous avons dit qu'il agissait surtout sur les fibres musculaires de la vie organique, sur celles de la vessie comme sur celles de l'intestin, frappées presque toujours simultanément de parésie.

On donne l'ergot pour ce fait en potion.

> Ergot de seigle. . . . . . . . . . . . . . . . . . 1 gram. .
> Eau bouillante . . . . . . . . . . . . . . . . . . 150 —

Faites infuser, ajoutez :

> Sirop simple . . . . . . . . . . . . . . . . . . . . 15 gram,

La dose du seigle ergoté peut être portée à 1 gramme 50 et 2 grammes.

A prendre en trois fois.

Ou encore en lavement (voy. chap. x).

Le froid, la belladone, la digitale, la térébenthine et les balsamiques sont les synergiques de l'ergot et peuvent lui servir d'auxiliaires, tandis qu'au contraire la chaleur, l'opium, les alcooliques, qui produisent l'atonie des muscles de la vie organique, sont ses antagonistes.

La **noix vomique**, semence du *vomiquier, Strychnos nux vomica* (LOGANIACÉES). Ses alcaloïdes sont la *strychnine*, la *brucine*, et un troisième, découvert par Denoi, auquel il a donné le nom d'*igasurine*.

La noix vomique et ses alcaloïdes constituent les types des poisons convulsivants et tétaniques; à un premier degré ces substances agissent comme les amers en général, en provoquant localement un resserrement des tissus; leur action à l'intérieur est tonique et diurétique, l'hyperexcrétion rénale très-manifeste est encore rendue plus sensible par les envies plus fréquentes d'uriner, il est probable que cette action du strychnos est due à l'irritation qu'il détermine dans les parenchymes et les glandes au moment où il est séparé du sang. Mais c'est à dose élevée que la noix vomique et ses alcaloïdes portent principalement leurs effets sur le centre spinal, sur la moelle allongée, suivant quelques physiologistes, et sur le cervelet suivant d'autres; ils en augmentent considérablement la puissance excito-motrice, et ils exagèrent les mouvements réflexes, à ce point qu'on peut croire à une hyperesthésie, tant est vive la transmission de l'impression reçue. Les muscles du larynx, du pharynx, de l'œsophage, ceux de la vessie et des organes génitaux subissent cette influence, aussi bien que les muscles locomoteurs. Trousseau et Pidoux rapportent des exemples d'érections nocturnes et diurnes dues à l'usage des préparations de strychnine. A dose toxique, elles provoquent d'une manière élective la contracture musculaire des extenseurs du tronc et des membres, et la contraction des mâchoires comme dans le tétanos.

Les phénomènes convulsivants déterminés par le strychnos n'ont point encore reçu d'explications bien satisfaisantes, et celle qu'en donne Gubler nous paraît encore la plus probable; il y voit « l'une des conditions « de l'affinité élective de la strychnine pour le centre « spinal, dans une circonstance dont l'influence se fait « également sentir dans d'autres intoxications ; l'élimi- « nation du poison effectuée probablement par le liquide « céphalo-rachidien, lequel, étant exempt d'albumine, « restituerait à l'alcaloïde la liberté d'action qu'il avait « momentanément perdue dans le sang. »

La strychnine, la brucine et la noix vomique sont synergiques de toutes les substances qui provoquent la contracture des muscles, et l'hypérémie médullaire ; leur action se rapproche par conséquent de celle des courants électriques. Leurs incompatibles sont le tabac, la bella- done et surtout l'émétique et le hachisch.

Mettant à profit les propriétés de la noix vomique et de la strychnine, on les emploie, en ce qui nous con- cerne, principalement comme amers dans les premières voies et contre les amyosthénies de l'appareil uro-génital ; mais il est bon de distinguer pour ce dernier cas les paresses musculaires qui sont liées à une lésion organique des centres nerveux, et dans lesquelles alors l'adminis- tration des préparations de strychnine exige la plus grande circonspection, sous peine de provoquer des con- vulsions, comme cela est arrivé à Lallemand. Nous avons

également, à propos des injections, noté le cas où une
induration des parois vésicales contre-indique l'administration des strychnos sous peine de les voir agir sur
les fibres motrices du col et provoquer de la rétention.

L'action élective de la strychnine sur les muscles
moteurs et sensitifs de la vessie a déjà été l'objet de beaucoup de recherches (Martin Magron et Buisson, *Acad.
des sciences*, 1859, Claude Bernard, *Substances toxiques*)
mais sans que l'on soit jusqu'ici parvenu à démêler nettement dans quelles circonstances elle agit plus sur les
fibres motrices que sur les fibres sensitives. Pour Trousseau et Pidoux, la strychnine produirait parfois la rétention par constriction de l'urèthre, et cet effet serait la
conséquence des envies plus fréquentes d'uriner qui exci-
teraient davantage les contractions du col que celles
du corps. Pour ces auteurs, la strychnine et la belladone
auraient deux indications très-marquées : la première
guérirait l'incontinence qui dépend d'une paralysie vésicale, et la seconde l'incontinence liée à une sensibilité
exagérée du réservoir de l'urine ; pour Bercioux, ces
deux substances auraient le même mode d'action, et la
belladone serait comme la strychnine un excitant.

Nous pensons que dans l'expérimentation clinique, il
n'est pas suffisamment tenu compte des conditions ana-
tomo-pathologiques dans lesquelles se trouvent la vessie,
son col et la prostate. Lorsqu'on administre la strychnine ou la noix vomique dans le but de remédier à une
impotence motrice simple, comme par exemple celle
qui accompagne la convalescence des grands malades,
ou celle qu'on observe souvent chez les individus affai-
blis, on obtient un rapide succès, mais il en est tout

autrement lorsqu'on recourt à ce moyen dans les parésies vésicales où l'exploration permet de constater une telle rigidité des parois vésicales, que lorsqu'on a pratiqué l'évacuation de l'urine le bec de la sonde est encore en liberté comme s'il était au milieu du liquide; c'est dans ces cas surtout que nous avons vu la strychnine produire la rétention, et s'il était permis de formuler une opinion en une question encore toute pleine d'obscurité, nous dirions que, dans les cas dont nous parlons, l'action de la strychnine s'exerce sur les fibres du col à l'exclusion de celles du corps, dont l'inertie est complète.

On peut voir par ce qui précède que la strychnine ne devrait être prescrite qu'après l'examen le plus attentif de l'état de la vessie et de la prostate, et qu'on en devra espérer des effets d'autant meilleurs, que la parésie ne sera le fait, ni d'une lésion spinale grave, ni d'une altération de texture des parois et de l'orifice du réservoir de l'urine. Ce n'est plus que dans ces cas bien déterminés que nous employons les préparations de noix vomique et de strychnine.

1° La poudre du *Nux vomica*, usitée à la dose de 30 à 60 centigrammes par jour, que l'on doit toujours associer aux balsamiques pour les faire facilement digérer.

2° La teinture alcoolique, comme apéritif et stomachique, à la dose de 5 à 10 gouttes dans un verre à madère, d'eau fraîche, au commencement du repas.

C'est un mode d'emploi auquel nous recourons souvent en commençant par 10 gouttes par jour, et en élevant successivement jusqu'à 30 gouttes, de manière à obtenir des effets stimulants sur la moelle, sauf à s'arrêter au premier symptôme de strychnisme. On peut prescrire également les pilules suivantes :

> Extrait de noix vomique.......... 1 gramme.
> Oxyde noir de fer ............... 4 grammes.

F. s. a. 48 pilules de 10 centigrammes chaque.

En prendre une le matin et une le soir.

Recommandées par le docteur Hüber (de Zurich), et par Mondières, contre l'incontinence nocturne d'urine.

Ou celle-ci :

> Extrait alcoolique de noix vomique.... 5 centigr.
> Racine de guimauve pulvérisée....... q. s.

F. 1 pilule. Dyspepsie atonique, incontinence d'urine, paralysie (Ribes).

Doses, 1, 2 et 3 selon les effets observés.

Ou en poudre (Hufeland).

> Noix vomique pulvérisée.......... 15 centigr.
> Gomme arabique................ 60   —
> Sucre........................ 60   —

Mêlez.

Ou en solution.

> Teinture de noix vomique....... ...} aa. P. E.
> Teinture de fer acétique.......... }

En prendre tous les soirs 2 fois de 10 à 13 gouttes.

Le docteur Blaschko déclare avoir toujours triomphé de l'incontinence nocturne d'urine par cette solution.

Ou en teinture.

> Noix vomique gross. pulv ................ 1
> Alcool à 80° ............. ............. 8

F. s. a.

Tonique amer, dose : 1 à 2 centigrammes.

Excito-moteur dans les paralysies du mouvement. Dose 2 centigr. à 2 décigr. et au delà.

Augmentez la dose jusqu'à produire de légères secousses tétaniques.

La strychnine, qui est donnée à l'intérieur par 2 et 4 cuillerées à soupe par jour d'une solution de 1 pour 100 de sulfate, dans la parésie vésicale et l'incontinence nocturne, a été également employée, contre cette dernière affection, en injections sous-cutanées pratiquées au périnée à 2 centimètres au-devant de l'anus, et dans le but d'agir localement pour contracturer les muscles extrinsèques de l'urèthre et le col de la vessie. Ce moyen indiqué par Foucher, à qui il semblait avoir donné quelques résultats, n'est pas resté dans la pratique. On injecte encore la strychnine dans la parésie vésicale à la dose de 10 à 20 gouttes de la même solution, représentant 5 à 10 milligrammes de substance active, et en pratiquant 3 ou 4 injections dans la journée.

On l'administre aussi à l'intérieur sous les formules suivantes :

En pilules (Magendie),

> Strychnine ...... ................. 4 milligr.
> Conserves de roses................ q. s.

F. s. a. 1 pilule.

Ou en alcoolé de strychnine (Jeannel),

> Strychnine ........ ................ 1
> Alcool à 90°................. ....... 1000

F. dissoudre, filtrez. 1 gramme de cet alcoolé représente 1 milligr. de strychnine.

Dose 1 à 5 grammes en potion à prendre par cuillerées à soupe.

Ou en sirop de sulfate de strychnine (Trousseau).

| | |
|---|---|
| Sulfate de strychnine............ | 5 décigr. |
| Eau distillée.... ............. | 4 gram. |
| Sirop de sucre ...........;....... | 196 — |

F. dissoudre, mêlez. 20 grammes de ce sirop représentent 5 milligr. de sulfate de strychnine. 5 à 10 grammes avant chaque repas. Incontinence d'urine.

Nous pourrions encore citer parmi les excitants dont
on fait quelquefois usage, le **Café** et le **Thé**, destinés à
servir de véhicule au sulfate de quinine que l'on administre après l'accès.

La **Coca**, *Erythroxylum coca* (ÉRYTHROXYLÉES) que
nous avons prescrit, soit sous forme de vin médicamenteux, soit en infusion.

L'**Arnica**, *Arnica montana* (SYNANTHÉRÉES SÉNÉCIO-
NIDÉES) dont nous avons déjà parlé à propos d'une injection vésicale.

L'**Hyposulfite de soude**, employé comme le précédent dans le catarrhe vésical.

Et le **Nitro-sulfate d'ammoniaque**, administré à
l'intérieur dans les mêmes cas où les sels d'ammoniaque
trouvent leur emploi.

La plupart des autres excitants ont été énumérés aux
sudorifiques, aux diurétiques ou aux balsamiques.

# CHAPITRE XIV

## MÉDICATION TOPIQUE EXTERNE

L'idée d'appliquer des vésicatoires le long de l'urèthre, contre la blennorrhagie et la blennorrhée, a été reproduite à plusieurs reprises et elle a été presque aussitôt abandonnée, car une vésication cantharidienne dans cette région a nécessairement pour effet, dans le plus grand nombre des cas, de déterminer une cystite, déjà imminente. C'est pour remédier à cet inconvénient que nous conseillons de n'appliquer jamais au périnée et le long de l'urèthre ou sur le ventre que des vésicatoires au cantharidate de potasse dont voici la formule :

**Cantharidate de potasse** (*E. Delpech et Guichard.*)

| | |
|---|---|
| Gélatine........................ | 2 gram. |
| Eau............................. | 10 — |
| Alcool.......................... | 10 — |
| Cantharidate de potasse.......... | 0,20 |

On étend ce liquide d'une manière uniforme avec un pinceau sur de la gutta-percha ou sur un taffetas quelconque, de façon que chaque décimètre carré contienne un centigramme de cantharidate de potasse.

Ces vésicatoires doivent être légèrement humectés au moment de leur application; la vésication est produite en six heures environ; on peut modifier à volonté, et d'une façon mathématique, la rapidité de leur action en diminuant ou en augmentant la dose de cantharidate.

Le cantharidate de potasse étant insoluble dans les corps gras, MM. Delpech et Guichard pensent qu'il ne pénètre pas dans l'économie; la matière grasse qui recouvre la peau ne pouvant, en dissolvant le cantharidate alcalin, faciliter son absorption.

Ils préparent le cantharidate de potasse par le procédé suivant qui diffère de celui de MM. Massing et Draggendorff chimistes, qui, les premiers ont traité des combinaisons de la cantharidine avec les bases alcalines.

2 grammes de cantharidine sont mis à dissoudre à une douce chaleur dans 150 grammes d'alcool fort, on ajoute 1 gr. 60 de potasse caustique dissoute dans très-peu d'eau distillée ; immédiatement la liqueur se prend en masse ; on sépare l'alcool par pression et filtration ; 98 parties de cantharidine donnent 163 p. de cantharidate de potasse. L'eau bouillante en dissout 8,87 0/0, l'eau froide 4,13 0/0 ; l'alcool bouillant 0,92 0/0 ; l'alcool froid 0,03 0/0. Il est insoluble dans le chloroforme et l'éther.

### Le collodion cantharidal.

| | |
|---|---|
| Collodion élastique | 20,80 |
| Cantharidine | 9,05 |

Étendu sur du sparadrap il est employé comme vésicatoire, et il possède une action vésicante très-énergique, qui peut être utilisée dans les mêmes cas de blennorrhagie subaiguë et de blennorrhagie rebelle contre lesquelles les vésicatoires ont été vantés.

### Le collodion au perchlorure de fer.

Collodion élastique................ 30 gram.
Perchlorure de fer................ 5 —

Que l'on peut employer dans certaines hémorrhagies des corps caverneux et du gland.

### Le collodion au sublimé.

Collodion élastique................ 30 gram.
Térébenthine .................... 10 —
Huile de ricin .................... 6 —
Sublimé corrosif ................ 0,50

Avec lequel on recouvre les ulcérations spécifiques du méat et de la verge.

### Le collodion à l'essence de moutarde.

Essence de moutarde .............. 3 gram.
Collodion ....................... 24 —
Acide acétique ................... 20 —

Révulsif excellent que l'on peut appliquer sur l'hypogastre dans la cystite chronique et contre l'hématurie; est préférable à la plupart des autres sinapismes.

### Le collodion riciné.

Collodion ....................... 30 gram.
Huile de ricin.... ............... 2 gr. et plus.

Ajoutez :

Orcanette, pour colorer en rose........ q. s.

On l'étend sur le ventre à la moindre menace de péritonite et l'on réussit quelquefois par ce moyen à la prévenir.

### Le collodion à l'iodoforme.

Collodion ....................... 105 gram.
Iodoforme....................... 5 —

Anesthésique et calmant, peut être employé avec succès dans les mêmes cas où l'on pratique des badigeonnages de solutions saturées d'iodoforme dans parties égales d'éther et d'alcool sur des points tuméfiés, douloureux, dans les inflammations chroniques siégeant au pourtour de l'orifice externe des trajets fistuleux du périnée ou des bourses.

### Le collodion iodé

| | | |
|---|---|---|
| Collodion officinal.... ............. | 40 gram. | |
| Iode............................. | 2 | — |
| Huile de ricin................... | 1 | — |

dont nous avons déjà parlé, chap. IV, et que nous appliquons le long de l'urèthre dans les blennorrhées rebelles avec nodosités uréthrales, très-sensibles au toucher, dans la portion pénienne, et aussi sur les indurations épididymaires dans les mêmes cas où l'emplâtre de savon, le sparadrap de Vigo, les sparadraps d'emplâtres de ciguë et d'iodure de plomb ont été recommandés.

Dans deux cas de trajets fistuleux produits par une fonte tuberculeuse de l'épididyme le collodion iodé a été également employé avec avantage.

### Le collodion glycériné.

| | | |
|---|---|---|
| Collodion officinal................. | 30 gram. | |
| Glycérine ...................... | 4 | — |

M. Bonnafont a employé le collodion pour pratiquer la compression dans l'orchite ; nous ne pensons pas que dans la période aiguë il y faille recourir, mais nous le recommandons à la période subaiguë, et c'est le collodion iodé que nous appliquons.

Le docteur Corrigan a publié en février 1870 (*Dublin quarterly Journal*) un article sur le traitement de l'incontinence nocturne d'urine chez l'enfant par le collodion. Il fait recouvrir chaque soir le méat d'une couche de collodion, de manière à fermer l'orifice et à s'opposer à la sortie de l'urine. Cela ne nous paraît être qu'un moyen palliatif, et qui ne doit réussir que dans les cas les plus simples.

### Collodion avec le papier poudre (*Guichard*).

| | | |
|---|---|---|
| Papier-poudre | 7 | gram. |
| Alcool à 90° cent. | 22 | — |
| Éther sulfurique à 0,720 | 64 | — |

Le papier-poudre se prépare en plongeant des feuilles de papier Berzelius dans un mélange d'acide sulfurique. En trois heures la transformation est achevée. Ce papier lavé et séché se dissout complétement et immédiatement dans le mélange d'éther et d'alcool indiqué par le Codex.

L'emploi du papier-poudre a l'avantage de préparer le collodion extemporanément et de le substituer à l'alcool et à l'éther qui servent à la dissolution alcoolique ou éthérée des médicaments actifs qu'on applique sur l'hypogastre dans le catarrhe vésical chronique, préférablement à la pommade stibiée que les auteurs recommandent comme moyen de révulsion dans cette même affection.

Nous ne faisons que citer pour mémoire les emplâtres de savon, de ciguë. d'iodure de plomb, de Vigo, etc.

# CHAPITRE XV

## MÉDICATION NÉVROSTHÉNIQUE

### SULFATE DE QUININE ET QUINQUINA

L'indication du sulfate de quinine est si fréquente dans les maladies des voies urinaires que nous lui devons une mention particulière. Depuis la plus simple élévation du pouls, que détermine l'introduction d'une bougie, jusqu'à l'accès pernicieux, que peut provoquer une exploration vésicale ou la manœuvre opératoire la plus habile, depuis le frisson le plus léger ou la douleur articulaire la plus fugace jusqu'à l'accès cholériforme, qui est suivi en quelques instants d'anurie et en quelques heures de mort, tout fait naître la pensée de l'administration du sulfate de quinine.

Le rapprochement qui existe entre le frisson initial indicatif de la résorption purulente et celui de l'intoxication urineuse est tout à fait manifeste, et il avait été pressenti avant que Velpeau n'y insistât beaucoup en 1840; il s'agit dans un cas comme dans l'autre d'une hématoxémie dont les modes de production ont été également controversés. Pour les uns, en ce qui touche l'urine, elle ne serait résorbée que dans son réservoir ou son conduit d'excrétion et le plus souvent par une solution de continuité de ces organes; pour les autres, l'empoisonnement urineux serait dû, dans le plus grand nombre des cas, à une néphrite qui déterminerait la rétention des éléments de l'urine dans le sang; ce qu'on a désigné plus récemment sous le nom d'ammoniémie.

Nous n'avons pas à faire ici la part de ces deux opinions qui seront discutées dans *la pathologie* et *la chirurgie de l'appareil urinaire;* il nous suffit de dire que nous sommes avec ceux qui croient à l'existence de néphrites chroniques chez tous les sujets qui ont des affections anciennes des voies urinaires, et qui pensent qu'on provoque facilement des congestions rénales par l'introduction d'une bougie dans l'urèthre et d'une sonde dans la vessie.

Comment agit le sulfate de quinine que l'on administre pour combattre ces accidents ou les prévenir; agit-il comme tonique névrosthénique, fébrifuge et antipériodique?

Le sulfate de quinine, dit Cubler, considéré tour à tour comme excitant et comme sédatif, comme tonique et comme stupéfiant, atténue les phénomènes de la fièvre parce qu'il possède la puissance de tonifier et de galvaniser les nerfs vaso-moteurs.

« La moelle, ajoute-t-il, ainsi que les autres centres nerveux, est douée du pouvoir de condenser de la force avec la faculté de s'en décharger en déterminant des excitations sensitives et motrices. Ces deux propriétés marchent naturellement en sens inverse: accroître celle de conserver, c'est par conséquent diminuer d'autant celle de perdre. Or le sulfate de quinine rend les centres et les conducteurs nerveux plus actifs à recueillir et à garder la force créée par la combustion respiratoire. Il amène ce résultat, soit en modifiant précisément leur

manière d'être, soit en agisssant sur eux d'une façon dé-
tournée par l'intermédiaire du grand sympathique, dont
l'hypersthénie paraît être la condition éminemment favorable à la restauration dynamique de l'économie, de même
que sa paralysie entraîne à la dépense sous forme de
chaleur, de douleur, de force sécrétoire ou plastique. »

Le sulfate de quinine augmenterait donc la réceptivité
dynamique du système nerveux, mais son action se loca-
liserait tout particulièrement sur les nerfs vaso-moteurs
et, pour Eulenburg, il paralyserait d'abord leurs centres
réflexes dans la moelle spinale, puis ceux de sensibilité
et des mouvements volontaires dans le cerveau.

Son effet le plus évident est celui qu'il exerce sur les vaso-
moteurs comme tous les agents qui diminuent le calibre
des capillaires et qui affaiblissent les phénomènes d'héma-
tocausie, il est donc synergique du froid, de l'électricité, du
bromure de potassium et des stupéfiants qui modèrent la
dépense d'innervation, tel par exemple l'aconit, qu'on lui a
donné comme succédané (*De l'emploi de la teint. d'aconit
comme moyen préventif des accès de fièvre consécutifs au cathétérisme uréthral*, par le D<sup>r</sup> J. Long, prof. de chir. à l'Éc.
de méd. de Liverpool (*Archiv. de méd.*, 1858). Lorsqu'il
traverse les reins en grande quantité il provoque de l'irritation sécrétoire qui peut amener, mais rarement, de la
néphrorrhagie, et il détermine également au contact de la
muqueuse vésicale des phénomènes d'excitation qui peuvent aller jusqu'à la cystite et à la rétention d'urine.

Si tous les chirurgiens sont d'accord sur la nécessité
d'administrer le sulfate de quinine contre les fièvres urineuses, ils le sont moins sur le moment où il convient de
le faire prendre.

Le docteur Félix Bron le conseille le plus loin possible de l'accès prochain en même temps qu'il administre des toniques comme le camphre et le café ; nous
l'avons vu souvent donner à la fin d'un accès pour prévenir le suivant, ou deux heures avant le retour probable de l'accès ou au début même de celui-ci. On retrouve ici les mêmes divergences d'opinion qui s'étaient
déjà produites pour le quinquina dans les fièvres.

Torti voulait qu'on le fît prendre immédiatement
avant l'accès, et Sydenham aussitôt après ; Bretonneau administrait 8 grammes de quinquina ou 1 de
sulfate de quinine et le plus loin possible de l'accès à
venir, et Trousseau, comme son maître, exigeait aussi
que l'administration du médicament eût lieu à la plus
grande distance possible de l'accès prochain.

Mais puisqu'il s'agit d'obtenir tout l'effet utile du sulfate de quinine, il faut se rappeler qu'on le retrouve dans
l'urine une demi-heure après son ingestion, et que par
conséquent quelques minutes ont suffi à son passage
dans le sang. D'autre part, les accidents quiniques, lorsqu'il en survient, sont à leur summum d'intensité deux
heures après, pour diminuer rapidement par le fait de
l'élimination de l'alcaloïde, et l'on n'a donc aucun
espoir d'agir efficacement contre l'accès moins de deux
heures avant son apparition. Si l'on veut une action
prolongée des sels quiniques, il faut restituer à l'économie, toutes les trois ou quatre heures la dose du
médicament qu'elle perd dans cet intervalle, à moins
qu'on ne préfère, comme le conseille Gubler, d'administrer toutes les six heures une dose légèrement toxique,
capable de produire des bourdonnements d'oreilles, l'ob-

tusion de l'ouïe et le vertige. En présence d'un accès
pernicieux de fièvre urineuse dont le frisson a duré,
comme il arrive quelquefois, une heure et demie, il faut
prescrire 2 grammes et plus de sulfate de quinine, et
prolonger ses effets en rendant de 4 en 4 heures 30,
40 et 50 centigrammes. On parvient de la sorte à prévenir le retour des accès de longue durée, dont les conséquences redoutables se produisent si rapidement.

Si quelques chirurgiens ne se sont pas montrés partisans du sulfate de quinine contre les accès de la fièvre
urineuse ou uréthrale, d'autres en sont arrivés à l'administrer, dans tous les cas sans exception, préventivement.

C'est dans la distinction des faits que l'on peut trouver
un terme moyen à ces deux extrêmes. Toutes les fois qu'un
malade souffre d'une affection déjà ancienne de la vessie
ou de l'urèthre et que l'on doit pratiquer une explora-
ration ou une opération, on fait sagement de prescrire
deux heures auparavant 30, 40 ou 50 centigrammes de
sulfate de quinine ; tel est le cas d'une première séance
de lithotritie. Mais le besoin en est moins évident avant
le passage d'une bougie, chez un sujet jeune, atteint de
simple spongite, et nous pourrions ajouter qu'il nous est
arrivé de pratiquer plus de cent uréthrotomies ou scarifi-
cations avec l'uréthrotome à olive, la plupart chez des
adultes et contre des rétrécissements légers ou bridiformes
sans que nous ayons prescrit préventivement la quinine,
et sans avoir eu d'accès de fièvre notable.

Nous pourrions également citer sur un grand nombre
d'électrolyses uréthrales (350), les cas où nous avons eu
préalablement recours au sulfate de quinine parce que les
malades avaient de longs et anciens rétrécissements

fibreux, mais en nous abstenant pour les autres, et sans qu'il soit survenu d'accidents.

On trouverait du reste facilement la confirmation de ce qui précède dans la percussion et la palpation des reins, dans l'examen et l'analyse qualitative et quantitative de l'urine si l'anatomie pathologique ne le prouvait pleinement.

Le sulfate de quinine n'est pas toujours supporté par l'estomac, surtout après un premier accès, force est donc de le faire pénétrer par une autre voie, soit par la peau dépouillée de son épiderme, soit par le tissu cellulaire sous-dermique, soit par le rectum.

On applique bien peu de vésicatoires pour les saupoudrer de sulfate de quinine, mais on pratique avec avantage les injections hypodermiques avec la solution suivante ; (*Étude sur l'administration du sulfate de quinine par la méthode des injections hypodermiques* (Ch. Debuire, Thèses de Paris, n° 137. 1869).

```
Eau distillée.....................    10 gram.
Sulfate de quinine bibasique.........   1   —
Acide tartrique........  .........    0,10
```

On administre également le sulfate de quinine, en lavements et à haute dose, comme dans les exemples cités par M. Bricheteau dans son mémoire intitulé *Observations de fièvres intermittentes pernicieuses chez les vieillards*, Paris 1847 (*Archives générales de médecine*), et comme il arrive du reste de le faire souvent dans la pratique, sauf à continuer l'action du sulfate de quinine par des injections hypodermiques.

# ATONIE ET PARALYSIE DE LA VESSIE

La parésie de la vessie est due, soit à un défaut de contractilité résultant d'un épaississement avec induration des parois vésicales ou à une surdistension de la vessie dans les rétentions complètes ou incomplètes, ou à un trouble de l'action des nerfs moteurs ou sensitifs.

| MÉDICATION INTERNE. | MÉDICATION EXTERNE. |
|---|---|
| EXCITANTS. Préparations de strychnine et de brucine, 1 décigr. en 24 pilules; en prendre 1 soir et matin. Poudre de noix vomique à la dose de 1 à 2 décigr, unie au fer, au quinquina; en teinture à la dose de 5, 6, 7, 8 et 10 gouttes soir et matin dans un verre d'eau. Ergot de seigle, en poudre à la dose de 50 centigr. à 1 gramme. Cantharides en teinture ou en poudre. Reconstituants et analeptiques. Laxatifs légers. Eaux minérales d'Aulus et de Vacqueiras. | BALNÉOTHÉRAPIE. Bains de siége froids; douches en pluie, en jet le long du rachis, en arrosoir sur l'abdomen, sulfureuses; boues de Dax et de Saint-Amand. ÉLECTRICITÉ. Courant d'induction un pôle dans la vessie e. l'autre dans le rectum, ou bien un pôle dans la vessie et l'autre sur l'abdomen, ou bien encore un pôle dans le rectum et l'autre sur l'abdomen. INJECTIONS froides dans la vessie, en commençant par de l'eau à la température de 25 à 28° centigrades, et en abaissant successivement cette température jusqu'à 10 et 12°, descendre exceptionnellement à 5 et 6°. Excitantes modificatrices au nitrate d'argent, aux eaux sulfureuses de Baréges, de Bagnères, etc. LAVEMENTS froids. Vésicatoires au cantharidate de potasse. Cathétérisme. |

# ANAPHRODISIE

Anaphrodisie par excitation cérébro-spinale s'accompagnant de troubles cardiaques.

ou sous la dépendance de l'un des états suivants

Anaphrodisie liée à une paralysie plus ou moins complète des muscles érecteurs.

INTOXICATION. {
Syphilitique.
Saturnine.
Antimoniale.
Arsenicale.
Par le camphre.
Par le hachisch.
}

Iodisme, bromisme.

MALADIES. {
Des reins.
Des bassinets.
Des uretères.
De la vessie.
De la prostate.
De l'urèthre.
}

ABUS. . . {
Intellectuels.
Vénériens.
De la table.
Des anesthésiques.
}

Troubles { des facultés affectives de l'imagination. }

Spermatorrhée.
Pollutions diurnes et nocturnes.

| MÉDICATION INTERNE. | MÉDICATION EXTERNE. |
|---|---|
| PREMIÈRE PÉRIODE. — SÉDATIFS ET CALMANTS, aconit, belladone, chloral, bromures, alcalins, etc. Toniques analeptiques et exercices musculaires. DEUXIÈME PÉRIODE.—CANTHARIDES sous toutes ses formes, — éther sulfurique phosphoré, — phosphore en capsules, en gouttes, — huile phosphorée, — rue odorante, musc, safran, strychnine, vératrine. | FRICTIONS sèches, humides et odorantes avec les teintures de myrrhe, de cantharides, de rue, de sabine, de romarin. Calorique, froid, flagellation, urtication, sinapismes, ventouses. ÉLECTRICITÉ, faradisation locale, électro-puncture, courants continus ascendants. BALNÉOTHÉRAPIE, douches, bains sinapisés. MASSAGE, par percussion et par pression, des muscles du périnée, de la masse des muscles sacro-lombaire et long dorsal, acupuncture, aquapuncture. |

HYGIÈNE. — Amaigrissement, entraînement, exercices de la fonction suivant les âges, distractions.

## BLENNORRHAGIE — BLENNORRHÉE

| MÉDICATION INTERNE. | MÉDICATION EXTERNE. | |
|---|---|---|
| BALSAMIQUES, copahu, cubèbe, térébenthine, goudron, eucalyptus, matico, santal. | INJECTIONS ABORTIVES. Nitrate d'argent 50 centigr, eau, 30 gr.; 50c. à 1 gr. p. 30 gr., eau ; 2 gr. p 30. gr., eau. | TOPIQUES URÉTRAUX INTERNES. Bougies en cire, en gélatine et glycérine avec alun, opium, belladone, ratanhia, bichlorure, au sulfate de zinc, d'hydrargyre, iodée ; porte-remède Reynal, insufflations médicamenteuses. |
| Baumes de Tolu, de la Mecque. Dragées de Sibord, composées de : extr. hydro-alcool, éthéré de cubèbe, 300 gr.; extr. hydro-alcool. de matico, 100 gr.; copahu maracaïbo (solidifiable) 900 gr.; rhubarbe de chine pulv., 80 gr.; poudres de cachou, 100; de cubèbe, 250, matico. 250 : noix vomique, 20. | INJECTIONS ASTRINGENTES. Bases : alun, quinquina, roses de Provins, ratanhia, acétate de plomb, sulfate de zinc, sulfate de fer, perchlorure de fer, sulfate de cuivre. | TOPIQUES URÉTRAUX EXTERNES. |
| Associer la noix vomique et les alcalins à chacun de ces médicaments pour les faire mieux tolérer. | VÉHICULES, eau, eau distillée, de copahu, de cubèbe, de matico, de guaco, de goudron, d'eucalyptus. | BALNÉOTHÉRAPIE, douches écossaises, bains de siége à eau courante. |
| ALCALINS et DIURÉTIQUES. Boissons émollientes, alcalines, diurétiques. | Lavements à la coloquinte. | Collodions riciné, iodé, cantharidé. |
|     Bicarbonate de soude, 3 à 5 grammes.<br>    Sucre en poudre, 40 grammes.<br>    Essence de citron, 1 à 2 gouttes. | | Vésicatoires au cantharidate de potasse. |
| Eaux alcalines avec sirop d'oranges, de cerises, etc. | | |
| Eaux minérales ferrugineuses. | | |
| TONIQUES, fer associé aux balsamiques, au quinquina. | | |

# CATARRHE VÉSICAL

## CYSTITE CHRONIQUE

| MÉDICATION INTERNE. | MÉDICATION EXTERNE. |
|---|---|
| ALTÉRANTS, préparations iodées, arsenicales et d'or. ANTIPHLOGISTIQUES. | ALCALINS { Injection d'eau aiguisée de potasse avec la sonde à double courant. |
| BALSAMIQUES { Bourgeons de sapin, copahu, cubèbe à doses fractionnées et associé au carbonate de soude, 12 grammes par jour en 12 paquets; Eucalyptus globulus, térébenthine. | ALTÉRANTS { Frictions sur l'hypogastre avec onguent mercuriel. |
| | BAINS MÉDICAMENTEUX { Sulfureux, aromatiques, alcalins, révulsifs. |
| EXCITANTS { Élixir de buchu, ammoniac et ses sels, teinture de cantharides. | BALNÉOTHÉRAPIE, Boues de Dax et de Saint-Amand. |
| LAXATIFS. (Voy. chap. IX.) | BALSAMIQUES { Liniments au copahu, à l'eucalyptus, au goudron, à la térébenthine. |
| NARCOTIQUES CALMANTS { Aconit, ciguë, jusquiame, hydrate de chloral, opium et ses alcaloïdes. | EXCITANTS et RÉVULSIFS. { Liniments volatil camphré, pommade stibiée, vésicatoires au cantharidate de potasse sur le bas-ventre, au périnée, sur les cuisses et sur les reins. Excitants toniques, séton sur l'hypogastre et au périnée. |
| TONIQUES, Amers, ferrugineux, quinquina. | INJECTIONS { Eau froide, au perchlorure de fer, au permanganate de potasse, nitratées, phéniquées, iodées, au sulfate de zinc et d'argent (Mallez), à l'hyposulfite de soude et d'argent (Mallez); pulvérisation (Foucher). |
| EAUX MINÉRALES { Contrexéville, Martigny, La Preste, Vichy, Vittel, Vals. Baréges, Cauterets, etc. | MOYENS CHIRURGICAUX { Cathétérisme, cautérisation vésicale, irrigation continue. |
| Lavements avec décoction de poireaux. | |

# CYSTITE AIGUË ET CANTHARIDISME RÉNO-VÉSICAL

| MÉDICATION INTERNE. | MÉDICATION EXTERNE. |
|---|---|
| ALCALINS à haute dose, particulièrement le bicarbonate de soude jusqu'à 10 grammes et plus. | ANTIPHLOGISTIQUES, sangsues à l'anus et au périnée, ventouses scarifiées sur l'abdomen. |
| ÉMOLLIENTS. Bouillons de poulet et de veau, lait, eau de pourpier, eau de son. | BALNÉOTHÉRAPIE. Bains de siége, entiers prolongés, émollients, alcalins, avec le pavot, la guimauve, la morelle, la ciguë. |
| BOISSONS adoucissantes et alcalines, eau de lin et bicarbonate de soude, acétate de soude, citrate d'ammoniaque. | INJECTIONS sans sonde, avec l'injecteur Mallez (voy. INJECT. VÉSICALES, chap. VII), calmantes, émollientes, embrocation d'huile de jusquiame, d'huile laudanisée. |
| BALSAMIQUES à petite dose; et préférablement le cubèbe à doses fractionnées. | INJECTIONS sous-cutanées de morphine, d'atropine et de narcéine. |
| CALMANTS. Aconit, belladone, opium, morphine associés aux carbonates alcalins, narcéine, cicutine, hyoscyamine. | LAVEMENTS purgatifs, morphinés. |
| LAXATIFS légers. Calomel, sel de Seignette, Sedlitz powders, eaux minérales d'Aulus et de Vacqueiras. | SUPPOSITOIRES de datura et de morphine, à la belladone. |
| | MOYENS CHIRURGICAUX. Cathétérisme avec la sonde de gomme. Scarification prostatique. |

## HÉMATURIE

Rechercher le siége, rein, uretères, vessie ; rechercher la cause, calcul rénal ou vésical, induration des parois vésicales, néphrite, entozoaires du rein, varices du col, etc.

| MÉDICATION INTERNE. | MÉDICATION EXTERNE. |
|---|---|
| Boissons froides, glacées, limonade sulfurique. | ÉMISSIONS SANGUINES. |
| ASTRINGENTS, cachou, noix de galle en teinture, acide gallique, acide tannique, acétate de plomb à la dose de 50 centig., 1 gramme et plus. | BALNÉOTHÉRAPIE, bains de siége froids, eau glacée sur le ventre, à 10° dans le rectum ; en application continue sur tout le bassin. |
| EAUX HÉMOSTATIQUES de Brocchieri, de Tisserand, de Pagliari. | INJECTIONS VÉSICALES, demi-froides d'abord et successivement à une température très-basse, 6 degrés. |
| EAUX MINÉRALES ferrugineuses de Gransac, Passy, Forges, Spa, etc. | LAVEMENTS froids. |
| PRÉPARATIONS OPIACÉES, morphine et opium associés aux alcalins, à la dose de 10, 15, 20, 25 centigr. de morphine pour 10, 15, 20 et 30 grammes de bicarbonate de soude; opium, 2 grammes et calomel, 50 centigr. | LINIMENTS belladonés, camphrés, opiacés. |
| PURGATIFS salins. Eaux minérales purgatives d'Aulus et de Vacqueiras. | RÉVULSIFS, sinapismes sur les cuisses et sur les jambes. |
| | SUPPOSITOIRES fortifiants et à la ratanhia : calmants à la morphine et à la belladone. |
| | MOYENS CHIRURGICAUX. Sonde à demeure. |
| | Extraction des caillots au moyen du brise-pierre ou par aspiration. |

## INCONTINENCE D'URINE

L'incontinence d'urine est due à un trouble momentané de l'action cérébro-spinale, telle est l'incontinence nocturne chez l'enfant et celle de l'attaque de congestion épileptiforme ... ou à l'altération permanente d'un segment de la moelle ou des conducteurs nerveux, ou à une déformation de la prostate, un rétrécissement de l'urèthre, une paralysie de la vessie, un calcul, etc.

| PASSAGÈRE OU NOCTURNE | | PERMANENTE | |
|---|---|---|---|
| MÉDICATION INTERNE. | MÉDICATION EXTERNE. | MÉDICATION INTERNE. | MÉDICATION EXTERNE. |
| ALTÉRANTS, iode, préparations d'or.<br>ASTRINGENTS, alun, cachou, eau de chaux, kino, tannin.<br>BALSAMIQUES, copahu, cubèbe, Eucalyptus globulus, térébenthine.<br>EXCITANTS, ergot, sabine, cantharides, pétrole, créosote, aconit, strychnine.<br>TONIQUES RECONSTITUANTS, ferrugineux unis aux antispasmodiques, au seigle ergoté, à la noix vomique, au Quassia amara, aux Rhus toxicodendron.<br>Stupéfiants analgésiques, belladone, morphine, bromures alcalins. | CAUTÉRISATION DU col, avec le nitrate d'argent solide ou liquide, avec la galvanocaustique chimique.<br>ÉLECTRICITÉ, application du courant d'induction; un pôle dans l'urèthre et un pôle au périnée et du courant continu ascendant.<br>FRICTIONS AROMATIQUES.<br>BALNÉOTHÉRAPIE, bains médicamenteux, ferrugineux, avec les espèces aromatiques (thym, romarin, girofle), sulfureux et térébenthinés.<br>BAINS électriques, de siège froids souvent répétés, de mer, immersion générale à très-basse température.<br>INJECTIONS vésicales froides, caustiques, balsamiques, hypodermiques avec la strychnine.<br>MASSAGE.<br>Ventouses sèches.<br>Compresseurs de l'urèthre.<br>Collodion sur le méat. | ALTÉRANTS, préparations d'or et d'arsenic.<br>BALSAMIQUES en général, et en particulier les térébenthines et l'eau d'Arnoll.<br>EAUX MINÉRALES, Contrexéville, Martigny les-Bains, La Preste, Vals, Vichy, Vittel.<br>LAXATIFS légers.<br>TONIQUES en général.<br>EXCITANTS. Ergot de seigle, strychnine, cantharides. | Vésicatoires sur la région lombaire.<br>Collodion cantharidé appliqué au périnée et sur l'hypogastre.<br>BALNÉOTHÉRAPIE, bains médicamenteux, sinapisés, de siège froids, Boues minérales de Dax, de St-Amand (France), d'Acqui (Italie).<br>DOUCHES périnéales, en jet en lames, générales en pluie.<br>LAVEMENTS froids et à l'ergot.<br>SUPPOSITOIRES calmants, fortifiants.<br>MOYENS CHIRURGICAUX, Cautérisation, excision prostatique et valvulaire, cathétérismes répétés à des heures régulières.<br>MOYENS PALLIATIFS, Urinaux de toutes formes. |

MOYENS MORAUX. Intimidation, réveils successifs.

# GRAVELLE

| PRIMITIVE<br>Acide urique, urates de soude, d'ammoniaque et de magnésie. | | SECONDAIRE<br>Phosphate ammoniaco-magnésien, phosphates de soude, de magnésie et de chaux. | |
| --- | --- | --- | --- |
| GRAVELLE URIQUE (JAUNE OU ROUGE). | | GRAVELLE BLANCHE (PHOSPHATIQUE). | |
| MÉDICATION INTERNE. | MÉDICATION EXTERNE. | MÉDICATION INTERNE. | MÉDICATION EXTERNE. |
| ALCALINS, bicarbonates de potasse, de lithine, de soude ; citrates malates, lactates, tartrates, et de préférence toutes les bases à acide organique.<br>Benzoates de chaux, de lithine, de magnésie, de soude.<br>Boissons alcalines à haute dose, eau de Seltz, eau de Constitution.<br>Sudorifiques en général.<br>DIURÉTIQUES DIALYTIQUES, feuilles de frêne, pareira-brava, winter-green, scille, digitale, colchique, huile de Harlem.<br>Iodures.<br>EAUX MINÉRALES de Contrexéville, Martigny, La Preste, Vals, Vichy, Vittel, etc., et toutes les sodiques.<br>HYGIÈNE. Privation ou réduction des aliments azotés, des vins alcoolisés. | BALNÉOTHÉRAPIE, bains alcalins, ordinaires, douches générales en pluie.<br>Douches percutantes sur le rein.<br>Sudations en étuve sèche; naturelle de Cacciuto et de Santo-Lorenzo (Casamicciola d'Ischia).<br>HYGIÈNE. Exercices, équitation, entraînement, marche, escrime, sport nautique et tous les exercices de corps. | Poudre et teinture de noix vomique, préparations de quinquina. Cures de petit-lait, de raisin. Pepsine sous toutes les formes, préparations diastasées.<br>EAUX MINÉRALES alcalines faibles et légèrement azeuses ou chlorurées sodiques.<br>Ferrugineuses, Spa, Passy, Cransac, Saint-Alban.<br>TONIQUES ANALEPTIQUES, nourriture très-substantielle.<br>Ferrugineux associés à la magnésie, au jus de viande, à la viande crue. | Frictions aromatiques.<br>BALNÉOTHÉRAPIE, bains de mer, bains sulfureux.<br>Lotions froides générales.<br>Piscines froides.<br>BAINS et atmosphère balsamiques, de mer. Bains toniques de marc de raisin, de sang, etc. Bains d'air raréfié (Jourdanet).<br>HYGIÈNE. Exercices au grand air. |

# SPERMATORRHÉE

La spermatorrhée est liée à une névrose spinale ou à une lésion d'un point des voies spermatiques, urèthre, prostate, canaux éjaculateurs, vésicules, etc.

| MÉDICATION INTERNE. | MÉDICATION EXTERNE. |
|---|---|
| CALMANTS. Bromures de potassium, de sodium, aconit, etc.<br>Valérianates { d'ammoniaque.<br>{ de quinine.<br>{ de zinc.<br><br>ALTÉRANTS. Préparations arsenicales et d'or.<br><br>EXCITANTS TONIQUES. Ergot de seigle associé au fer, comme dans cette formule :<br><br>    Ergot de seigle.............. 4 gr.<br>    Sous-carbonate de fer. ............. 6<br><br>Traitement des états pathologiques de l'urèthre, de la prostate et des vésicules séminales qui entretiennent la spermatorrhée. | ÉLECTRICITÉ. Courants continus ascendants le long de la région rachidienne, par 12 à 24 couples, séance de 5 à 10 minutes.<br><br>BAINS ÉLECTRIQUES.<br><br>BALNÉOTHÉRAPIE. Bains de siége froids.<br><br>Douches { écossaises périnéales.<br>{ générales en pluie.<br><br>LAVEMENTS.<br><br>GALVANO CAUSTIQUE chimique uréthrale, cautérisation de l'urèthre au moyen des porte-caustique de Lallemand, de Ségalas, de Ducamp.<br><br>Compresseurs de la prostate. |

HYGIÈNE. — Distractions, promenades, vie au grand air, absence de toute excitation cérébrale, interdiction de toutes lectures lascives, des théâtres.

# RÉTRÉCISSEMENTS DE L'URÈTHRE

| MÉDICATION INTERNE. | MÉDICATION EXTERNE. | MOYENS CHIRURGICAUX. | MÉDICATION TOPIQUE. |
|---|---|---|---|
| Boissons alcalines et émollientes. Laxatifs légers. Dilatation de l'urèthre par l'urine en retenant la colonne liquide dans le canal par une pression sur le méat. Eaux de la Preste, de Soultzmatt et eau d'Arnold. Bromures alcalins, de sodium et de potassium avant les manœuvres d'exploration. Balsamiques à petite dose, cubèbe, bourgeons de sapin, etc. Préparations opiacées associées aux alcalins et aux laxatifs. | Courants continus le long de l'urèthre pour la résolution des engorgements péri-uréthraux. Frictions le long du canal avec les pommades suivantes : Axonge, 45 gr. Iodure de potassium, 4 gr. Iod de plomb, 2 gr. Extrait de belladone, 2 gr. Extrait d'opium 0,50. ou Axonge, 30 gr. Extrait de digitale 3 gr. ou Iode, 3 gr. ou pommade hydrargyrique belladonée. Applications de collodion médicamenteux, iodé, riciné, etc. Vésicatoires au cantharidate de potasse. | Dilatation graduelle, rapide, temporaire, permanente, inflammatoire atrophique, ulcérative. Dilatation mécanique. Divulsion. Uréthrotomie interne d'av. en arr. et d'arr. en avant, avec les uréthrotomes à lame courante et ceux à olive. Uréthrotomie externe. Excision, exciseurs d'A. Paré, de Leroy, de Mallez. Cautérisation acide avec les porte nitrate de Ducamp, de Lallemand, de Leroy, etc. Cautérisation alcaline ou électrolytique, galvano caustique thermique, acide. | Bougies simples et médicamenteuses à la ratanhia, au sulfate de zinc, à la belladone, à l'opium, au camphre, à l'oxyde rouge de mercure, au calomel, à la morphine, à l'alun, à la potasse caustique, de Daran, de Falck, iodurées de Dorvault, saturnines de Goulard, porte-remède de Reynal. Bougies de gomme enduites de cérat simple, pommade iodée, hydrargyrique belladonée. |

FIN.

# TABLE DES MATIÈRES

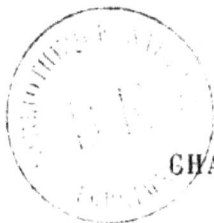

---

## INJECTIONS ASTRINGENTES

# CHAPITRE V

## BALSAMIQUES

FORMULES

# CHAPITRE VI

## MÉDICATION ALCALINE.

## DIURÉTIQUES.

# CHAPITRE VII

## MÉDICATION HYDROMINÉRALE

### FRANCE

*Région de l'est.*

#### CONTREXÉVILLE

#### MARTIGNY LEZ-LAMARCHE OU LES BAINS

#### VITTEL

#### SOULTZMATT

*Région du centre.*

#### CRANSAC

# CHAPITRE VIII

## INJECTIONS VÉSICALES

### INJECTIONS MODIFICATRICES ET SUBSTITUTIVES.

### INJECTIONS ALCALINES.

### INJECTIONS ANTIPUTRIDES.

### INJECTIONS ASTRINGENTES.

# CHAPITRE IX

## LAXATIFS

# CHAPITRE X

## LAVEMENTS

# CHAPITRE XI

**SUPPOSITOIRES**

# CHAPITRE XII

**MÉDICATION SÉDATIVE ET ANALGÉSIQUE**

# CHAPITRE XIII

## MÉDICATION EXCITANTE

# CHAPITRE XIV

## MÉDICATION TOPIQUE EXTERNE

# CHAPITRE XV

## MÉDICATION NÉVROSTHÉNIQUE

FIN DE LA TABLE DES MATIÈRES

# TABLE DES AUTEURS

FIN DE LA TABLE DES AUTEURS

PARIS. — IMPRIMERIE DE E. MARTINET, RUE MIGNON, 2.

www.ingramcontent.com/pod-product-compliance
Lightning Source LLC
Chambersburg PA
CBHW060519220326
41599CB00022B/3363